精准肿瘤学解析
——进展及案例

Problem Solving Through
Precision Oncology

中文翻译版

原著主编　Ellen Copson　Peter Hall　Ruth Board
　　　　　Gordon Cook　Peter Selby
主　译　赵　平

科学出版社
北　京

图字：01-2018-4869

内 容 简 介

本书由精准肿瘤学国际上泰斗级专家撰写，介绍该领域最新学术发展。全书包含两个部分，第一部分共 15 章，论述精准肿瘤学在分子研究、临床实践和患者层面的发展、应用及挑战，包括精准肿瘤学的生物标志物、肿瘤易感基因、药物基因组学、分层医学、医疗保险和伦理方面所面临的挑战与改变等；第二部分为案例介绍，用 21 个不同领域肿瘤精准治疗案例说明精准肿瘤学可以而且应该加入癌症医学和医疗保健服务组织中。本书内容基本涵盖了目前精准肿瘤学研究的热点领域，为临床提供了更为有效的、避免不必要药物毒性的治疗方案，代表了当代精准肿瘤学的发展现状和实践水平，具有很高参考价值。

本书可供肿瘤专业临床医师、研究生及相关医学研究人员参考使用。

图书在版编目 (CIP) 数据

精准肿瘤学解析：进展及案例 / (英) 艾伦 R 科普 (Ellen R Copson) 等主编；赵平主译 . —北京：科学出版社，2018.12
书名原文：Problem Solving Through Precision Oncology
ISBN 978-7-03-059370-2

Ⅰ . ①精… Ⅱ . ①艾… ②赵… Ⅲ . ①肿瘤学 Ⅳ . ① R73

中国版本图书馆 CIP 数据核字（2018）第 251624 号

责任编辑：徐卓立 / 责任校对：赵桂芬
责任印制：赵　博 / 封面设计：吴朝洪

This translation of Problem Solving Through Precision Oncolgy is published by arrangement with EBN Health.

©Atlas Medical Publishing 2017，Problem Solving Through Precision Oncology 1st ed.

科 学 出 版 社 出版
北京东黄城根北街 16 号
邮政编码：100717
http://www.sciencep.com

天津文林印务有限公司 印刷
科学出版社发行　各地新华书店经销
*

2018 年 12 月第　一　版　开本：787×1092　1/16
2020 年 1 月第二次印刷　印张：13　彩插：1
字数：312 000
定价：99.00 元
（如有印装质量问题，我社负责调换）

主译团队简介

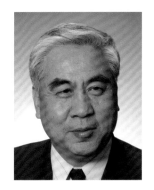

赵平，比利时鲁汶大学医学博士，主任医师、教授、博士生导师。曾任中国医学科学院肿瘤医院院长/肿瘤研究所所长、大外科主任、腹部外科主任、胰腺癌中心主任，中国医学科学院肿瘤医院学术委员会主任委员，中国医学科学院学术委员会执委会副主任委员；全国肿瘤防治研究办公室主任、全国肿瘤登记中心主任；《中华肿瘤杂志》主编、《中国肿瘤》主编，亚洲国家癌症中心联盟秘书长。现任中国癌症基金会理事长，北京医学会肿瘤学分会主任委员、中国老年学和老年医学学会肿瘤专业委员会主任委员、中华预防医学会肿瘤预防与控制专业委员会主任委员；担任《中国肿瘤临床与康复》《中国肿瘤临床年鉴》《癌症进展》主编。

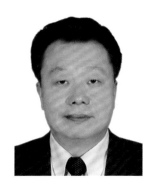

何晓顺，主任医师、教授、博士生导师，中山大学第一附属医院副院长，广东省器官捐献与移植免疫重点实验室主任，中山大学器官捐献研究所所长。中国医院协会精准医学管理分会主任委员（筹），卫生部移植技术工程中心学术委员会副主任委员，中国研究型医院学会器官移植专业委员会副主任委员。

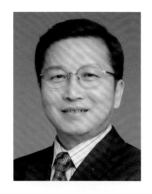

冯继锋，主任医师、教授、博士生导师，江苏省肿瘤医院/南京医科大学附属肿瘤医院院长。中国抗癌协会肿瘤临床化疗专业委员会候任主任委员，中国临床肿瘤学会（CSCO）江苏省抗癌协会化疗专业委员会主任委员，江苏省肿瘤化疗中心主任。

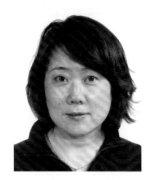

马洁，北京医院生物治疗中心主任，兼任中国医学科学院肿瘤医院分子肿瘤学国家重点实验室研究员，博士生导师。美国癌症协会会员，人事部百千万人才工程专家，"十二五重大新药创制"生药组专家，新世纪百千万人才工程国家级人选，享受国务院政府特殊津贴，国家重点研发计划抗肿瘤纳米药物项目全国首席专家，中国抗癌协会肿瘤微创治疗专业委员会微创与生物治疗分会主任委员，北京医学会肿瘤分会秘书长，《癌症进展》副主编。

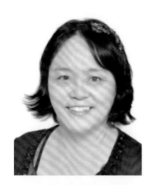

杜蓉，北京优迅医学检验所肿瘤产品医学总监。师从著名肿瘤病毒学专家曾毅院士。曾在赛林泰、百济神州等国内顶级新药研发企业任资深科学家。拥有10年肿瘤分子靶向药物及肿瘤免疫治疗药物研发经历。在肿瘤NGS领域、临床个体化治疗、二代测序及其他相关临床检验领域有丰富的经验。

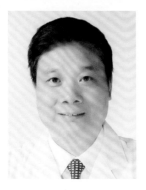

宋启斌，主任医师、教授，博士生导师，武汉大学人民医院肿瘤中心主任兼肿瘤学教研室主任。湖北省临床肿瘤学会（ESCO）理事长、湖北省抗癌协会副理事长兼肺癌专业委员会主任委员、武汉市医学会放疗专业委员会主任委员。

译 者 名 单

主　译　赵　平　中国癌症基金会理事长
副主译　何晓顺　中山大学第一附属医院副院长
　　　　冯继锋　江苏省肿瘤医院院长
　　　　杜　蓉　北京优迅医学检验实验室有限公司总监
　　　　马　洁　北京医院生物治疗中心主任
　　　　宋启斌　武汉大学人民医院肿瘤中心主任

译　者
　　　　杜　蓉　张　强　余晓丽　贾伏丽　王俊坡　彭忱晨
　　　　张静波　张　娟　邢　春　池建亭　刘洋洋　钟　夏
　　　　刘运超　马　肖

审校者
　　中山大学第一附属医院
　　　　李鹤平　胡窝旻　马振江　郑飞猛　陈　凯　林志欢
　　江苏省肿瘤医院
　　　　黄新恩　朱　旭　陆建伟　陈薛辉　宋　梦　沈　波
　　　　曹　洁　庄　妍
　　武汉大学人民医院肿瘤中心
　　　　彭　敏　姚　颐　付振明　李　娜

编 者 名 单

主 编

Ellen R. Copson，BSc，MBBS，PhD，FRCP

南安普敦大学肿瘤医学教授；南安普敦大学医院南安普敦国民健康服务基金会医学肿瘤学信托基金荣誉顾问

Peter Hall，MBChB，PhD，MRCP

爱丁堡大学爱丁堡癌症研究中心健康经济学高级讲师；爱丁堡癌症中心医学肿瘤学荣誉顾问；利兹大学卫生经济学客座教授

Ruth E. Board，BSc，MBChB，PhD，FRCP

普雷斯顿皇家普雷斯顿医院罗斯米尔癌症基金会、兰开夏郡教学医院NHS信托基金会医学肿瘤顾问；曼彻斯特大学名誉高级讲师

Gordon Cook，MBChB，PhD，FRCP，FRCPath

联邦资源规划委员会委员，利兹大学血液学和骨髓瘤研究教授；利兹圣詹姆斯肿瘤研究所、圣詹姆斯大学医院、利兹教学医院NHS信托基金顾问

Peter Selby，CBE，MD，MA，DSc，FRCP，FRCR，FMedSci

利兹大学医院利兹癌症医学中心教授，利兹教学医院NHS信托基金顾问；癌症医师协会和欧洲癌症协会名誉主席

编 者

Dr Jean E. Abraham, Academic Honorary Consultant in Medical Oncology, Department of Oncology, University of Cambridge, Cambridge

Professor Rosamonde Banks, Professor of Biomedical Proteomics, University of Leeds, Leeds

Dr Sophie Barrett, Consultant in Medical Oncology, Beatson West of Scotland Cancer Centre, NHS Greater Glasgow and Clyde, Glasgow

Dr Colin Barrie, Specialist Registrar in Medical Oncology, Edinburgh Cancer Centre, NHS Lothian, Edinburgh

Dr Emma Beddowes, Academic Clinical Lecturer in Medical Oncology, Department of Oncology, University of Cambridge, Cambridge

Dr Nicolai J. Birkbak, Principal Research Associate, Cancer Research UK Lung Cancer Centre of Excellence, University College London Cancer Institute, London; The Francis Crick Institute, London

Dr Ruth E. Board, Consultant in Medical Oncology, Rosemere Cancer Foundation, Royal Preston Hospital, Lancashire Teaching Hospitals NHS Foundation Trust, Preston; Honorary Senior Lecturer, University of Manchester, Manchester

Dr Cathy Burton, Consultant in Haematology, St James's Institute of Oncology, St James's University Hospital, Leeds Teaching Hospitals NHS Trust, Leeds

Dr Sarah K. Byron, Senior Technical Adviser, National Institute for Health and Care Excellence, Manchester

Dr Jonathan Carmichael, Trainee in Haematology, St James's Institute of Oncology, St James's University Hospital, Leeds Teaching Hospitals NHS Trust, Leeds

Dr M.H. Ruhe Chowdhury, Specialist Registrar in Medical Oncology, Guy's and St Thomas' NHS Foundation Trust, London

Dr Julia Cockle, Paediatric Registrar, Leeds Institute of Cancer and Pathology University of Leeds, Leeds

Professor Gordon Cook, Professor of Haematology and Myeloma Studies, University of Leeds, Leeds; St James's Institute of Oncology, St James's University Hospital, Leeds Teaching Hospitals NHS Trust, Leeds

Dr Ellen R. Copson, Associate Professor of Medical Oncology, University of Southampton, Southampton; Honorary Consultant in Medical Oncology, University Hospital Southampton NHS Foundation Trust, Southampton

Mr William Cross, Consultant Surgeon in Urology, St James's University Hospital, Leeds Teaching Hospitals NHS Trust, Leeds

Dr Thomas Cummin, Clinical Research Fellow in Lymphoma, Southampton Clinical Trials Unit, University Hospital Southampton NHS Foundation Trust, Southampton

Dr Andrew Davies, Consultant in Medical Oncology, University of Southampton, Southampton

Dr Lesley Dawson, Consultant in Medical Oncology, Edinburgh Cancer Centre, NHS Lothian, Edinburgh

Dr Leila Dorling, Medical Statistician, Centre for Cancer Genetic Epidemiology, University of Cambridge, Cambridge

Dr Elaine Dunwoodie, Registrar and Clinical Research Fellow in Medical Oncology, Leeds Cancer Centre, St James's University Hospital, Leeds Teaching Hospitals NHS Trust, Leeds

Professor Diana M. Eccles, Honorary Consultant in Cancer Genetics, Wessex

Regional Genetics Service, University Hospital Southampton NHS Foundation Trust, Southampton; Head of Cancer Sciences Academic Unit, University of Southampton, Southampton

Dr Angela Fenwick, Associate Professor of Medical Ethics and Education, Clinical Ethics and Law, University of Southampton, Southampton

Dr Charlotte Fribbens, Clinical Research Fellow, Breast Cancer Now Research Centre, Institute of Cancer Research, London; Royal Marsden NHS Foundation Trust, London

Professor Charlie Gourley, Professor of Medical Oncology, Edinburgh Cancer Research Centre, University of Edinburgh, Edinburgh; Honorary Consultant in Medical Oncology, Edinburgh Cancer Centre, NHS Lothian, Edinburgh

Dr Juliet Gray, Associate Professor and Consultant in Paediatric Oncology, University of Southampton, Southampton

Dr Geoff Hall, Senior Lecturer in Medical Oncology, Leeds Cancer Centre, St James's University Hospital, Leeds Teaching Hospitals NHS Trust, Leeds

Dr Peter Hall, Senior Lecturer in Health Economics, Edinburgh Cancer Research Centre, University of Edinburgh, Edinburgh; Honorary Consultant in Medical Oncology, Edinburgh Cancer Centre, NHS Lothian, Edinburgh; Visiting Associate Professor of Health Economics, University of Leeds, Leeds

Dr Angela Hamblin, Research Fellow in Molecular Diagnostics, Oxford Molecular Diagnostics Centre, Oxford University Hospitals NHS Trust, Oxford

Dr Mohamed Ifraz Hamid, Specialist Registrar in Haematology, University Hospital Southampton NHS Foundation Trust, Southampton

Dr Nicola Hughes, Academic Clinical Fellow in Medical Oncology, Leeds Cancer Centre, St James's University Hospital, Leeds Teaching Hospitals NHS Trust, Leeds

Dr Mariam Jamal-Hanjani, NIHR Clinical Lecturer in Medical Oncology, Cancer Research UK Lung Cancer Centre of Excellence, University College London Cancer Institute, London

Dr Adam P. Januszewski, Academic Clinical Fellow in Medical Oncology, Imperial College London, London

Mr Kapil Java, Specialty Trainee in Oral and Maxillofacial Surgery, Aintree University Hospitals NHS Foundation Trust, Liverpool

Dr Matthew W. Jenner, Consultant in Haematology, University Hospital Southampton NHS Foundation Trust, Southampton

Professor Johnathan Joffe, Consultant in Medical Oncology, Huddersfield Royal Infirmary, Calderdale and Huddersfield NHS Foundation Trust, Huddersfield

Professor Peter W.M. Johnson, Cancer Research UK Centre, University of Southampton, Southampton

Dr Christopher M. Jones, Academic Clinical Fellow in Clinical Oncology, Leeds Cancer Centre, St James's University Hospital, Leeds Teaching Hospitals NHS Trust, Leeds

Dr James Larkin, Consultant in Medical Oncology, Royal Marsden NHS Foundation Trust, London

Dr Janessa Laskin, Associate Professor, Department of Medicine, Division of Medical Oncology, University of British Columbia, Vancouver; BC Cancer Agency, Vancouver, Canada

Dr Michael Leahy, Consultant in Medical Oncology, Christie NHS Foundation Trust, Manchester

Dr Colin R. Lindsay, Research Fellow in Medical Oncology, Gustave Roussy Cancer Centre, Villejuif, France

Professor Anneke Lucassen, Consultant in Clinical Genetics, Cancer Research UK Centre, University of Southampton, Southampton; Clinical Ethics and Law, University of Southampton, Southampton

Professor Christopher McCabe, Capital Health Research Chair, University of Alberta, Edmonton, Canada

Dr Hayley S. McKenzie, Clinical Research Fellow in Medical Oncology, Cancer Research UK Centre, University of Southampton, Southampton

Dr Rasheid Mekki, Consultant in Medical Oncology, Mid Yorkshire Hospitals NHS Trust, Wakefield

Dr Michael Messenger, Deputy Director and Scientific Manager, NIHR Diagnostic Evidence Co-operative, Leeds Teaching Hospitals NHS Trust, Leeds; Head of Personalised Medicine and Health, University of Leeds, Leeds

Dr Amy Mitchell, Locum Consultant in Paediatric Oncology, Southampton Children's Hospital, University Hospital Southampton NHS Foundation Trust, Southampton

Dr Leena Mukherjee, Specialist Registrar in Medical Oncology, University College London Hospitals NHS Foundation Trust, London

Dr Clive Mulatero, Consultant in Medical Oncology, Leeds Cancer Centre, St James's University Hospital, Leeds Teaching Hospitals NHS Trust, Leeds

Dr Salma Naheed, Specialist Trainee in Medical Oncology, Southampton Oncology Centre, University Hospital Southampton NHS Foundation Trust, Southampton

Dr Chris Parrish, Consultant in Haematology, St James's Institute of Oncology, St James's University Hospital, Leeds Teaching Hospitals NHS Trust, Leeds

Dr Bob Phillips, Senior Clinical Academic Fellow, Centre for Reviews and Dissemination, University of York, York;

Honorary Consultant in Paediatric and TYA Oncology, Leeds Children's Hospital, Leeds Teaching Hospitals NHS Trust, Leeds

Dr Joseph J. Sacco, Clinical Senior Lecturer and Honorary Consultant in Medical Oncology, University of Liverpool, Liverpool; Clatterbridge Cancer Centre NHS Foundation Centre, Wirral

Mr Andrew G. Schache, Clinical Senior Lecturer, University of Liverpool, Liverpool; Honorary Consultant in Head and Neck Surgery, Aintree University Hospitals NHS Foundation Trust, Liverpool

Dr Anna Schuh, Consultant in Haematology, Oxford University Hospitals NHS Trust, Oxford

Professor Peter Selby, Professor of Cancer Medicine, Leeds Cancer Centre, St James's University Hospital, Leeds Teaching Hospitals NHS Trust, Leeds

Dr Jenny Seligmann, Clinical Lecturer in Medical Oncology, Leeds Cancer Centre, St James's University Hospital, Leeds Teaching Hospitals NHS Trust, Leeds

Professor Matthew Seymour, Professor of Gastrointestinal Cancer Medicine, Leeds Cancer Centre, St James's University Hospital, Leeds Teaching Hospitals NHS Trust, Leeds

Dr Emily Shaw, Consultant in Histopathology, University Hospital Southampton NHS Foundation Trust, Southampton

Dr Bethany Shinkins, Statistician/Health Economist, Test Evaluation Group, Academic Unit of Health Economics, University of Leeds, Leeds

Professor Susan Short, Professor of Clinical Oncology, Leeds Cancer Centre, St James's University Hospital, Leeds Teaching Hospitals NHS Trust, Leeds

Dr Peter Simmonds, Consultant in Medical Oncology, Southampton Oncology Centre, University Hospital Southampton NHS Foundation Trust, Southampton

Dr Barbara Stanley, Specialist Registrar in Medical Oncology, Edinburgh Cancer Centre, NHS Lothian, Edinburgh

Dr Dan Stark, Consultant in Medical Oncology, Leeds Cancer Centre, St James's University Hospital, Leeds Teaching Hospitals NHS Trust, Leeds

Dr Catharine Sturgeon, Consultant Clinical Scientist, Edinburgh Royal Infirmary, NHS Lothian, Edinburgh

Professor Charles Swanton, Consultant in Medical Oncology, Cancer Research UK Lung Cancer Centre of Excellence, University College London Cancer Institute, London; The Francis Crick Institute, London

Dr Stefan Symeonides, Senior Lecturer in Experimental Cancer Medicine, Edinburgh Cancer Research Centre, University of Edinburgh, Edinburgh; Honorary Consultant in Medical Oncology, Edinburgh Cancer Centre, NHS Lothian,

Edinburgh

Dr Yun Yi Tan, Specialist Registrar in Medical Oncology, Beatson West of Scotland Cancer Centre, NHS Greater Glasgow and Clyde, Glasgow

Dr Sebastian Trainor, Specialist Registrar in Medical Oncology, Leeds Cancer Centre, St James's University Hospital, Leeds Teaching Hospitals NHS Trust, Leeds

Dr Samantha Turnbull, Specialist Registrar in Medical Oncology, Leeds Cancer Centre, St James's University Hospital, Leeds Teaching Hospitals NHS Trust, Leeds

Dr Nicholas Turner, Consultant in Medical Oncology, Breast Cancer Now Research Centre, Institute of Cancer Research, Royal Marsden NHS Foundation Trust, London

Professor Timothy J. Underwood, Professor of Gastrointestinal Surgery, University of Southampton, Southampton

Dr Naveen Vasudev, Consultant in Medical Oncology, Leeds Cancer Centre, St James's University Hospital, Leeds Teaching Hospitals NHS Trust, Leeds

Mr Malcolm A. West, NIHR Clinical Academic in Surgery, Academic Unit of Cancer Sciences, Faculty of Medicine, University of Southampton, Southampton

Dr Simone Wilkins, Consultant in Paediatric and TYA Oncology, Leeds General Infirmary, Leeds Teaching Hospitals NHS Trust, Leeds

Dr Alexandre Zougman, Team Leader in Clinical Proteomics, University of Leeds, Leeds

---

本书由 EBN HEALTH 出版社与英国肿瘤医师协会联合出版
牛津（OXFORD）

序　一

肿瘤是一类古老的疾病。古代埃及的木乃伊已经证实有人患前列腺癌骨转移；我国的古籍《黄帝内经》就有对肿瘤的表述。在几千年的历史长河中肿瘤一直是罕见病，但由于人类无度发展和不良生活习惯的影响，20世纪30年代以后该病先是在发达国家，以后在发展中国家逐渐成为临床的多发病和常见病，成为全球严重威胁人类健康的重要疾病。

大家都熟悉，对于肿瘤的认识随着科学技术的发展而逐渐深入。在古代，人们只能从大体上观察肿块和溃疡的形成，古希腊称之为cancer，是指其形似螃蟹，而我国则称为"肿疡"、"癥瘕积聚"或"岩"。16世纪末由于有了显微镜，人们才看到肿瘤是由细胞过度增殖形成的。德国病理学家鲁道夫·魏尔肖（Rudolf L.K.Virchow）1858年正式出版了一本那个时代的代表性著作《细胞病理学》（*Cellular Pathology*），这是生物学基础领域的一次革命；发展到1953年，James Walson 和Francis Crick破解了DNA的双螺旋结构，开启了分子生物学时代，他们于1962年获得诺贝尔生理学或医学奖，我们对肿瘤的认识也从组织学深入到了分子学；而1990年全球确定的人类基因组计划并在此基础上提出了精准治疗的理念，这无疑会将肿瘤的防治带入一个更加崭新的时代。

我国传统医学从两千年前就知道宿主因素在肿瘤形成上占有的重要地位。"扶正祛邪"向来是中医治疗各类疾病的准则，而且传统医学提出了辨证论治的理念，特别注意诊疗个体化。

目前，以手术、放疗、化疗、生物治疗和中医中药治疗为基本元素的综合治疗模式，已经成为肿瘤学界公认的最佳治疗策略。从20世纪末开始，随着分子靶向治疗进入临床，仅仅20年时间肿瘤内科治疗已经取得了骄人的进展，成为综合治疗的一个重要组成部分，改善了很多常见肿瘤，包括非小细胞肺癌（NSCLC）、乳腺癌、胃肠道间质瘤（GIST）、肾癌和黑素瘤的预后，提高了生存率。而突飞猛进的以抑制PD-L1/PD-1为主的免疫治疗更是当前临床肿瘤学治疗的最大热点。靶向治疗针对的是肿瘤细胞表面的受体和转导过程；而免疫治疗则是阻断肿瘤向机体免疫细胞释放的程序性死亡因子，从而激活免疫细胞杀伤肿瘤细胞。2018年美国ASCO会议最受全球同道瞩目的Keynote 042研究，显示Keytruda（Pembrolizumab，帕博利珠单抗）在PD-L1表达＞20%的优势人群和PD-L1表达＞50%的晚期NSCLC患者中，2年存活率分别为40.5%和44.7%，而化疗的存活率分别只有29.6%和30.1%，存活率明显获益。

另一个令人期待的就是全基因测序。2017年5月，瑞典在 *Science* 发表了2万名肿瘤患者的基因测序结果，宣布发现2000个基因与预后相关；还有32种公共基因存在于80%的患者中，它们可以作为治疗的靶点。2018年4月，美国国立卫生研究院（NIH）在 *Cell* 上发布了花费10年时间研究的33种癌症的11 000份标本全基因测序结果，并会陆续发布17篇报道。

NCC于2015年、2017年和2018年连续发布了我国恶性肿瘤的发病率和死亡率统计。尽管发病率仍在升高但已经趋缓，然而2003～2005年死亡率和2012～2015年相比则从30.0%升至40.5%。大家知道20世纪90年代中期发达国家癌症总体死亡率已经开始下降，以后发病率也有所下降。应该说癌症死亡率下降正是我们临床肿瘤学中国梦的一部分，下一阶段就应当努力实现让肿瘤发病率下降的目标，所以我们要不忘初心、更加奋进。

中国医学科学院肿瘤医院老院长赵平教授，对肿瘤的综合治疗和内科治疗一贯非常重视。并且在他离任以后继续不断主持有关培训班以促进我国临床肿瘤学的发展。为了与时俱进提高大家对靶向治疗和免疫治疗的认识，他积极组织翻译了《精准肿瘤学解析——进展及案例》一书，这无疑可为广大同行提供参考。对此，我表示衷心感谢，更希望大家从中获益。

中国工程院院士
世界卫生组织癌症专家顾问委员会委员
国家抗肿瘤药GCP中心主任
中国医学科学院肿瘤医院著名教授

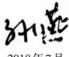

2018年7月

序 二

　　人类基因组计划的完成使肿瘤生物学跨入新时代。科学家发现肿瘤细胞中有成千上万个基因发生了突变，通过肿瘤基因组图谱计划（TCGA），很多肿瘤的基因突变已经被发现并正在研究之中。

　　赵平教授曾任中国医学科学院肿瘤医院院长、肿瘤研究所所长。我在他担任院长期间回国并到肿瘤研究所工作。赵平院长是一位外科医师，医术精湛、待人厚道，对基础研究十分重视。在他担任院长期间，肿瘤医院及肿瘤研究所的科研工作有了很大的发展。离开院长岗位后，赵平教授并没有停下繁忙的脚步，在短短的几个月中他组织翻译了 *Problem Solving Through Precision Oncology*（《精准肿瘤学解析——进展及案例》）一书，将精准肿瘤学的国际前沿知识介绍给我国医师和研究人员。对于他勤奋的精神及对学术的执着，我表示由衷的敬佩。

　　目前，基于肿瘤主要驱动基因的研究，已研发出许多对应的靶向治疗药物且应用于临床。近十年，靶向治疗使许多肿瘤患者获得治愈的希望，该书对此作了详尽的介绍。相对于基因组水平检测分析的迅速发展，肿瘤在细胞水平及蛋白质组水平上的检测研究也正在逐步深入。我相信这将为肿瘤个体化治疗提供更全面、更准确的依据，精准肿瘤学的进步将推动传统临床观念的转变。我希望该书的出版将会帮助我国更多的医师和研究人员了解国际前沿，转变传统临床观念。

中国工程院院士

北京大学常务副校长、医学部主任

中国医学科学院分子肿瘤学国家重点实验室主任

国家精准医学研究组组长

2018年8月8日

译 者 前 言

有朋友从英国带给我一本书——《精准肿瘤学解析——进展及案例》（*Problem Solving Through Precision Oncology*）。该书是英国临床医学出版社2017年出版的新书。阅读之后，我深受启发并很想把此书介绍给中国学者。自从2015年国际上提出"精准医学计划"后，精准的概念在世界各地医学领域逐步兴起。这本书不仅介绍了精准肿瘤学的最新理论，还分享了21个肿瘤案例的精彩分析。对于中国肿瘤临床工作者推进精准的肿瘤治疗大有裨益。

精准医学是将个人基因、环境与生活习惯差异考虑在内的疾病预防与诊治的新方法。精准肿瘤学较传统的肿瘤诊疗方法更加精确和规范。通过基因测序可以发现癌症的突变基因，从而针对突变的基因选择对症的药物，提升治疗的效果。另一方面，基因测序可以减少诊断过程中对患者身体的伤害，避免过度医疗、不当医疗等一系列问题。因此，精准医疗技术的出现，将显著改善癌症患者的诊疗效果。

这本书的套书系列刚刚出版，就获得英国肿瘤医师协会奖。本书前15章为第一部分，由精准肿瘤学权威人士撰写，阐述了肿瘤精准医疗的最新进展。本书第二部分则是21个单独的肿瘤案例分析，根据具体的患者案例详细阐述了如何应用精准肿瘤学于临床的治疗实践及预后评估。本书几乎涵盖了目前所有肿瘤精准治疗的热点话题。

本次我们组织了30余位临床及基础研究专家参加本书的翻译与审校。北京优迅医学检验所杜蓉等学者（其中大部分是归国学者），严肃认真地将全书翻译成中文。邀请中山大学第一附属医院的何晓顺副院长、江苏省肿瘤医院冯继锋院长、武汉大学人民医院肿瘤中心主任宋启斌教授及北京医院马洁教授等临床专家进行交叉审阅，以保证翻译的质量。

特别感谢中国著名肿瘤内科专家孙燕院士和中国精准医学领军者詹启敏院士在我们的工作完成后欣然为译书亲自作序，向有关肿瘤工作者进行推荐。

我还要借此机会感谢北京科讯生物技术公司董事长王建伟女士、副总裁吕爱民先生在本书的翻译和组织工作中所付出的努力。感谢科学出版社徐卓立女士对于本书出版所倾注的激情与认真。没有他们的鼎力支持和帮助，我们很难在短短数月内完成翻译和审校工作。在此，我对他们辛勤与高效的工作表示崇高的敬意和衷心的感谢。

由于精准肿瘤学发展很快，为了让中国的医务人员早点分享取得的进步，我们仅用很短的时间就完成本书的翻译工作。但也正因时间仓促及译者和审校者的水平有限，难免有翻译错误或不符合中国文法之处，敬请读者不吝赐教，批评指正。

中国癌症基金会理事长

中国医学科学院肿瘤医院/肿瘤研究所原院所长

主译 赵平

2018年8月18日

原 著 前 言

在英国，我们在肿瘤临床治疗方面取得的进展显而易见，目前已有超过半数的肿瘤患者能够治愈并长期生存。当然世界上还有一些国家的肿瘤治疗也有非常好的效果。然而，这种进步常以肿瘤患者的毒副作用及高昂的财务成本作为代价。过去，因为过分依赖于临床获得的经验，肿瘤学一直被认为缺乏严谨性。但医师一般很难判断哪些治疗手段确实提供了最佳的治愈机会，哪些患者能够从给予的治疗方案中获益，而肿瘤治疗的效果与毒副作用又是同等重要的。因此，也就很难做到精准地针对某一肿瘤采取治疗了。正是由于我们缺乏有效的评估方法来判断患者对哪种治疗方案更敏感，对哪种治疗方案不敏感，临床实际中，常常只根据医师以往的经验和临床的情况来制订治疗方案，降低了治疗的有效性。因此，精准医学，尤其是精准肿瘤学的出现，使得肿瘤患者及肿瘤专业人员大为振奋。正如我们在基础肿瘤生物学、基因组学、转录组学等方面的知识已取得了惊人进展一样，精准肿瘤学引导我们通过检测真正了解癌症的相关表现，并根据这种表现制订有效的治疗方案。

许多人常要使用深奥的科学术语来讨论肿瘤的精准医学，不断将分子生物学、分子遗传学、蛋白质组学和复杂的成像技术应用在肿瘤的诊断、预后判断及治疗方案的选择上。然而，无论是现代医学的前沿，还是肿瘤治疗方式的选择，对精准医学来说都提出了更高的要求和挑战。我们不仅需要与患者进行有效沟通，明确地选择适合的个性化治疗方案，并且应将系统性与逻辑性贯穿于肿瘤精准治疗的全过程。现在，尽管越来越多的分子检测可以帮助我们确定肿瘤的生物学行为并预测临床患者对治疗的反应情况，但我们需要更仔细地研究如何保证它们在严格的医疗体系中被规范应用，以达到用最快的时间、最具成本效益的方式为尽可能多的患者带来最大临床获益的目的。同时还要注意，不能盲目夸大分子检测对指导治疗潜在的益处，时刻对临床证据保持清醒的认识。

本书最近在肿瘤医师协会获奖。全书试图以一种更容易理解的方式来解释肿瘤精准医学的潜力及其发展过程中所面临的挑战和陷阱。书中前15章由该领域的权威专家撰写，以分子研究、临床及患者为中心阐述肿瘤精准医疗在相关领域内的发展。其后21个单独的分享案例具体介绍精准肿瘤学如何在肿瘤学科和医疗服务机构中的应用。上述章节及案例具有广泛的代表性，几乎涵盖了目前所有肿瘤精准治疗的热点话题。

众所周知，肿瘤的精准医学是一个快速发展的领域，虽然个体化检测和个体化治疗可能在未来十年内不断变化，但肿瘤的精准医学的原则必将持续存在。

　　肿瘤的精准治疗为患者提供出更有效的治疗方案，并且可以避免那些不敏感的治疗所造成的毒副作用。肿瘤患者及相关的倡导者都认为做到这点是肿瘤医学一个至关重要的目标。肿瘤的精准医疗在改善患者的治疗效果及生活质量方面，在提供有效而快捷的治疗方法方面都具有巨大的发展潜力。

主编　Ellen R. Copson

Peter Hall

Ruth E. Board

Gordon Cook

Peter Selby

肿瘤医师协会主席　Johnathan Joffe

英国癌症研究中心主任　Peter W.M. Johnson

（张　强　译　赵　平　审校）

致　谢

【主编致谢】

作为编辑和作者，感谢鼓励编写这本书的所有患者，他们同我们一起努力提高着治疗的水准。

本书得以出版还要衷心感谢在编写本书时所有作者得到的大力支持，特别感谢英国癌症研究中心（Cancer Research UK）对本书的赞助及出版前组织的研讨会。

编辑、作者和出版商非常感谢英国肿瘤医师协会执行委员会在本书编写过程中给予的支持和建议。

感谢Clinical Publishing出版社的Beverley Martin及其同事在编写本书过程中的专业协助，感谢Nicole Goldman的协调并负责起全书的组织准备工作。

Copson博士特别感谢南安普敦大学和南安普顿医院的国家医疗服务系统（NHS）基金会的支持。Hall博士感谢爱丁堡大学和西部总医院洛锡安NHS的支持。Board博士感谢曼彻斯特大学和兰开夏郡教学医院NHS基金会的支持。Cook教授和Selby教授感谢利兹大学、利兹教学医院NHS信托基金会，国家卫生研究院（NIHR）和欧洲研究委员会。本书是与国家卫生研究院利兹诊断证据协作组联合编写的，Gordon Cook和Peter Selby在那里担任主任，Peter Hall则负责卫生经济学部门的工作。

主编　Ellen R. Copson

Peter Hall

Ruth E. Board

Gordon Cook

Peter Selby

【肿瘤医师协会致谢】

解决癌症系列问题的相关书籍是由肿瘤医师协会编写和筹划的，通常与其他一个或多个专科医疗组织合作。作为英国医学肿瘤学者的代表机构，肿瘤医师协会有许多目标，其中之一是对会员和非会员的教育，包括对有兴趣学习的临床医师、医护人员和公众的教育。计划出版本释疑系列丛书是2014年科学研讨会上制订的规划，先编写了《急性肿瘤学解析》，接下来编写了《老年肿瘤患者解析》《精准肿瘤学解析》《以病人为中心的肿瘤整体护理解析》。

这些出版物的出版需要编辑成员和撰写者的大量努力。这项工作作为一种教育服务是没有报酬的。这些书很受欢迎，我们为其高水平的内容感到骄傲。其中，《老年肿瘤患者解析》一书已被授予了英国2016年最佳肿瘤专著BMA奖。

肿瘤医师协会衷心感谢所有对本书和丛书中已经出版及未来即将出版的其他书籍做出贡献的人。

英国肿瘤医师协会主席
Johnathan Joffe

目　录

第一部分　精准医学进展

第二部分　案 例 研 究

第一部分
精准医学进展

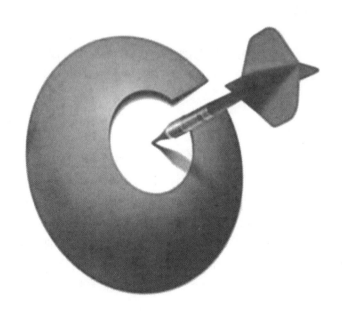

Ellen R. Copson，Peter Hall，Ruth E. Board，Gordon Cook，Peter Selby

一、背景介绍

个体化医疗是根据每一位患者的自身情况专门制订的治疗方案，不像传统的医疗模式是以同类疾病的整体患者数据为基础来制订治疗方案的。这种新的观念在肿瘤治疗中受到特别的关注。同样标准的治疗方案，为什么有些患者可以从中获益，而另一些患者却对治疗不敏感。如果能够设法对不同的患者给予相对应的治疗方案，则可以提高早期肿瘤的治愈率，降低药物毒副作用，对改善晚期肿瘤患者的生存质量也非常有意义。仅仅依靠细胞复制的速度来判断是否为肿瘤细胞，根据解剖部位及疾病发展程度简单地应用细胞毒性药物，会带来严重的副作用。1990年之前，已经有多靶点识别肿瘤细胞的药物出现，可因此迅速改变治疗方案现在看来明显是不全面的，因为在临床应用这些药时没有选择具有靶向基因突变的患者来进行治疗。例如，针对雌激素的抑制剂他莫昔芬，在最初应用时并没有考虑患者雌激素受体是否高表达，而是应用于所有的乳腺癌患者。直到在临床应用30年后，才根据回顾性研究数据发现这种药物仅对雌激素受体阳性的患者才有显著疗效，从而将其适应证限定为雌激素受体阳性群体。

血液中的循环蛋白即"肿瘤标志物"目前已广泛应用于肿瘤的分期及治疗效果的评估中。但实际上，这种检测仍存在明显的个体间差异，因此也受到诸多质疑。不过，其中甲胎蛋白（AFP）及人绒毛膜促性腺激素（hCG）这两个标志物比较特殊，实践证明它们对临床诊断非常有价值，现已广泛用于生殖细胞肿瘤预后的重要评估。在肿瘤治疗史上，另一个具有里程碑意义的事件即曲妥珠单抗的研发问世。该制剂是一种人源单克隆抗体，它以乳腺癌中一部分患者细胞表面的一种高表达蛋白为抗原，人工设计生产出对应的抗体。这种药物疗效显著，与传统细胞毒性药物相比较，其毒副作用明显降低，从而在临床治疗上大获成功。此后，越来越多基于肿瘤特异性分子的抗体类药物及小分子抑制剂研发成功并陆续上市。

二、最新进展

2000年，人类基因组计划的完成开启了肿瘤生物学的新时代。我们最终发现在肿瘤细胞中有成千上万个基因发生了突变。通过肿瘤基因组图谱计划（TCGA），已经发现了很多肿瘤的常见突变情况并加以研究。基于对某种肿瘤主要驱动基因做深入了解，后续研制出相对应的靶向治疗药物，使很多具有此类驱动基因突变的患者获益匪浅。目前临床实践中，这些功能异常的突变基因编码蛋白或基因错误都可以应用一种只针对这种突变的检测方法来检出。不过现在越来越多新的检测并不是基于某个特定突变来实施的，而是通过检测整个DNA序列来获取肿瘤患者更多的个体信息。这样做一方面对新的靶向药物疗效评估有好处；另一方面也可以将疾病的分型细分到某种分子类型，以便得到更准确的疾病预后信息。在英国NHS组织的英国肿瘤研究医学分型计划的一期临床试验中，已有9000多名患者的肿瘤组织将在2年内分别送到3个中心实验室进行基因检测，涉及的基因超过4万个。这一试验的成功实施也证明这种大型多分子肿瘤基因突变检测是可行的。

肿瘤基因图谱的建立促进了新的临床试验方式的涌现。这类试验的设计往往招募的是不同类型的实体肿瘤患者，这些入组的患者不仅仅需要满足常见的临床试验入组标准，同时还需要携带或不能携带某种特定基因的突变。这种临床试验一般不是只由一家药物研发公司发起，而是多家单位合作、有多种不同靶向药物、可供不同突变型患者选择的项目，也就是所谓的"一揽子"计划。

除此之外，应用同样的基因检测技术对胚系DNA突变进行检测，使得更多肿瘤易感基因中的遗传性突变可以被循踪检测出来。同时伴随我们对特定肿瘤遗传易感综合征有越来越多的了解，加上针对遗传性肿瘤基因突变靶向药物的研发，使得基因检测跳出了过去的狭窄认知和应用，被越来越多的肿瘤学研究及应用所采纳。这不仅指导了靶向药物的选择，而且发现对某些化疗药物特定基因的变异会增加其毒副作用。类似的研究越来越多地应用于常规临床实践。

相较于基因组水平检测分析的发展，对肿瘤细胞水平及蛋白质组水平的检测分析手段也发展得更有力度、更快和更经济。这些新进展的出现为更全面进行肿瘤个体化治疗提供了新的更准确的助力。信息分析方法学的进展也使精准肿瘤分型更准确，使评估相关临床试验的药物疗效是否获益更明确，未来这些成果都将在健康领域的研究中得到更广泛的应用。

三、精准医学研究成果

某些实体肿瘤中，针对特定突变蛋白的新抗癌靶向药物的应用已使晚期肿瘤患者获益。例如，恶性黑色素瘤，过去由于缺乏有效的化疗药物，其预后及生存率均极差，然而近来发现这类患者中近50%的人有驱动基因 *BRAF* V600E位点突变，于是在有突变的黑色素瘤患者中开展了BRAF激酶抑制剂的临床试验。一项三期临床试验对恶性黑色素瘤患者中应用BRAF抑制剂维罗非尼和标准化疗药物达卡巴嗪的应用效果做了比较，结果显示维罗非尼组的患者无进展生存期（PFS）显著提高。同类的BRAF抑制剂达拉非尼在临床试验中也表现出了非常好的效果。

在非小细胞肺癌（NSCLC）的治疗领域中，基因突变的研究进展给这类患者的标准治疗方案带来了明显的进步。表皮生长因子受体基因EGFR激酶抑制剂类药物已被批准用于具有 *EGFR* 基因激活突变的NSCLC患者，这类患者占所有NSCLC患者的10%～40%，临床试验结果显示与传统化疗药物的治疗方案相比，此类药物对NSCLC的治疗有效率高达80%，且能够显著增加中位生存期。同样，随着间变性淋巴瘤激酶（ALK）抑制剂克唑替尼的问世并被批准用于有对应突变患者的二线治疗，目前对NSCLC患者已经开展了常规 *ALK* 基因重排突变的检测工作。

此外，最近一项临床试验数据的多因素分析（641项研究汇总）结果显示，相较于非个体化治疗而言，个体化医疗可以给患者带来更高的客观缓解率（31% vs 10.5%），更长的无进展生存期（5.9个月 vs 2.7个月）及更长的总生存期（13.7个月 vs 8.9个月）。另一项包括

38 000名患者的荟萃分析也同样证实精准医疗方法可以改善总的治疗效果。

用肿瘤突变检测来预判传统化疗药物的疗效及毒副作用目前也成功陆续应用于临床。2013年NICE批准了Genomic Health公司通过检测乳腺癌预后相关的16个基因及5个内参基因的表达从而得出复发分数（RS）的一款产品——Oncotype DX。它可以为特定类型的乳腺癌患者提供判断其是否可以从联合化疗等治疗中获益的预测。还有一些类似的产品也已处于临床试验阶段。

四、问题与挑战

虽然前面我们已经看到，一系列回顾性的荟萃分析均显示，抗肿瘤治疗的个体化方针可以为患者预后带来令人鼓舞的改善，但遗憾的是唯一的一项前瞻性临床试验结果却令人失望。在这项相关的Ⅱ期临床试验中，晚期难治性肿瘤患者被分成两组，一组通过肿瘤基因突变检测分析进行靶向治疗，而另一组仍根据临床医师的经验指导接受传统的治疗方案。试验的最新结果显示靶向治疗组无进展生存期并未得到改善，反而还具有更大的毒副作用。这项临床试验的结果也证实了在推动临床精准肿瘤治疗时肯定会遇到的一些问题与挑战。

第一是需要有高质量、足够量的DNA测序分析。一般最理想的样本应该是足够量的新鲜冰冻肿瘤组织。因此，要求送检的患者组织量既能满足常规病理诊断需求又有多余的量来进行基因检测。第二，由于肿瘤组织会具有时间空间的异质性，单一时间点或单一部位的组织并不一定能代表肿瘤基因突变的全部信息。而传统的基因检测只是对初始的组织样本进行检测，无法完整反映疾病进展后的突变情况。第三，多基因测序尤其是全基因组测序会产生大量突变信息，如何确定哪些是驱动基因，哪些是有临床意义的突变是有很大难度的。而这些恰恰是获得患者重要信息的基础。第四，无论是常规进行基因组检测还是实施相应的靶向治疗都会给患者带来巨大的经济负担。第五，还涉及收集遗传性基因数据引起的有关伦理方面的一些问题。

五、未来发展

大多数临床试验的数据都是通过平行对照试验得到的，一般同时进行一组常见肿瘤突变基因的检测用以证实胚系或体细胞DNA突变的临床意义。随着测序成本的快速降低，全基因组测序的临床应用正逐步增加，可以同时应用此方法进行探索性研究并满足临床需要。同时液态活检技术也越来越受到广泛关注，主要是通过重复采集外周血，提取其中的循环肿瘤DNA，从而了解不同时间点肿瘤基因突变的情况，由此获得恶性肿瘤进化的全景图谱。另外，还有高通量大数据技术（OMICS）的应用，它将我们的视野从DNA水平拓展至RNA水平、蛋白质水平及代谢水平，使得更加敏感及特异性强的新型生物标志物能够被发现，让肿瘤的诊断及监测都能以一种全新的方式开展。未来的个体化肿瘤治疗可能正是在综合胚系或体细胞基因组、转录组、蛋白质组及代谢组检测结果的基础上，完成辅助诊断及其治疗方案的选择。这些技术也可以应用于肿瘤遗传易感风险筛查及肿瘤的预防。

Sir Bruce Keogh主持发布的国家医疗服务系统（NHS）白皮书中认为精准医疗是能够帮助解决现代健康照护高成本问题的一种非常有益的手段（图1-1-1）。英国卫生部发起了一项精准医疗的国家基金项目——十万基因组计划，目标宏大且明确。预计将会对50 000

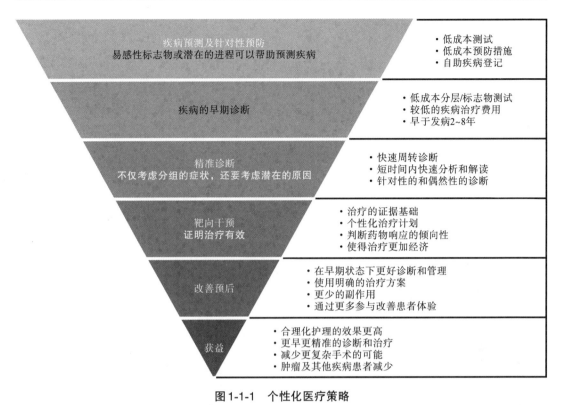

图 1-1-1　个性化医疗策略
引自 Bruce Keogh 爵士在 2015 年 9 月 24 日向英国国家医疗服务系统提交的一份委员会文件

名肿瘤患者的肿瘤组织突变及胚系突变进行全部全基因组的测序，不仅如此，对于一些家族性罕见疾病也将对其基因组进行全面检测以便了解基因层面对该疾病的影响。此项目由英国 NHS 和英国基因组学（Genomics England）共同实施推进，希冀借此项目让基因检测成为临床医学常规的检测项目，使英国成为全世界基因检测技术及研究的领头羊。NHS 的患者目前主要通过英格兰地区的基因医学中心进行初步筛选，然后推荐进入此项目，不过未来苏格兰及威尔士的患者也可以入组。该项目的一大亮点就是所有入组患者的相关信息均可从基因医学中心了解到，不仅仅是目前研究的所谓"有临床意义的突变"，还包括一些以前没有研究过的或与肿瘤无关的，但与健康状况相关的其他信息。目前，全球尚无患者在肿瘤治疗的全过程中进行动态的基因突变监测，该项目将对此进行尝试性研究。

对于肿瘤医学来说，要想成功地实施精准医疗需满足下面一些要求：

1.需要实现信息自动化收集整理，包括那些与临床及病理学相关的肿瘤体细胞突变和胚系突变的基因突变信息及对症治疗之后的疗效数据。

2.建立分子病理学共识，包括检测方法、报告形式、报告周期及如何合理整合分子及组织病理学的结果。

3.对有关的临床多学科专家及工作人员进行基因检测培训，使他们能够对报告结果及后续应用有比较明确的了解，同时也需明确比较各种检测技术的优劣及不同的适用范围。

4.必须确保基因检测及后续临床应用的建议均由国家层面来主导实施，并有高质量的研究设计计划作为前提条件。

六、结论

总之，精准肿瘤医学为肿瘤患者带来了令人振奋的机会和希望，他们有望接受个体化的肿瘤医疗。然而，必须看到精准肿瘤医学的临床应用无论在科学上还是在伦理上仍面临巨大的挑战。循证医学的介入仍然非常必要且非常重要。是否可以不经临床试验验证、没有明确证据证实可以使患者获益，而就仅仅凭借基因突变的情况就给予非适应证的药物仍然是争论的焦点。开启精准肿瘤医学的新时代需要新型的多学科共同参与并交叉讨论临床决策，其中包括肿瘤科医师、遗传咨询师、细胞及分子生物学专家、检测技术专家及生物信息分析人员。

（杜 蓉 译 彭 敏 赵 平 审校）

参 考 文 献

[1] Cancer Genome Atlas Research Network. Comprehensive molecular profiling of lung adenocarcinoma. *Nature* 2014；511：543-550.

[2] Chapman PB，Hauschild A，Robert C，*et al.* Improved survival with vemurafenib in melanoma with *BRAF* V600E mutation. *N Engl J Med* 2011；364：2507-2516.

[3] Cree IA，Deans Z，Ligtenberg MJ，*et al.* Guidance for laboratories performing molecular pathology for cancer patients. European Society of Pathology Task Force on Quality Assurance in Molecular Pathology and the Royal College of Pathologists. *J Clin Pathol* 2014；67：923-931.

[4] Dawson SJ，Tsui DW，Murtaza M，*et al.* Analysis of circulating tumor DNA to monitor metastatic breast cancer. *N Engl J Med* 2013；368：1199-1209.

[5] Jardim DL，Schwaederle M，Wei C，*et al.* Impact of a biomarker-based strategy on oncology drug development：a meta-analysis of clinical trials leading to FDA approval. *J Natl Cancer Inst* 2015；107：djv253.

[6] Johnson P（2014）. *CRUK stratified medicine programme. Solutions for nationwide delivery.* Available from：www.cancerresearchuk.org/sites/default/files/smp1_booklet_1.2_-_no_marks.pdf（accessed 5 March 2016）.

[7] Kensler TW，Spira A，Garber JE，*et al.* Transforming cancer prevention through precision medicine and immune-oncology. *Cancer Prev Res（Phila）* 2016；9：2-10.

[8] Keogh B（2015）. *Personalised medicine strategy.* Available from：www.england.nhs.uk/wpcontent/uploads/2015/09/item5-board-29-09-15.pdf（accessed 10 October 2015）.

[9] Le Tourneau C，Delord JP，Goncalves A，*et al.* Molecularly targeted therapy based on tumour molecular profiling versus conventional therapy for advanced cancer（SHIVA）：a multicentre，open-label，proof-of-concept，randomized，controlled phase 2 trial. *Lancet Oncol* 2015；16：1324-1334.

[10] Rahman N. Mainstreaming genetic testing of cancer predisposition genes. *Clin Med* 2014；14：436-439.

[11] Redig AJ，Janne PA. Basket trials and the evolution of clinical trial design in an era of genomic medicine. *J Clin Oncol* 2015；33：975-977.

[12] Schwaederle M，Zhao M，Lee JJ，*et al.* Impact of precision medicine in diverse cancers：a meta-analysis of phase II clinical trials. *J Clin Oncol* 2015；33：3817-3825.

[13] Stratton MR. Exploring the genomes of cancer cells：progress and promise. *Science* 2011；331：1553-1558.

第2章 睾丸癌：生物标志物用于精准治疗的成功范例

Johnathan Joffe

一、引言

睾丸生殖细胞肿瘤（TGCT）作为一种罕见癌症其发病率正日益增加。在过去的30年里，在英国其发病率几乎增长了1倍之多，且多个地区呈现相同的发病趋势；但也有数据表明，该病在某些国家的发病率近年来却趋于稳定。研究的结果显示出有两种组织学分型的睾丸生殖细胞肿瘤确实存在不同的发病趋势。不过，随着过去三四十年化学治疗的发展，这一致命的疾病已经逐渐成为一种可以治愈的癌症了，因为它的生存率高达98%。

作为一种可治愈的恶性肿瘤，目前临床对睾丸生殖细胞肿瘤的主要研究目标是确定哪些患者需要早期化疗或预防其复发，对于不会复发的患者应注意避免毒性治疗的负担，而晚期患者则要进行个性化治疗，争取将毒性最小化。这样做可使大多数患者长期存活且保持较好的生活质量。

随着管理策略的发展，大量的组织学、生物化学因子已被明确并用来帮助完成上述目标。对不同阶段的患者需要采用最适合他们的方法来治疗，同时社会心理特征的管理也对治疗起着重要的作用。

生物标志物的定义：一种客观的可测量评估的特征性物质，它在正常的生物学进程、病理过程或干预治疗的药理反应过程中可以作为一种指示剂；广义上说，可以泛指任何在身体中能够测量、影响、预测发生率或疾病结果的成分、结构或进程。

本章简要介绍生物标志物如何彻底改变了睾丸生殖细胞肿瘤的治疗，使其成为精准肿瘤学管理的范例。探索了传统的医学生物标志物如何转化为组织学分析，如何使血清蛋白的表达被增强和取代，如何通过选择和发展新型分子及基因标志物使得治疗精准度得以提高。

二、生物标志物在治疗中的指导意义

（一）睾丸生殖细胞肿瘤早期

睾丸生殖细胞肿瘤是生物学上较为复杂的恶性肿瘤，它可以在原发肿瘤或转移灶中展现出多种组织学表现。完整的分类表达不在本章的讨论范围内，然而，目前认为所有的睾丸生殖细胞肿瘤均来自一种常见的原始生殖细胞。这种肿瘤细胞早期是从睾丸精原细胞分离出来的（包括混合其他组织分型的精原细胞），它们被称为非精原细胞瘤。与非精原细胞瘤相比，精原细胞瘤对放射治疗和化疗的敏感度是不同的。对于睾丸切除术后的患者来说，非精原细胞瘤的不同组织学特征可以预测精原细胞瘤的早期复发。

非精原睾丸生殖细胞肿瘤可以通过血液和淋巴管的入侵增加睾丸切除术后患者复发的可能性。带有这个特征性生物标志物的患者有40%～50%可伴远处转移复发的可能性，而没有这个特征性生物标志物的患者，肿瘤的复发率要低于20%。研究表明，通过2个周期低剂量如博来霉素、依托泊苷、顺铂等辅助化疗可以将患者复发的风险从40%～50%降到20%。这样可以使复发高风险的患者避免接受至少3个周期高剂量多毒性的博来霉素、依托泊苷、顺铂治疗，更重要的是当前还有研究认为可以进一步优化到只给予1个周期高剂量博来霉素依托泊苷+顺铂（BEP）化疗即可。可以对比一下，过去100名高风险的Ⅰ期患者需要使用100个周期博来霉素、依托泊苷、顺铂来治疗，现在50名同样的患者只要接受3个周期的BEP治疗就可以了，这样做可以避免带来更多的长、短期毒性反应，包括死亡（＜1%）、不孕症，心血管、肾、肺和神经（听觉和感觉）的损害。

对于精原细胞癌来说，淋巴和血管的侵入并不是Ⅰ期疾病复发的预测因素，但肿瘤大小是复发的预测因素。而在另外一些研究中，肿瘤如果侵入了中央睾丸结构即睾丸周围组织也是预测的高发因素之一。

（二）睾丸生殖细胞肿瘤晚期和治疗后

两种特殊的血清"肿瘤标志物"已经被认定在评估TGCT的疾病活动中是有效的，对检测活性疾病患者和治疗后跟踪患者有无复发中都有效。在活性TGCT疾病患者中，人绒毛膜促性腺激素（β-hCG）的β亚基增加，在NSTGCT中的表现比例为60%，在精原细胞瘤中的比例不到40%。

在NSTGCT中，精原细胞瘤和绒毛瘤的细胞中可以产生合胞滋养层细胞。如果发生于未转移的原发睾丸瘤，那么当睾丸切除手术后，β-hCG血清值在24～30h会下降至半衰期。而NSTGCT中约有50%具有卵黄囊成分，可以产生AFP，该产物也可以在包含胚胎性癌成分的非精原瘤细胞中发现。一般移除一个分泌性肿瘤5d后，蛋白质水平可以下降到半衰期。

对于睾丸切除手术后的患者，如果没有临床和影像学证据提示存在继发肿瘤，通过对这些生物标志半衰期的确认可帮助临床医师确定疾病是否为Ⅰ期。通常在干预治疗1周后，在预期的半衰期值内如果患者生物标志物下降到正常范围就可以确定了。而对于生物标志物值未降到正常的患者，该值最终将升高，提示很可能是转移性疾病，需要进一步治疗。如果患者手术后标志物恢复正常，说明处于1M期，这在TNM分期中属于需要一个特殊标志"S"的阶段，这样的阶段被称为$T_1N_0M_0S_1$。

β-hCG及AFP的特异性和敏感性使得它们可用于TGCT特别是NSTGCT的随访，从而减少CT检测，避免辐射给患者带来可诱导的继发性恶性肿瘤。

对于晚期NSTGCT患者来说，AFP和β-hCG可与乳酸脱氢酶（LDH）联合，而LDH对于TGCT不具有特异性，但它在晚期NSTGCT中具有与β-hCG和AFP相似的预测作用。

国际生殖细胞癌症合作组关于TGCT晚期患者有明确的分期（表1-2-1），据此可以判断出预后良好的患者，他们可能通过3个周期的BEP化疗即可治愈。还可以判断出预后差或介于两者之间的患者，他们通过标准化治疗很少能被治愈（图1-2-1），只能选入在以标准的BEP治疗为对照组的探索性试验中进行治疗。

表1-2-1　国际生殖细胞合作组对睾丸和纵隔生殖细胞肿瘤进行的组织分类总结（节选）

预后分类	NSTGCT	精原细胞瘤
预后好	睾丸/原发性腹膜后肿瘤，非肺源性转移，好的标志物 56%的NSTGCT 5年PFS为89% 存活率为92%	任何原发部位，非肺源性转移，正常AFP，任何β-hCG，任何LDH 90%的精原瘤细胞 5年PFS为82% 存活率为86%
预后中等	睾丸/原发性腹膜后肿瘤，非肺源性转移，中等标志物 28%的NSTGCT 5年PFS为75% 存活率为80%	任何原发部位，非肺源性转移，正常AFP，任何β-hCG，任何LDH 90%的精原瘤细胞 5年PFS为67% 存活率为72%
预后差	纵隔或者非肺源性转移，或者低等标志物 16%的NSTGCT 5年PFS为41% 存活率为48%	无

注：PFS，无进展生存率

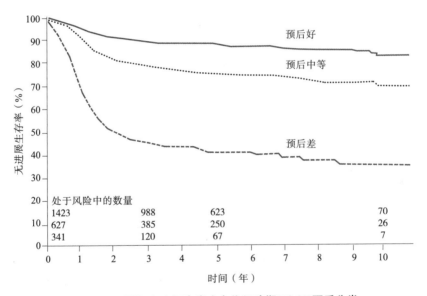

图1-2-1　国际生殖细胞癌症合作组晚期TGCT预后分类

三、TGCT生物标志物指明了治疗新方向

生物标志物在睾丸癌中应用，给如何运用传统组织学和血清标志物去诊断、预测、管理疾病树立了一个范例。此外，分子生物学和肿瘤基因学的深入了解也为生物标志物在TGCT中的运用提供了进一步的机会。

目前医学研究委员会的随访和影像学研究已经确定了一种新的复发预测标志物，即C-X-C主体趋化因子12（CXCL12）。它在部分TGCT中表达，参与维持精原体干细胞，同时在胚胎发育过程中与原始生殖细胞的生存、迁移和成年性腺细胞有关。

结合血管淋巴侵入和非生殖细胞瘤胚胎癌的组织学表现，近期被发现CXCL12值还可以预测Ⅰ期复发的可能性，且比仅用血管淋巴侵入评估更为敏感（图1-2-2）。关于这点，一项评估这种新预测生物标志的前瞻性研究将在英国开展。

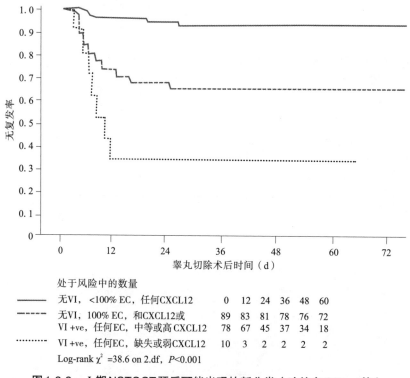

图1-2-2　Ⅰ期NSTGCT预后可能出现的新分类（改编自Gilbert等）

CXCL12，CXCL12趋化因子表达；EC，胚胎性癌表达；+ve，阳性；VI，血管侵入

当前更进一步的研究领域是不同解剖部位、不同年龄段来源生殖细胞的生物学特性。尽管TGCT是迄今为止这类肿瘤的最大群体，然而生殖细胞瘤也会发生在婴儿期、儿童期和女性群体中，还可以发生在不同的位置上，包括骶尾骨、中枢神经、卵巢和中线，尤其是前纵隔。所有的这些位置中，生殖细胞的组织学表现都非常相似，或与成年TGCT相同。但仍有明确的证据表明，这些肿瘤可能与成年人生殖细胞瘤的表现不尽相同，治疗的需求有可能不同。

一定数量的miRNA可在血清中检测鉴定，由此在监测方面起到与生物标志物AFP和β-hCG相似的效用。总体来说，这些miRNA普遍存在于生殖细胞肿瘤中，包括不同解剖位置、不同年龄群体。不过一些特定的miRNA可能在不同的生殖细胞瘤中的表达是不同的。这些新标志物的早期分析可能的生物学价值就是用来确定恶性生殖细胞瘤到底属于儿童或成人的哪种类型，这在确定优化管理策略中有着特殊的作用，特别是对于青少年和年轻人这类尚不明确应该使用哪种管理策略更有效果的人群来说更有价值（图1-2-3）。

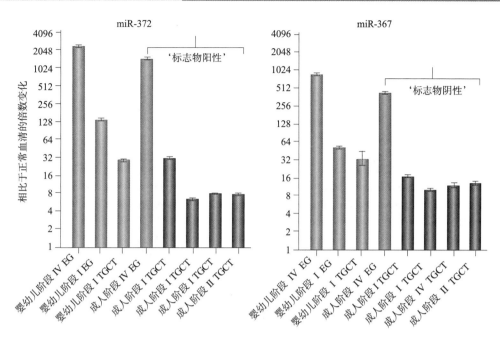

图 1-2-3　在不同生殖细胞肿瘤中有两种特殊的 miRNA，即 miR-372 和 miR-367 的表达。与标准肿瘤标志物表达关联。EG：性腺外的；标志物阴性，指无 AFP 和 β-hCG 的血清表达（改编自 Murray 和 Coleman）

四、结论

生殖细胞瘤，特别是成人睾丸癌，在使用生物标志物进行确诊、判断治疗效果、检测疾病活动性方面很有代表性。它们促进了全球公认的睾丸癌的管理调理理念，将治疗标准化。不过关于利用传统的生物标志物仍存在一些需要解决的问题，因此在确定最令人满意的个人管理方案上尚不够准确。研究新的生物标志物将会丰富目前的肿瘤标志物并优化组织学分类。这些都会提高个体化医疗水平，提高治愈率，减少对不需要化疗的患者使用毒性治疗，帮助我们更好地解读癌症的个体特征。

（余晓丽　译　姚　颐　胡窝旻　审校）

参 考 文 献

[1] Biomarkers Definitions Working Group. Biomarkers and surrogate endpoints: preferred definitions and conceptual framework. *Clin Pharmacol Ther* 2001；69：89-95.

[2] Chia VM，Quraishi SM，Devesa SS，*et al*. International trends in the incidence of testicular cancer，1973-2002. *Cancer Epidemiol Biomarkers Prev* 2010；19：1151-1159.

[3] Cullen MH，Stenning SP，Parkinson MC，*et al*. Short-course adjuvant chemotherapy in highrisk stage I nonseminomatous germ cell tumors of the testis: a Medical Research Council report. *J Clin Oncol* 1996；14：1106-1113.

[4] Gilbert D，Rapley E，Shipley J. Testicular germ cell tumours: predisposition genes and the male germ cell niche. *Nat Rev Cancer* 2011；11：278-288.

[5] Gilbert DC，Al-Saadi R，Thway K，*et al*. Defining a new prognostic index for stage I nonseminomatous

germ cell tumors using CXCL12 expression and proportion of embryonal carcinoma. *Clin Cancer Res* 2016；22：1265-1273.

[6] Gopalan A，Dhall D，Olgac S，*et al*. Testicular mixed germ cell tumors：a morphological and immunohistochemical study using stem cell markers，OCT3/4，SOX2 and GDF3，with emphasis on morphologically difficult-to-classify areas. *Mod Pathol* 2009；22：1066-1074.

[7] International Germ Cell Cancer Collaborative Group. International germ cell consensus classification：a prognostic factor-based staging system for metastatic germ cell cancers. *J Clin Oncol* 1997；15：594-603.

[8] Murray MJ，Coleman N. Testicular cancer：a new generation of biomarkers for malignant germ cell tumours. *Nat Rev Urol* 2012；9：298-300.

[9] Read G，Stenning SP，Cullen MH，*et al*. Medical Research Council prospective study of surveillance for stage I testicular teratoma. Medical Research Council Testicular Tumors Working Party. *J Clin Oncol* 1992；10：1762-1768.

[10] Rustin GJ，Mead GM，Stenning SP，*et al*. Randomized trial of two or five computed tomography scans in the surveillance of patients with stage I nonseminomatous germ cell tumors of the testis：Medical Research Council Trial TE08，ISRCTN56475197. The National Cancer Research Institute Testis Cancer Clinical Studies Group. *J Clin Oncol* 2007；25：1310-1315.

[11] World Health Organization（2001）. *Biomarkers in risk assessment：validity and validation*. Available from：www.inchem.org/documents/ehc/ehc/ehc222.htm（accessed 29 July 2016）.

Ellen R. Copson，Diana M. Eccles

一、引言

家族性腺瘤性息肉病是最早应用遗传检测的临床疾病之一。这个检测可以用来预测个体的患癌风险，筛选出高风险的人群后再进行侵入性检查。APC就是一个以遗传检测为主的肿瘤易感基因（CSG），自1993年被发现并测序后，目前已在临床上广泛使用。如果在任意一个家庭中找到APC突变，就可以决定哪些孩子需要在青春期或青春期前就接受肠镜检查。但如果没有这一基因检测，那些受父母遗传影响的孩子则全部都需要接受侵入性肠镜筛查。

基因检测意味着有患病风险的孩子中50%（平均值）可以排除风险，并不需要接受侵入性筛查。开展APC基因测序10年后，在错配修复（MMR）基因中又发现了MLH1和MSH2突变，这两个基因突变是林奇综合征（遗传性非息肉性结直肠癌）的主要发病原因；而双链DNA错配修复基因BRCA1/2发生突变，是遗传性乳腺癌和卵巢癌的诱因。DNA测序技术的飞速发展加快了问题基因被发现的步伐。目前有超过100个基因被鉴定出来，如果突变发生在遗传基因上，将大大提高癌症的易感性，其中有很多突变都是非常罕见的，而且通常很少有关于它们的绝对癌症风险知识，即在这些罕见的CSG中的任何一种变异都可能会发生。值得注意的是，近期新报道的癌症易感性基因在最初的出版物中往往夸大了它的癌症终身外显率。因为许多患者的家庭经常发现有相同的遗传变异，导致了这个外显率被过度放大，于是要求在更多的家庭中展开更大规模的研究，以便在某些区间内进行更精确的风险评估，从而获得更理想的结果。从个人水平、家庭水平和社会视角中通过癌症易感基因进一步了解肿瘤临床治疗中隐藏的信息是一项重要且持续性的挑战。

二、高外显率癌症的易感基因检测

遗传性的基因突变使某些恶性肿瘤有更高的终身患病风险，它们约占所有癌症的3%。有巨大癌症风险的个人经常在年轻的时候就出现病情恶化，因此识别那些高外显率癌症易感性综合征就显得尤为重要（图1-3-1）。高外显率CSG解释了不同类型癌症的识别方式，包括罕见肿瘤类型的综合征。

大部分遗传性肿瘤易感综合征是因为

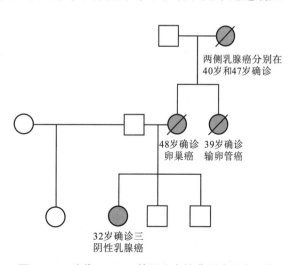

两侧乳腺癌分别在40岁和47岁确诊

48岁确诊卵巢癌

39岁确诊输卵管癌

32岁确诊三阴性乳腺癌

图1-3-1　遗传BRCA1基因突变的典型癌症家族史

遗传了一个胚系突变，这种胚系突变发生在肿瘤抑癌基因一个单拷贝（等位基因）上，是常染色体显性遗传。这种遗传的突变使基因的一个拷贝失活，导致剩下的另一条"正常"拷贝无法成功翻译抑癌蛋白。遗传到2个等位基因都携带同一个抑癌基因突变是非常罕见的，且往往会导致比单一等位基因突变遗传更严重的表型。目前，常染色体隐性和X、Y连锁类型的癌症因素已经被验证了。

一个倾向于发展成恶性肿瘤的潜在遗传因素，通常有发病年轻、双侧肿瘤发生率增加、多个原发性肿瘤位点、某个特定癌症家族史等特征。一旦在一个家庭中检测到遗传性的致病基因，其他家庭成员可通过"预测检查"的方式确认是否带有相同的突变。有风险遗传到CSG的个人检测，往往会要求提供一些相关信息，包括遗传到缺陷基因的可能性、相关癌症风险、筛查建议、癌症风险降低策略、对当前或未来后代的影响、保险问题及与家庭信息共享等。但是，在CSG中初步确认一个致病突变其实并不简单。大量的基因进行突变筛查不太可能，一般筛查仅限制于"热点"区域，即致病突变经常被发现的区域，这会漏检那些罕见的序列突变。有时突变筛查可以只鉴定一个DNA序列的改变，看其有没有可能是致病突变［未知意义的突变（VUS）］。不过一个VUS的报道和解释常存在争议，报道结果的实验室需要临床医师和患者家庭共同合作去收集额外的证据，以便最终决定该突变是否有临床意义。而且这一结果影响的不确定性必须谨慎地传达给患者，因为DNA变异的个体也可能会在以后出现症状。这种背景下，临床是推荐采取筛查还是采用其他的方法要根据个人背景情况、家族史来确定。通常VUS不能用来决定治疗或预防的策略。

三、易感基因检测的最新发展

常见的肿瘤患者中约有25%的人都会有另一个亲属有相同的诊断结果；除了高风险CSG突变外，其他一些遗传因素也与多数癌症有关。经过十多年的全基因组研究，很多常见的家族聚集癌症有着常见的遗传变异背景（很常见的是在非编码的DNA上），每具有一种遗传变异都将使个人的特定癌症风险在群体的平均值上又上调一档。这些常见的基因突变在人口水平上是相互关联的，这也解释了为什么有些人群癌症比例高的原因。低外显率的遗传突变患者绝对患病风险相对较小；与正常人群相比，他们的发病风险只上升了不到1.3倍，但最终影响还是会有的，如用于遗传风险分层以改善群体癌症筛查。这些常见的与风险相关的遗传变异同时也显著改变了高风险CSG携带者的癌症总体风险，所以它们很可能将来会在个人风险预测的特定背景下发挥作用。

乳腺癌和结直肠癌家族中能归因的患病因素还不到50%；其余都是极度罕见的变异（很多变异的影响太小，目前的技术检测不到），或相同的环境因素。目前，个人的癌症家族史仍然是一种结合遗传和环境遗传易感的替代指标。为了最大限度地实现准确的个人癌症风险预测和采取有针对性的措施降低风险，我们需要了解基因突变如何发挥其作用，基因之间如何互相联系及基因如何与环境联系，进而改变患病风险。

四、基因检测新技术评估

随着下一代DNA测序技术的引入，测序的价格下降，测序的通量上升。越来越多的研究用全外显子和全基因序列，目的是找到改变患癌风险和结果的罕见突变。测序的DNA越多，发现个体有罕见突变的可能性就越大，这些罕见突变与预期序列不同。然而，在没有大量不同来源的实质证据的前提下，对这些结果要极其小心谨慎。理论上，如果为了癌症易感性去检测基因序列，那么就应该有足够的证据表明因果关系，对可能引起疾病的变异类型有充分了解，对基因的外显率有准确的预估，然后才能可靠地在临床中预测风险。目前对于已发现的许多癌症易感基因的现状来说，是远远不够的。像乳腺癌和结直肠癌这些常见癌症，携带高外显率易感基因的癌症患者获得这种"先检"的机会很低，被检测到的序列越多，基因测序从该个体的DNA序列中发现是巧合而不是因果关系的概率就越大。一个涉及大量的DNA检测和低概率携带高风险基因突变的个体组合提高了错误的结果信息对患者造成伤害的概率。基因的表型越不明显，该基因检测的临床效用就越少。

五、基因检测的主流化

英国癌症基因服务的需求稳步增长，部分原因是媒体对安吉丽娜·朱莉等知名人物的关注。越来越多的人意识到，即使在没有明显的家族病史的情况下，某些癌症表型与潜在的CSG突变的重大风险相关联，人们的这种意识也增加了基因检测的使用率。

对于癌症患者的亲属来说，了解一个家族中的CSG是很有益的。在暂未患病的亲属中进行预测检查，可以更准确地进行癌症风险预测，并帮助受测试者选择降低患病风险的策略，包括初步预防措施。关于潜在CSG突变的知识直到最近还没有改变恶性肿瘤的即时管理。然而，以多聚聚合酶（聚腺苷二磷酸核糖聚合酶，PARP）抑制剂的形式出现的靶向疗法，改变了这一模式，其利用了 *BRCA* 突变携带者中潜在的DNA来修复缺陷。PARP抑制剂在辅助和转移环境的临床试验正在进行中。另外，不断有证据证明CSG的突变会影响某些化疗药物的疗效，*BRCA1* 突变体携带者对铂类化疗药物的敏感性提高了，而氟尿嘧啶对MMR基因突变携带者的疗效降低了。现阶段，患者了解他们CSG突变状态的时间提前了，并能从突变信息中获益，技术的进步使得"快速跟踪测试"成为现实。

为了促进这些检测的发展，用CSG检测的"肿瘤形成"模型目前在几个地方已开始试行，这个模型得到了临床遗传服务的支持，通过对癌症进行小组分类，进而对某些癌症患者进行检测，据报道，目前患者的满意度很高。然而，最近对于乳腺癌专家的一项调查发现他们在解释和交流VUS时的知识量还很少，这项调查强调了要提高肿瘤学专家的基因组教育。不同于体细胞突变，CSG生殖系突变的鉴定不仅对个人有意义，对亲属同样有意义。所以，对于结果呈阳性或模棱两可的患者，正确的信息和合理的支持至关重要。目前不是所有人都知道基因易感性，CSG结果阴性但是又有严重或复杂家族史的患者同样可以从正式的基因报告中获益。

六、结论

CSG检测目前在很多临床中被应用，基因诊断可以帮助携带者制订降低患病风险的策略，也可以达到检测早期癌症的目的；基因检测还可以为患者的个性化治疗方案提供信息。然而，对遗传变异的过分阐释，尤其是针对那些没有明显表型的基因，可能会造成患者的心理负担和临床上的过度医疗。

（贾伏丽　译　付振明　马振江　审校）

参 考 文 献

［1］Antoniou AC，Sinilnikova OM，McGuffog L，*et al*. Common variants in *LSP1*，2q35 and 8q24，and breast cancer risk for *BRCA1* and *BRCA2* mutation carriers. *Hum Mol Genet* 2009；18：4442-4456.

［2］Easton DF，Pharoah PD，Antoniou AC，*et al*. Gene-panel sequencing and the prediction of breast-cancer risk. *N Engl J Med* 2015；372：2243-2257.

［3］Eccles BK，Copson E，Maishman T，*et al*. Understanding of *BRCA* VUS genetic results by breast cancer specialists. *BMC Cancer* 2015；15：936.

［4］Eccles DM，Mitchell G，Monteiro ANA，*et al*. *BRCA1* and *BRCA2* genetic testing-pitfalls and recommendations for managing variants of uncertain clinical significance. *Ann Oncol* 2015；26：1057-1065.

［5］Evans DG，Barwell J，Eccles DM，*et al*. The Angelina Jolie effect：how high celebrity profile can have a major impact on provision of cancer related services. *Breast Cancer Res* 2014；16：442.

［6］Fong PC，Boss DS，Yap TA，*et al*. Inhibition of poly（ADP-ribose）polymerase in tumors from *BRCA* mutation carriers. *N Engl J Med* 2009；361：123-134.

［7］Foulkes WD. Inherited susceptibility to common cancers. *N Engl J Med* 2008；359：2143-2153.

［8］Garber JE，Offit K. Hereditary cancer predisposition syndromes. *J Clin Oncol* 2005；23：276-292.

［9］Rahman N. Mainstreaming genetic testing of cancer predisposition genes. *Clin Med* 2014；14：436-439.

［10］Rahman N. Realizing the promise of cancer predisposition genes. *Nature* 2014；505：302-308.

［11］Thompson ER，Rowley SM，Li N，*et al*. Panel testing for familial breast cancer：calibrating the tension between research and clinical care. *J Clin Oncol* 2016；34：1455-1459.

第4章 肿瘤生物学和体细胞遗传学是精准肿瘤学的基础

Nicolai J. Birkbak，Mariam Jamal-Hanjani，Charles Swanton

一、引言

人们早就认识到癌症是一种异质性疾病，但直到今天，治疗措施几乎完全根据原发灶的解剖位置进行分类干预。尽管肿瘤的位置可以提供预后的信息并帮助选择治疗，但是肿瘤治疗的结果却并不仅仅决定于肿瘤的位置。在过去几十年中，我们已经搞清楚了癌症是一种由细胞DNA损伤驱动的基因病，特别是通过激活癌基因或使抑癌基因失活导致癌症发生。同时我们也了解到，在癌症发生之前和之后对基因组突变过程的重塑对实施精准医疗是非常重要的。

本文叙述的突变过程可能涉及单碱基改变（点突变）。基因组重排包括整个DNA片段的插入、缺失或易位，其中不同的染色体区域可结合或产生融合基因。DNA损伤持续存在于每个生物体的细胞中，并且突变可能通过无数外源性和内源性的致癌过程发生，导致不同类型基因组的不稳定性。由于人类基因组规模庞大（每个单倍体基因组约有32亿个碱基对），因此，在人的一生中体细胞突变的空间很大。当肿瘤出现时它们可能携带的是癌前细胞，这种情况可以一直追溯到受精卵中体细胞的突变组合，或者肿瘤发生和肿瘤演化期间所选择的不同突变。最近的大规模测序工作已经显示，外显子水平的癌症基因组可能包含任何突变，从数个突变到数千个突变，以及染色体畸变和全基因组扩增。

不同类型的基因组的不稳定性可以在细胞DNA上留下一定的足迹，因此可以通过分析肿瘤体细胞突变的核苷酸内容来确定某些突变过程，这些突变过程可能塑造不同的癌症基因组。现有的分析揭示，癌症在时间和空间上不断演变着，可以由于致癌性暴露（如烟草烟雾）、DNA修复致癌性的功能丧失、DNA复制聚合酶的破坏或直接诱导DNA损伤基因的激活，这些都会使不同的突变过程变得活跃，从而更加显著地增加基因组的不稳定性。总而言之，这可能以达尔文进化方式发挥作用，进一步导致体细胞畸变水平升高，从而增加个体的恶性潜能。反过来这些也是癌症体现异质性的主要来源之一，包括同一癌症类型的肿瘤间异质性，以及患者和个体肿瘤内亚克隆之间的肿瘤内异质性。

二、肿瘤间异质性

即使是同一种类型的肿瘤患者，他们之间也经常存在显著的肿瘤间异质性。例如，由于在癌症发生过程和癌症演化期间的点突变、染色体畸变和表观遗传变化的不同组合，两个具有相同细胞类型起源的肺癌患者可能具有不同亚型的特征。这些差异可能会明显影响治疗的反应，导致每个患者结局的不同。

精准医学所依赖的是患者肿瘤类型的最佳治疗方案和接受分型治疗的基础。目前，通过确定癌症类型的亚型，针对患者亚群制订优化治疗方案取得了显著的进步，这一亚群划分超越了单一依靠肿瘤位置分型。虽然靶向治疗在初期常是有效的，但不幸的是，在治疗转移性肿瘤时，药物常甚至不可避免出现耐药性。在2002～2012年的十年间，美国食品药品监督管理局批准了71个新的抗癌药物，其中52个属于靶向药物。然而，尽管使用靶向药物的相关费用高昂（每月治疗费约为10 000美元），但中位生存期的获益却仅仅为2.1个月。

耐药发生的机制一般是通过靶向药物结合位点的二级突变、靶点突变本身的失活或通过激活与表型功能相似的二级致癌基因而实现的。继发的抗药性突变可以从治疗开始时产生，然而最近有证据表明，这种改变在治疗之前就可能已经低频率地存在了，而该现象正是起源于肿瘤内的异质性。

三、肿瘤内异质性

肿瘤内异质性源自DNA损伤和基因组不稳定性突变的持续积累。肿瘤可能由数十亿个起源于单一共同祖先的癌细胞组成；然而，持续发展的突变过程不断产生于更有竞争优势细胞的新癌症亚克隆，如通过癌基因的激活或抑制癌基因的丧失而达到选择的目的。这些亚克隆偶尔可产生选择性的清除，其中具有显著改善的适应性克隆可以接管整个肿瘤；然而在迄今为止大多数癌症类型的研究发现，每个肿瘤内总有多个克隆持续存在（图1-4-1）。每个克隆由肿瘤所属癌细胞中一组普遍存在的共有突变掌控，这些突变的来源包括最近的共同祖先及建立亚克隆细胞中独立获得的一组异质突变。从精准医学的角度看来，单一的

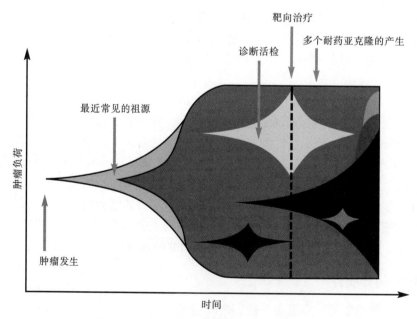

图1-4-1　靶向治疗前后肿瘤克隆进化的模式

新产生的驱动突变可以产生新的亚克隆（图中不同阴影代表所示），从而不断争夺空间和资源，偶然可因一个亚克隆的优势适应而被完全清除。靶向治疗的使用会改变该适应格局，并可能清除所有携带靶向突变的肿瘤细胞。靶向治疗的使用以虚线表示

肿瘤取样策略只能评估肿瘤的一小部分特质，是当前与肿瘤内异质性关联最大的问题之一。如果样本检测中发现具有可靶向的癌症驱动突变只是一小部分亚克隆，那么该患者接受靶向治疗后，实际上可能只具有这种突变的肿瘤亚克隆细胞会对药物敏感，而其余的肿瘤亚克隆细胞并不受影响。与这种情况相类似的还有活检分析，活检可以对所给定的靶向药物是否敏感做出推断，但标本中已存在的小亚克隆的异质、诱导耐药的低频率突变就可能被遗漏。

最近对相同肿瘤的多个区域进行测序分析表明，在所有研究的癌症类型，包括乳腺癌、卵巢癌、前列腺癌、胰腺癌、结直肠癌、肾癌和肺癌中，基因组水平的肿瘤内异质性是广泛存在的。强烈显示肿瘤的异质性是一种普遍的现象，可能在所有癌症类型中都有不同程度的表现。由于所发现的大多数可靶向的癌症驱动基因突变偶尔是异质的，因此肿瘤内的异质性对精准用药的成功与否具有相当大的挑战。

四、最新进展

尽管尚未提供治愈性的解决方案，但为适应新出现的耐药事件研究的方法已经在肿瘤疾病控制中显示出效果。最近报道的一例新辅助化疗后的结直肠癌治疗病例证实了这一点。随着该患者的病情进展，对变化的癌症进行了多轮的活检，根据成为优势癌症亚群的致癌突变，不断调整靶向治疗的方案，用以应对丝裂原活化蛋白激酶（MAPK）/细胞外信号调节激酶（ERK）途径中出现的不同突变。最后，对肿瘤通过 *KRAS* 激活产生的耐药无法采用有效的疗法，但可以将肿瘤的进展控制在2年以上，本案例说明对进展期癌症进行反复活检后，根据活检结果采用适应性的治疗依然可能有较好的前景。

其他案例证据也表明，有些肿瘤表型虽然趋于一致，但其引起的耐药性驱动突变却不同，提示导致耐药和疾病进展的基因事件可能集中在一个或多个信号传导途径上，而这些途径本身是可以进行靶向治疗的。此外，在肿瘤进展期间亚克隆的平行演变迫使肿瘤生长，这个推论可能很有利用价值。通过预测肿瘤进展可能出现的下一步骤，可以针对性地采取预防措施来延迟癌症的进展。

使用靶向药物的适应性治疗还包括动员免疫系统攻击癌细胞的替代方案。虽然早已证明具有一定的挑战性，但最新的进展结果已经令人印象深刻，最突出的是已经有相当比例的转移性癌症患者得到了完全的缓解，过去在实体瘤患者中几乎从未观察到。

五、结论

精准医学有可能改善临床结果并减少药物的相关毒性，但它并非没有挑战，并且有着明显的成本劣势。靶向药物如果与复发癌症的重复活检相结合，加之越来越多的DNA测序成本下降，或许可以提供短期和中期的疾病控制方案，从而始终保持在精准医学的前沿。然而，鉴于肿瘤内的异质性证据，单独的靶向药物不可能使肿瘤在转移环境中被治愈。目前，免疫疗法正迅速成为转移性黑色素瘤出现高度突变时的治疗选择，这种方法很可能在治疗中获得显著的长期效益。如何弄清肿瘤内异质性水平影响治疗反应和结果的机制，以及免疫疗法在治疗其他类型癌症中的有效性仍有待进一步研究。

（王俊坡　译　马　洁　审校）

参 考 文 献

［1］Alexandrov LB，Nik-Zainal S，Wedge DC，*et al*. Deciphering signatures of mutational processes operative in human cancer. *Cell Rep* 2013；3：246-259.

［2］Burrell RA，McGranahan N，Bartek J，Swanton C. The causes and consequences of genetic heterogeneity in cancer evolution. *Nature* 2013；501：338-345.

［3］Enriquez-Navas PM，Kam Y，Das T，*et al*. Exploiting evolutionary principles to prolong tumor control in preclinical models of breast cancer. *Sci Transl Med* 2016；8：327ra24.

［4］Garraway LA，Janne PA. Circumventing cancer drug resistance in the era of personalized medicine. *Cancer Discov* 2012；2：214-226.

［5］Gerlinger M，Horswell S，Larkin J，*et al*. Genomic architecture and evolution of clear cell renal cell carcinomas defined by multiregion sequencing. *Nat Genet* 2014；46：225-233.

［6］Jamal-Hanjani M，Quezada SA，Larkin J，Swanton C. Translational implications of tumor heterogeneity. *Clin Cancer Res* 2015；21：1258-1266.

［7］Kandoth C，McLellan MD，Vandin F，*et al*. Mutational landscape and significance across 12 major cancer types. *Nature* 2013；502：333-339.

［8］Kantarjian H，Zwelling L. Cancer drug prices and the free-market forces. *Cancer* 2013；119：3903-3905.

［9］McGranahan N，Favero F，de Bruin EC，*et al*. Clonal status of actionable driver events and the timing of mutational processes in cancer evolution. *Sci Transl Med* 2015；7：283ra54.

［10］McGranahan N，Swanton C. Biological and therapeutic impact of intratumor heterogeneity in cancer evolution. *Cancer Cell* 2015；27：15-26.

［11］Rosenberg SA，Yang JC，Sherry RM，*et al*. Durable complete responses in heavily pretreated patients with metastatic melanoma using T-cell transfer immunotherapy. *Clin Cancer Res* 2011；17：4550-4557.

［12］Russo M，Siravegna G，Blaszkowsky LS，*et al*. Tumor heterogeneity and lesion-specific response to targeted therapy in colorectal cancer. *Cancer Discov* 2016；6：147-153.

［13］Stratton MR，Campbell PJ，Futreal PA. The cancer genome. *Nature* 2009；458：719-724.

［14］Swanton C. Cancer evolution：the final frontier of precision medicine? *Ann Oncol* 2014；25：549-551.

［15］Zack TI，Schumacher SE，Carter SL，*et al*. Pan-cancer patterns of somatic copy number alteration. *Nat Genet* 2013；45：1134-1140.

第5章　药物基因组学

Emma Beddowes，Leila Dorling，Jean E. Abraham

一、引言

药物基因组学是关于基因变异与药物反应、毒性和分布的研究。癌症药物基因组学包括肿瘤发生、发展期的获得性突变，即体细胞突变和遗传性（胚系）变异。一般将关于胚系变异的研究称为药物基因学。

鉴定药物基因组生物标志物的策略随着相关技术的进步而发展。早期有关家族系的研究是对比同卵双胞胎和异卵双胞胎的差异，其次是针对候选基因和通路的研究。目前主要针对的是正在研究的药物其药物代谢动力学和药效学通路。这些研究方式的主要缺点是限制和预定了基因范围，从而限制了其他方面新发现的可能性。

过去的20年里，芯片与测序技术的可及性和可支付性带来了更多新的实验方法，如全基因组关联分析（GWAS）。GWAS能够发现已知基因和通路之外小效应值之间的常见联系。然而，这种方法的问题是需要严格统计学意义上的显著性差异比较的，且需要独立验证，以确保排除假阳性关联。由于包含很多的药物基因组学表型，GWAS可能需要很大的样本量，而获得这么大的样本量是极具挑战性的。最近，全基因组、外显子和靶向测序的应用已经可以更深度地进行相关检测，有望发现更大效应值的罕见变异。

二、药物基因组学的挑战

药物基因组学面临的挑战包括缺乏用于分析的样本类型方面的同质性研究、精准的临床表型、评分系统、特异性药物和参与调查的患者群体。这些问题常导致研究中出现相互矛盾的结果，推迟了潜在的变异/突变的可操作性应用。

三、药物基因组学生物标志物的临床应用

由于大量的药物基因组数据被公布，在实施可操作的变异之前，对现有证据质量进行系统评估至关重要。不同的出版物提供了不同的方法来区分优选体细胞生物标志物和胚系生物标志物的证据。临床药物遗传学工作联盟已经制定出指南，重点关注胚系变异，这为药物基因组测试的临床应用提供了指导。

临床实施之前，要求该生物标志物要满足分析有效性、临床有效性和临床效用的必要标准，而且还要满足日常使用所需的所有管理、伦理和教育要求。这些都包含在基因测试分析有效性、临床有效性、临床效用及伦理、法律和社会意义（ACCE）的大框架下。分析有效性指的是确定基因型临床试验的准确性。临床有效性是指确定感兴趣的临床结果时，保证测试的准确性，如特定的遗传变异与特定的临床毒性之间的联系；建立临床有效性可以通过多种研究方式来实现，包括功能、药物动力学和药效学等方面的支持证据；同时也

应该考虑人口之间的遗传变异差异。

临床效用受多种复杂因素的影响，包括生物标志物的发现频率、试验人群的大小、临床结局的性质及生物标志物与结局之间的联系强度。如果生物标志物对严重毒性易感性具有强烈的预测作用，那么能否减少剂量和寻找有效替代治疗等临床问题就非常重要了。

四、胚系药物基因组学的生物标志物

作为药物遗传生物标志的胚系变异类型包括单核苷酸多态性（SNP）、串联重复、移码突变、插入、缺失及拷贝数变异等结构变异。SNP比较常见，而且大多数都没有功能效应。GWAS中鉴定的SNP通常位于编码区之外，可能具有调节作用。位于基因编码区内的变异包括使蛋白截断、错义、非同义或同义。前三种可以改变基因产物，并潜在地影响基因功能。约7%的药物可能与影响临床的遗传变异相关。表1-5-1列出了可操作的胚系遗传变异，

表1-5-1　可操作的胚系突变

基因	药物	最相关的肿瘤类型	临床意义
CYB5R1	甲氧氯普胺	NA	NA
CYP2C19	氯吡格雷、多塞平、伏立康唑、西酞普兰、右兰索拉唑、埃索美拉唑、泮托拉唑、卡立普多、氯巴占、地西泮	NA	NA
CYP2C9	华法林、**塞来昔布**	结直肠癌（临床试验）	NA
CYP2D6	可待因、阿米替林、地昔帕明、多塞平、丙米嗪、去甲替林、曲马多、曲米帕明、阿立哌唑、托莫西汀、氯丙米嗪、普罗替林、沃替西汀、伊潘立酮、奋乃静、卡维地洛、西维美林、氯氮平、心律平、硫醚嗪、托特罗定、哌咪清、四苯喹嗪	NA	NA
DPYD	**卡培他滨、氟尿嘧啶**	结直肠癌、乳腺癌	高风险等位基因会显著增加患严重且可能致命（3/4）的中性粒细胞减少症、黏膜炎、腹泻的风险
G6PD	氯喹、氯磺丙脲、氨苯砜、格列本脲、格列美脲、格列吡嗪、磺胺米隆、亚甲蓝、萘啶酸、呋喃妥因、诺氟沙星、伯氨喹、丙磺舒、奎宁、亚硝酸钠、柳氮磺吡啶、拉布立酶、聚乙二醇重组尿酸酶、达拉菲尼	黑色素瘤（达拉菲尼）	缺失G6PD的患者患溶血性贫血的风险增加
HLA-B	苯妥英、别嘌醇、阿巴卡韦、卡马西平	NA	NA
IFNL3	聚乙二醇化干扰素α-2b	NA	NA
RYR1	氯琥珀胆碱	NA	NA
TPMT	**硫鸟嘌呤、咪唑硫嘌呤、巯嘌呤**	急性淋巴母细胞白血病和自身免疫性疾病	硫嘌呤、巯嘌呤：硫鸟嘌呤甲基转移酶骨髓毒性和骨髓抑制的多态性
UGT1A1	**伊立替康、帕唑替尼、尼洛替尼**	结直肠癌（伊立替康）	伊立替康：UGT1A1*28用于预测伊立替康毒性，特别是4级中性粒细胞减少症
VKORC1	法华林	NA	NA
CFTR	伊伐卡托	NA	NA

注：加粗体字为可以用于治疗癌症的药物；G6PD，葡萄糖-6-磷酸脱氢酶；NA，不适用于癌症

强调了其与癌症的相关性。另外，诸如 *BRCA* 的胚系突变可以作为预测对特异性靶向药物有潜在反应的生物标志物，如腺苷二磷酸核糖多聚酶（PARP）抑制剂。

五、体细胞药物基因组的生物标志物

可能成为药物基因组生物标志物的体细胞变异类型有单核苷酸变异，插入和缺失，基因融合和拷贝数变化。点突变（单核苷酸变异）是目前最常见的突变，占肿瘤内基因变异的 95%。然而，还发现了更大的基因重组。如果基因变异影响蛋白质的氨基酸序列，那么这种突变是非同义的。肿瘤不同类型之间的变异绝对值相差很大，如每个结肠癌和直肠癌非同义突变的中位数为 160 个，而每个乳腺癌或子宫内膜癌的中位数约为 30 个。现认为突变是以顺序性的方式发生的，即随着肿瘤的发展，先获得突变，其中一些出现选择性生长优势，最终产生具有转移能力的侵袭性肿瘤。这种情况称为驱动突变，与过客突变形成对比。过客突变不引起任何已知的后续增长优势。这在一定程度上解释了实体瘤中突变率的变化，因为在细胞更新率高的器官中，过客突变的频率总是会更高，如肠上皮细胞。具有功能增益驱动突变的基因被归类为致癌基因。与功能缺失相关的基因被称为抑癌基因。

除了点突变外，体细胞拷贝数的变化也对癌症的发展起着非常重要的作用。这些变化规模更大（全或亚染色体水平），包括额外的拷贝或序列的缺失，这会影响染色体上基因的表达。表 1-5-2 列出了与癌症相关且主要针对操作的体细胞突变。

表 1-5-2　可操作的体细胞变异

基因	基因变异	遗传后果	最相关的肿瘤类型	临床意义
EGFR	点突变位于外显子 18～21，如 L858R	结构型激活多重信号转导的级联途径，包括与细胞增殖和转移相关的 MAPK/ERK 途径	非小细胞肺癌	对表皮生长因子受体抑制剂有反应，如吉非替尼，厄洛替尼；T790M 突变对第一代表皮生长因子受体抑制剂产生耐药性
KIT	第 9 和第 11 外显子突变	参与细胞增殖和生存的多重信号转导级联的结构型激活，如 MAPK/ERK，PI3KCA/Akt	胃肠道间质瘤	第 9 和第 11 外显子突变对伊马替尼敏感（针对胃肠道间质瘤患者 c-Kit TKI）
BRAF	V600E（或 V600K）突变	激活参与细胞分裂与分化的 MAPK 信号途径	黑色素瘤和结直肠癌	V600E 和 V600K 在较低的程度上预测了恶性黑色素瘤对 BRAF 抑制剂的反应；对结肠直肠癌患者没有相同的效果，可能是由于激活了其他途径
ERBB2	增加拷贝数	增加了 HER2 蛋白的表达量，激活了下游参与细胞增殖和生存的 MAPK/ERK，PI3KCA/Akt 途径	乳腺癌和胃食管癌	预测了针对 HER2 受体的单克隆抗体的反应性，如曲妥单抗/帕妥珠单抗
KRAS	第 2 外显子突变，如 p.G12D/p.G13D	通过 MAPK 通路增加细胞增殖（在 EGFR 下游）	结直肠癌	预后差，同时对表皮生长因子受体抑制剂（如西妥昔单抗、帕尼单抗）不敏感
ALK	*EML4-ALK* 融合（反转发生在 2 号染色体上）	融合蛋白具有组成型激酶活性，激活 MAPK/ERK，PI3K/Akt，mTOR；这些途径涉及细胞增殖和生存	非小细胞肺癌、恶性胶质瘤	预测对 ALK 抑制剂的敏感性，如克唑替尼

续表

基因	基因变异	遗传后果	最相关的肿瘤类型	临床意义
BCR-ABL1	9号染色体上*ABL1*基因易位至22号染色体上的*BCR*基因t（9：22）	BCR-ABL产物，一种混合酪氨酸激酶信号的蛋白，能激活多个信号级联，从而增加细胞增殖	慢性髓细胞白血病和急性髓细胞白血病	对伊马替尼敏感（抑制BCR-ABL融合蛋白的酪氨酸激酶活性）

注：ABL，Abelson的小鼠白血病病毒致癌基因1；Akt，蛋白激酶B；ALK，渐变性淋巴瘤激酶；BCR，断点簇集区域蛋白；BRAF，丝氨酸/苏氨酸蛋白激酶B-Raf；EGFR，表皮生长因子受体；ERK，胞外信号调节激酶；HER2，人体表皮生长因子受体2；MAPK，促分裂原活化蛋白激酶；mTOR，哺乳动物雷帕霉素靶蛋白；PI3K，磷脂酰肌醇-3-激酶；PI3KCA，磷脂酰肌醇-3-激酶催化亚基α；TKI，酪氨酸激酶抑制剂

六、未来发展方向

（一）改进研究设计、统计效能和数据收集

未来的研究可通过改进统计效能，以多种方式检测有关变异与药物基因组结果之间的关系。毒性、临床结果数据和样本的收集（血液/肿瘤组织）应该尽可能与临床研究和观察整合起来。在电子健康记录中，毒性和临床结果的记录应作为常规收集数据的一部分将其收集起来或做改进后收集，使标准的临床队列可用于药物基因组研究。毒性数据的收集很重要，因为有证据表明某些药物相关的毒性可能反映生存获益情况。要开发更具创新性设计的药物基因组学试验，进而调查胚系和体细胞变异，验证其作为生物标志物对特定治疗反应的预测能力。

关于使用GWAS方法进行研究的问题，我们认为在多个研究组内共享药物基因组学GWAS队列的专业知识和技能，可能有助于在不同研究中增加样本总量和统计能力。候选基因和罕见突变的研究应该充分利用二代测序检测全外显子或全基因组的最新研究成果。分享这些研究成果需要用到复杂计算分析的专业知识，这样才能提高我们推测遗传相关性的准确性。同样，对极端不良事件的关注也会增加统计的效能，况且这些极端不良事件常可能是由罕见的突变引起的。

（二）高通量基因筛选

目前，药物基因组高通量筛选越来越多地被作为一种识别或预测药物反应的手段，特别是对体细胞生物标志物的反应。这一方法的优势在于可以提供额外的基因组信息，使我们能够根据其生物标志物的特征为早期临床试验找到最有可能出现反应的患者群体。这可以降低试验失败（成本昂贵）的潜在可能性并缩短药物上市的时间。另外，伴随生物标志物的开发，确定对药物最可能有效的患者，可以避免让无效性患者承受不必要的毒性。

（三）临床应用和指导问题

完成上述发展要求我们确保临床医师在药物基因组学方面接受足够的培训，了解药物基因组学与患者治疗的相关性。尽管大多数临床医师都很乐意使用生物标志物来治疗雌激素受体和表皮生长因子受体（EGFR）突变，但是他们的知识可能还远远不够，无法对将来可能出现的大量药物基因组数据做出正确的解释。他们也许还不自觉地抵触将药物毒性

相关的药物基因组检测纳入常规治疗，可能需要更多药物基因组检测和卫生经济学（健康经济学）证据来支持其实施。因此，如果在临床实践中应用这些生物标志物，临床专家小组应该提供指导，讲清楚如何解释药物基因组数据并使用临床证据。

七、结论

药物基因组学在治疗癌症方面具有革命性的潜力，通过药物基因组学，临床医师可以前瞻性地鉴定哪些患者更有可能从特定治疗中受益，哪些患者有可能产生与药物相关的毒性。这必将为精准医疗和给患者提供个性化治疗方案方面发挥重要的作用。

（贾伏丽 译 付振明 李鹤平 审校）

参 考 文 献

[1] Abraham JE, Guo Q, Dorling L, et al. Replication of genetic polymorphisms reported to be associated with taxane-related sensory neuropathy in early breast cancer patients treated with paclitaxel. *Clin Cancer Res* 2014; 20: 2466-2475.

[2] Abraham JE, Hiller L, Dorling L, et al. A nested cohort study of 6, 248 early breast cancer patients treated in neoadjuvant and adjuvant chemotherapy trials investigating the prognostic value of chemotherapy-related toxicities. *BMC Med* 2015; 13: 306.

[3] Beroukhim R, Mermel C, Porter, D. The landscape of somatic copy-number alteration across human cancers. *Nature* 2010; 463: 899-905.

[4] Burke W, Zimmern R. *Moving beyond ACCE: an expanded framework for genetic test evaluation. A paper for the United Kingdom Genetic Testing Network*. Cambridge: PHG Foundation, 2007.

[5] Cirulli ET, Goldstein DB. Uncovering the roles of rare variants in common disease through whole-genome sequencing. *Nat Rev Genet* 2010; 11: 415-425.

[6] Hatzis C, Bedard PL, Birkbak NJ, et al. Enhancing reproducibility in cancer drug screening: how do we move forward? *Cancer Res* 2014; 74: 4016-4023.

[7] McShane LM, Altman DG, Sauerbrei W, et al. Reporting recommendations for tumor marker prognostic studies. *J Clin Oncol* 2005; 23: 9067-9072.

[8] Motsinger-Reif AA, Jorgenson E, Relling MV, et al. Genome-wide association studies in pharmacogenomics: successes and lessons. *Pharmacogenet Genomics* 2013; 23: 383-394.

[9] PharmGKB. *CPIC genes-drugs*. Available from: https: //cpicpgx.org/genes-drugs（accessed 13 April 2016）.

[10] Relling MV, Evans WE. Pharmacogenomics in the clinic. *Nature* 2015; 526: 343-350.

[11] Relling MV, Klein TE. CPIC: Clinical Pharmacogenetics Implementation Consortium of the Pharmacogenomics Research Network. *Clin Pharmacol Ther* 2011; 89: 464-467.

[12] Vogelstein B, Papadopoulos N, Velculescu VE, et al. Cancer genome landscapes. *Science* 2013; 339: 1546-1558.

第6章　二代测序技术引入常规实践：益处与挑战

Angela Hamblin，Anna Schuh

一、引言

随着DNA检测技术的提高，检测水平从染色体层面提高到个人分子层面。很明显许多癌症是一种遗传性疾病（经常是获得性）。因此，应该弄清有关的癌症基因组改变，即与细胞增殖、抑制分化、抑制细胞程序性死亡相关，最终导致癌症繁殖的改变。1977年，随着Sanger测序技术的出现，测定一段DNA区域的分子序列成为可能。尽管该技术已经应用于人类基因组计划（测定第一个人类基因组历经13年，花费27亿美元），但测序的高需求、低敏感性及时间和成本这些问题都告诉我们，广泛应用Sanger技术来做癌症测序是不切实际的。

然而，过去20年测序技术确实发展了［统称为二代测序（NGS）；见图1-6-1］，现在数小时到数天就可以在临床允许的时间、范围内对胚系或肿瘤基因组的大部分基因进行测序，实现了在同一个芯片中同时对多个患者的多个基因进行测序，这意味着目前测序的成

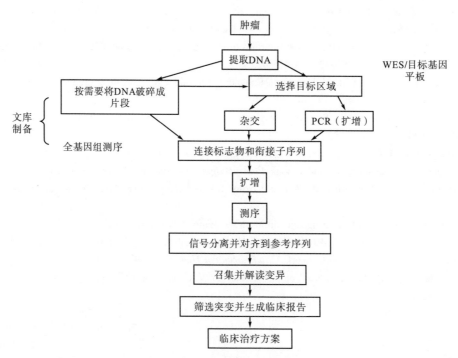

图1-6-1　不同特性NGS技术常见的工作流程和分析步骤示意图（如Illumina、Ion Torrent 平台）
高分子量的DNA在文库制备前要先进行裂解。除了全基因组测序（WGS），如全外显子测序（WES）或靶基因定制测序外，NGS需要用杂交或扩增（PCR）的方法对序列进行排列，选出目标区域。独特的寡核苷酸标志物与每个患者的DNA模板连接，使样品在测序过程中可以进行多通路测序

本不再高得令人难以接受，已经可以在常规的临床诊断中大规模引入这种灵敏度高的测序了。但如今卫生保健系统（如NHS）的资源仍然有限，因此有必要考虑患者的利益和可能的消费陷阱，以确保制订性价比合理的方案。

二、益处

这样做的益处是可以获得与患者肿瘤有关的遗传信息，这些信息不是通过常规诊断获得的，而是通过NGS获得的。

基因信息可以帮助评估不确定的诊断（如确认或否定有争议的组织病理学诊断或确定未知原发性癌症的可能来源）或提供更多的愈后信息（如神经母细胞瘤的 MYCN 扩增）。它也越来越多地作为一种预测工具，为常规治疗提供更有价值的信息（如 TP53 突变或缺失的慢性淋巴细胞白血病患者用不着再进行化疗或哪些人可适当使用小分子抑制剂）（参考NICE指南）。基因检测获取的突变数据还可以让患者接受进一步临床试验，特别考虑新型靶向治疗，同时还可以将该遗传信息存储在匿名数据库中，为学术界和制药公司提供指导药物研发的信息。

尽管传统的测序技术也可以为上述任何一种目的提供数据，但大多仅限于对热点突变的分析，因为该途径常需要庞大的DNA量，耗时且昂贵，还可能由缺乏检测亚克隆突变的敏感性而漏检大量的变异。相比之下，即使是少量质量差的DNA［如来源于福尔马林固定或石蜡包埋（FFPE）样本］，NGS也能在数天时间内提供上百个潜在的突变信息，而花费仅仅只需3个单突变的检测费用。在测序深度方面，NGS可以检测到一个等位基因上的＜1%频率的突变，而Sanger的测序深度仅在20%左右。如果能提供质量好的肿瘤DNA，全部外显子或全部基因组的测序是完全可以实现的，同时能提供结构变异的信息和非编码区域变异的信息。关于NGS的临床应用见表1-6-1。总之，根据NGS测试的详细情况（范围/变异类型），可以将某个实验流程化，在多个场地同时开展，一个场地做一个实验，这样可以简化实验室工作流程，节约成本，同时通过仔细设计可以对未来的验证提供有先见之明的参考意见。

表1-6-1　不同NGS实验类型的临床效用

疾病	NGS实验	临床效用
脊髓发育不良	靶基因定制系列（111个基因）	某些基因的突变与预后差有关；某些基因的突变与新型小分子抑制剂有关
各种实体瘤	靶基因定制系列（46个部分基因）	30%的患者有潜在的基因突变
慢性淋巴细胞白血病	TP53 上5个外显子的超高深度测序	TP53 上存在的亚克隆突变与低生存率有关
各种实体瘤	多种实验方法都包含TERT启动子区	TERT 启动子与成神经管细胞瘤、甲状腺癌、泌尿生殖癌、黑色素瘤和喉癌总生存率降低有关。拓扑异构酶是一个潜在的治疗靶点
各种肿瘤	全基因组测序	肿瘤内突变信号可以提供肿瘤发生机制相关的信息（提供靶向治疗），可能甚至直接对治疗有益
胰腺癌	全基因组测序和RNA测序	对遗传复杂性的评估，使肿瘤分层进入预后相关的类别，这可能会直接影响到治疗方案

注：实验包括通过靶向基因变异panel同时测序多个变异；测序更深入以探测小的亚克隆；测序更广泛以包含非编码区序列，可以检测启动子突变和泛基因组突变特征；以及其他NGS技术，如RNA测序结合，可进一步将肿瘤分层为临床相关的亚类型

三、挑战

尽管NGS的益处很多，但普遍较慢的程序流程说明NGS的成功应用还需要解决很多的问题。这些问题可能影响到测序过程的每个环节，如测序前分析因素、测序硬件因素、测序软件因素、解读因素等（图1-6-2）。

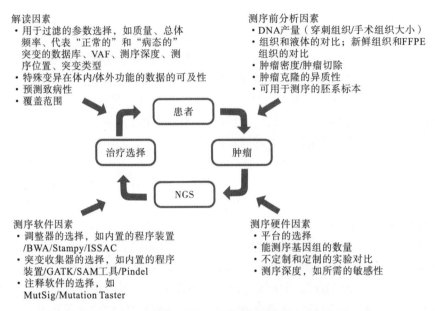

解读因素
· 用于过滤的参数选择，如质量、总体频率、代表"正常的"和"病态的"突变的数据库、VAF、测序深度、测序位置、突变类型
· 特殊变异在体内/体外功能的数据的可及性
· 预测致病性
· 覆盖范围

测序前分析因素
· DNA产量（穿刺组织/手术组织大小）
· 组织和液体的对比；新鲜组织和FFPE组织的对比
· 肿瘤密度/肿瘤切除
· 肿瘤克隆的异质性
· 可用于测序的胚系标本

测序软件因素
· 调整器的选择，如内置的程序装置/BWA/Stampy/ISSAC
· 突变收集器的选择，如内置的程序装置/GATK/SAM工具/Pindel
· 注释软件的选择，如MutSig/Mutation Taster

测序硬件因素
· 平台的选择
· 能测序基因组的数量
· 不定制和定制的实验对比
· 测序深度，如所需的敏感性

图1-6-2　将NGS引入常规诊断的潜在挑战示意图
列出了用于不同阶段测序分析的一些软件替代方案作为选项范围的指导。更全面的关于不同分析程序的列表见Pabinger等文献

NGS要想获得成功，最重要的因素可能是肿瘤DNA的总量和质量，肿瘤DNA一般来源于小块活检组织，也就是说DNA来源的总量是有限的，这限制了测序的范围（只能测基因片段而不是全基因组测序），除非首先进行全基因组扩增，这就有引入偏差的风险。在英国，大多数穿刺和手术组织会进行石蜡包埋处理，如果这个过程不优化，提取的DNA会高度片段化且品质极低。另外，福尔马林会引起胞嘧啶脱氨基转变为尿嘧啶，这会使检测引入人为性质的突变结果。还有低肿瘤密度、切割肿瘤和克隆的异质性都会检测不到临床上有意义的突变，而如果不能检测患者的胚系样本则会导致出现个人单核苷酸多态性假阳性的报告结果。

选择哪种合适的NGS技术也是一个问题，这取决于成本、检测可用的平台和经验及要进行测序的广度。不同系统对最大基因组的大小、次优DNA的测序特殊性要求是不同的。在这个选择中，CE认证的仪器和试剂就变得越来越重要，就像诊断设备需要有NHS来统筹规划以达到ISO 15189：2012国际标准一样。

一旦选择了一项技术，实施时首先必须明确试验范围。可以是一个目标基因，也可以是全基因组序列，依所需信息而定。传统的结构重组（易位）需要全基因组测序或基于RNA的易位定制系列检测，而拷贝数变异需要全外显子或全基因组测序。然而，在国家肺基质试验中，一些定制的靶向DNA系列，如由英国癌症研究中心的分层医学项目2提供的定制系列，正在接受用于检测易位、拷贝数变异、单核苷酸变异/短片段插入和缺失（插入缺失）的评估。这类靶向定制的系列基因，确实可以提高测序的深度（可以检测到更低的VAF突变），但全外显子和全基因组测序需要检测更多的位点，花费会提高。靶向的检测基因可以是预先设计的，也可以是定制内部设计的，但后者只适用于特定的地区需求，不太可能保证功能的广泛适用，否则常会使验证出现更多问题且付出昂贵费用。

图1-6-2列出了可用于处理和解释原始测序数据的一些校准器、突变调用器和注释软件。大多数技术都有特定的生物信息学软件包，但也有许多替代程序，各有不同的优缺点（如有的能更好地识别插入缺失，有的假阳性更低，但检测低VAF突变时的假阴性更高）。对测序数据的分析解释需要生物信息学家的介入以开发适合当地需求的分析流程，所开发的软件的版本和排序覆盖评估也是需考虑的因素，以便能够确定何种软件有足够的宽度和深度生成测序报告。

当突变的列表生成后，需要从这些突变中筛选出那些对临床医师有应用价值的报告（图1-6-2）。临床NGS报告的范围可以在验证的过程中确认，并随着实施经验的增长而不断改进。从全基因组测序结果中确认哪些需反馈给肿瘤学专家极具挑战性。虽然变异评估的金标准可以参考体外和（或）体内试验突变的功能效应数据，但这些数据数量很少。在突变数据库中，如COSMIC（cancer.sanger.ac.uk/cosmic）或cBioPortal（cbioportal.org），或是对蛋白功能的预测（如介绍一个提前终止的终止密码子）数据，最常见的是突变的相对频率，一般作为功能的替代指标。任何有潜在临床意义的突变（如突变表明靶向抑制剂有效或可以入组临床试验）肯定都应该被报道出来，但是如何处理尚未确认临床意义的突变仍然是个问题。我们自己的经验是，临床报告是为了满足用户最终的要求，而不是仅提供一大堆临床效用较小的数据。目前，临床NGS中心实验室使用的是热点实体肿瘤的测序并报告所有级别的突变（表1-6-2），突变检测使用的是热点实体肿瘤的测序面板（panel）；而对于全基因组测序，所有结构重排/拷贝数变体，只有局限于数百个癌症相关基因的单核苷酸变异/插入缺失可以被反馈。如何报告覆盖范围是另一个需要处理的变量，这既可以与预先制定深度所覆盖的目标百分比一样粗糙，也可以像染色体坐标没有达到预定的阈值一样详细。

表1-6-2 临床NGS中心用来描述常规诊断中热点实体瘤测序检测的变异分层系统

分层	变异描述
1	临床上批准的变异
2	临床上未批准的变异但可以辅助临床决策，如为纳入临床试验提供信息
3	以前在恶性肿瘤中提到过的变异，如COSMIC或cBioPortal列出的变异，或是在文献中描述过的变异
4	目前尚未在恶性肿瘤中描述过的变异

最后一个需要考虑的因素是，要将不断更新的遗传知识库与在固定时间点给出的临床报告结合起来：在测序时被认为临床上无意义的变异可能随着肿瘤生物学知识的发展逐步凸显其临床价值。我们需要采取强有力的措施来突出这些数据，以便临床医师在治疗过程中将这些数据考虑到治疗方案中去，他们也应该注意到肿瘤基因组固有的不稳定性及可能在治疗干预期间发生新突变的可能性。

四、结论

总体来说，NGS在诊断、预后判断、临床试验中能为治疗分层和新靶向药物的应用提供有用的信息。考虑到现在台式测序仪的成本效益，没有理由不在常规诊断领域中使用NGS。然而，使用中存在潜在缺陷，不要人为最小化这些缺陷，应清醒地认识到NGS及其临床效用所需要的信息是什么。围绕一个特定的临床目标设计治疗方案可以使许多问题在出现之前得到改善，最大限度地改善患者获益的机会。

（贾伏丽　译　彭　敏　李鹤平　审校）

参 考 文 献

［1］Bailey P，Chang DK，Nones K，*et al*. Genomic analyses identify molecular subtypes of pancreatic cancer. *Nature* 2016；531：47-52.

［2］Bell RJ，Rube HT，Xavier-Magalhães A，*et al*. Understanding *TERT* promoter mutations：a common path to immortality. *Mol Cancer Res* 2016；14：315-323.

［3］Bentley DR，Balasubramanian S，Swerdlow HP，*et al*. Accurate whole human genome sequencing using reversible terminator chemistry. *Nature* 2008；456：53-59.

［4］Boland GM，Piha-Paul SA，Subbiah V，*et al*. Clinical next generation sequencing to identify actionable aberrations in a phase I program. *Oncotarget* 2015；6：20099-20110.

［5］Dang L，Yen K，Attar EC. *IDH* mutations in cancer and progress toward development of targeted therapeutics. *Ann Oncol* 2016；27：599-608.

［6］Do H，Wong SQ，Li J，*et al*. Reducing sequence artifacts in amplicon-based massively parallel sequencing of formalin-fixed paraffin-embedded DNA by enzymatic depletion of uracilcontaining templates. *Clin Chem* 2013；59：1376-1383.

［7］Hanahan D，Weinberg RA. Hallmarks of cancer：the next generation. *Cell* 2011；144：646-674.

［8］Helleday T，Eshtad S，Nik-Zainal S，*et al*. Mechanisms underlying mutational signatures in human cancers. *Nat Rev Genet* 2014；15：585-598.

［9］Lander ES，Linton LM，Birren B，*et al*. Initial sequencing and analysis of the human genome. *Nature* 2001；409：860-921.

［10］Middleton G，Crack LR，Popat S，*et al*. The National Lung Matrix Trial：translating the biology of stratification in advanced non-small-cell lung cancer. *Ann Oncol* 2015；26：2464-2469.

［11］Pabinger S，Dander A，Fischer M，*et al*. A survey of tools for variant analysis of nextgeneration genome sequencing data. *Brief Bioinform* 2014；15：256-278.

［12］Papaemmanuil E，Gerstung M，Malcovati L，*et al*. Clinical and biological implications of driver mutations in myelodysplastic syndromes. *Blood* 2013；122：3616-3627.

［13］Rossi D，Khiabanian H，Spina V，*et al*. Clinical impact of small *TP53* mutated subclones in chronic lymphocytic leukemia. *Blood* 2014；123：2139-2147.

［14］Rothberg JM，Hinz W，Rearick TM，*et al*. An integrated semiconductor device enabling nonoptical genome sequencing. *Nature* 2011；475：348-352.

［15］Sankin A，Hakimi AA，Mikkilineni N，*et al*. The impact of genetic heterogeneity on biomarker development in kidney cancer assessed by multiregional sampling. *Cancer Med* 2014；3：1485-1492.

［16］Stratton MR，Campbell PJ，Futreal PA. The cancer genome. *Nature* 2009；458：719-724.

［17］Yaswen P，MacKenzie KL，Keith WN，*et al*. Therapeutic targeting of replicative immortality. *Semin Cancer Biol* 2015；35（suppl）：S104-128.

第7章 蛋白质组学技术应用和探索中的肾癌新生物学标志

Naveen Vasudev，Alexandre Zougman，Rosamonde Banks，Peter Selby

一、引言

蛋白质组指的是体液、活体样本、细胞或组织中包含的全部蛋白质。我们需要强调的是，蛋白质组并不是稳定不变的，它会随着外界刺激的不断变化而产生动态变化。"蛋白质组"这个概念首次于1994年在意大利举行的一次会议上提出，不久在2000年的一次会议中，蛋白质组学在肿瘤中的作用又被进一步阐释。近年来，关于蛋白质组学的比较分析技术有了快速的发展，已成功成为探索发现与癌症相关蛋白标志物的活跃领域。

必须指出的是，蛋白质组的研究远比基因组的研究复杂，因为蛋白质组不仅仅随着时间的改变而改变，还有一个重要的原因就是同一个基因可以编码出多种形式的蛋白质，这主要来自大量蛋白翻译后的修饰作用，如磷酸化或泛素化等，都会对蛋白质的功能产生很大的影响。考虑到蛋白种类、形式及动态的浓度变化非常多样，全部分析起来较为困难，因此在本文中主要讨论其中的一部分蛋白质。

在肿瘤科，蛋白质组学广泛应用于分析不同状态下的细胞或组织中的蛋白质，具体主要用于分析良性和恶性肿瘤的比较，不同恶性程度肿瘤及不同临床表现的恶性肿瘤之间的区别，临床这种比较是经验性的，但须仔细验证其差异来源，以确保这种差异的生物学意义和临床意义。目前，蛋白质组学的研究正日益深入，其与基因组学的结合已经成为当前最令人兴奋的研究领域之一。

二、蛋白质组学技术

蛋白质组学技术是一项高尖端的技术，因此也需要大量设备的投入和专家人员的参与，只有这样才能发现和改变与临床实践最直接相关的科研成果。此外，样本和相关临床资料的收集也非常重要。其主要的技术方法如下：

1.在凝胶上对蛋白质进行分离　此项二维技术更多依赖于蛋白本身分子量及电荷大小的不同，这项技术曾是早期蛋白质组学研究的中心。但目前其遇到的挑战较大，主要体现在实验人员的劳动付出较大，但数据产出相对不足，所以此项技术已逐步被其他技术所取代。

2.使用液相色谱和质谱联用的技术　用液相色谱和质谱联用技术对样本中经过酶消化的蛋白质多肽片段进行分离和测序。随着质谱技术的飞速进步，蛋白质组学的研究已能做到高通量，释放出更多的数据信息，即使在很多制备简单的样本中，也有高达数千种蛋白可以被鉴别分析。我们还可以使用更好的样本分离方法以分析更多的蛋白，如果再加上合理的统计

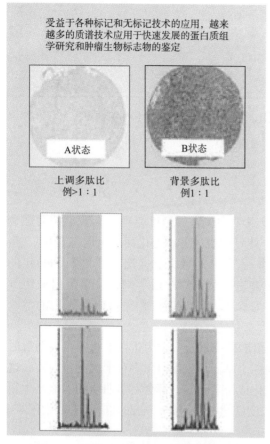

受益于各种标记和无标记技术的应用，越来越多的质谱技术应用于快速发展的蛋白质组学研究和肿瘤生物标志物的鉴定

A状态

B状态

上调多肽比例>1∶1

背景多肽比例1∶1

图1-7-1 将A组织和B组织使用无标记的质谱技术进行分析，结果显示背景多肽类似（右列），但是在左列中，代表着一种蛋白质的多肽表达存在差异，并且可以被识别和量化

学和生物信息学应用，还可以捕获更多的信息，如对不同基因组的定量比较或者对特定蛋白的直接识别分析（图1-7-1）。目前，该技术也应用于福尔马林固定样本和新鲜冷冻样本的分析，使得对大量储存的"金矿"进行研究业已成为现实。

3.多反应监测 这是一种靶向质谱，当对样本中特定的蛋白加上稳定的同位素标记肽时，即可完成对生物样本里特定蛋白的准确定量。当ELISA等方法不适用时，该技术可应用于高通量生物标志物的定量研究。

三、优化生物标志物的评估过程

尽管近些年来蛋白质组学和基因组学发展迅速，可是我们依然没有在临床中看到更多有价值的生物标志物出现。因此，一些权威机构如FDA，关于生物标志物的批准数量也就没有增加。为何成功地初步筛选出的生物标志物没有转化成临床应用呢？造成这种现象的原因是多方面的，主要包含实验设计不佳、统计能力不足、缺乏多因素分析的经验及样本的质量较差等原因，所以很多时候对生物标志物的特征分析和临床有效性的评价是不全面的。明确生物标志物对临床的有效性及自身经济成本的优势在临床推广之前是非常关键的，但基于多种因素，目前想做到这一点还很困难。

目前，为了提高生物标志物的综合性能，相关人员已经在研发领域做了巨大努力，目前有REMARK和STARD等相关指南推出，英国国家卫生研究院诊断依据合作组推出大量举措，旨在支持大家去进一步探索那些可靠的生物标志物能否改善患者的预后，并证明其在保健服务领域（NHS）的成本效益。出于相似的目的，美国国家生物标志物开发联盟也在有效解决生物标志物研发过程中研发与评估脱节现象的问题。

评价生物标志物前先要借助蛋白质组学或者其他组学等一系列步骤去探索发现生物标志物。图1-7-2显示的就是评价备选生物标志物的流程。

通过蛋白质组的比较分析，我们发现了数以千计的有可能对恶性肿瘤起到诊断、预后分析、病情监测及预测愈后的潜在生物标志物。然而，正如上述所指出的那样，其中许多都是不确切的。最终任何被选中的生物标志物都需要进行严格的评估，以确定其对患者或医疗领域有无价值。当然，任何的选择都基于一定的经验，如对良性肿瘤和恶性肿瘤样本

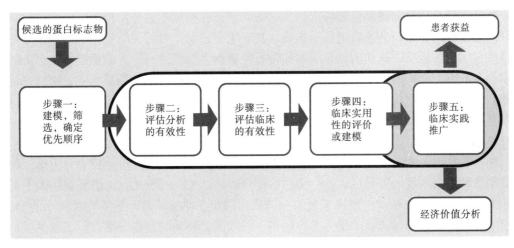

图1-7-2 备选生物标志物的评估流程

的蛋白质组进行比较，探索发现其相关蛋白上调或下调的情况，据此进一步对生物标志物进行筛选。此外，对相关分析有效性的研究也很必要，通常使用ELISA法在适宜条件下对用蛋白组学方法检测的生物标志物进行验证。

临床通过评估有效生物标志物来判断患者的临床状态，如在疾病诊断的过程中验证疾病是否存在或者对患者的预后做出判断。相关研究必须在样本数量、灵敏度、特异度、预测值及受试者特征曲线等方面严格控制才行。

生物标志物具有良好的临床有效性并不代表同样具有良好的临床应用价值，想要证明其临床应用价值还需依赖于传统的随机对照试验。然而，这样做无论在经济上还是在时间上都消耗很大。使用一种常规的随机对照试验对生物标志物进行评估，最终很可能试验结束时该技术已经进展到又要进行新的随机对照试验了。在未来试验中，我们将重点关注生物标志物对治疗过程的影响。为了得到具有更长期指导价值的结果，需要在更大样本、高质量的临床数据基础上进行深入研究，以期看到生物标志物对整个治疗过程的影响。这种方法相对试验周期短、成本低，今后数年应可对新出现的大量生物标志物进行评估。

四、蛋白基因组学的临床价值

蛋白基因组学是用复杂的生物信息学方法将蛋白质组学和基因组学进行整合，以提高对生物学行为或临床行为的预测能力。其实质就是在蛋白质组学的基础上增加了胚系、体细胞中肿瘤DNA的信息或转录组信息。例如，癌症基因组图谱（TCGA）就结直肠癌的蛋白质组学和基因组学进行了整合分析。不过要指出的是，mRNA转录的丰度并不能可靠地预测肿瘤细胞内蛋白质的丰度。最为重要的是，应用蛋白质组学可以帮助临床确定不同的肿瘤亚型，而这些亚型的划分与按照基因组所确定的亚型是不同的，因此我们认为仅有蛋白质组学或仅有基因组学的信息都不能够提供肿瘤生物学和临床行为的全貌，而两者结合的信息则可帮助患者进行合理有效的亚型划分。

五、肾癌中新的生物标志物

很多癌种都需要寻找适宜的生物标志物，肾癌就是其中之一。在目前的常规临床应用中，肾癌并没有合适的循环生物标志物，它通常都是在扫描中意外发现的，因此寻找一个良好的生物标志物对帮助患者进行早期确诊具有重要意义。目前关于肾癌的诊断预测都基于临床和病理的标准，这样的结果一方面带有一定的主观性，另一方面是需要从患者的活检中获取数据。最新的一些治疗方法虽然效率较高，但也有一定的不良反应，这就迫切需要我们借助一些生物标志物筛选出高危患者以进行辅助治疗，借以安排个体化治疗并进行疗效监测。尽管基因特定突变、microRNA 和转录组等以核酸为基础的研究也正日益成为研究热点，但本章中我们仅重点关注蛋白质组学的研究。

对于很多疾病来说，以尿液或血浆等体液作为样本进行蛋白质组分析十分困难。因为血浆中各种蛋白浓度的差异巨大，白蛋白浓度可以高达 $35 \sim 55g/L$，而循环细胞因子的浓度则低至 1pg/ml。22 种蛋白质占了血浆全部蛋白质组的 99%，因此想要判断剩余的 1% 的蛋白质有无作为生物标志物的潜力尤为困难，一般需要特殊的富集方案。但不管怎样，对血浆蛋白质组的研究和对患者肾切除前后相关蛋白质变化情况的研究都已经使我们找到了需要进一步评价的生物标志物，其他研究也已在组织的蛋白质组学研究中发现了潜在的生物标志物。而尿液作为样本检测，其生物标志物显然对泌尿系统肿瘤具有更确切的意义，如水通道蛋白 1 和脂滴包被蛋白 2（aquaporin 1 和脂滴包被蛋白 2）就存在于尿液中，肾癌患者的尿液中其浓度会有所上升且具有足够的临床效度。此外，通过蛋白质组学的研究，还在肾癌患者中发现了其他一些生物标志物，如尿核基质蛋白 22（NMP22）和肾损伤分子 1（KIM-1）等。

肾癌中还发现了一系列与预后密切相关的生物标志物，如程序化死亡配体 1（PD-L1）、胰岛素样生长因子结合蛋白 3（IGFBP3）、CA9、Ki-67 和 survivin 等，但研究成功预测预后的循环生物标志物却不多。不过，多年来的研究已经证明生物标志物是可以独立判断患者预后的，如中心粒细胞数量、乳酸脱氢酶、血红蛋白浓度及钙离子和钠离子水平等因素。值得一提的是，C 反应蛋白（CRP）是一种较为敏感的生物标志物，往往在肾癌患者中浓度会升高，不少研究都显示肾癌患者该蛋白升高提示预后较差。在最近的一些实验中，血管内皮生长因子（VEGF）、CA9、血清淀粉样蛋白 A（SAA）、基质金属蛋白酶 7（MMP-7）、免疫抑制性酸性蛋白（IAP）和骨桥蛋白都被报道与肾癌患者的预后相关，但目前需要更严谨的试验来判断其确切的临床价值。

现在由于有诸如索拉菲尼、舒尼替尼、阿昔替尼等抗血管生成的 TKI 药物，对转移性肾癌患者的治疗取得了较大进展。但遗憾的是，大多数患者对这些药物反应不佳，并且这些药物具有很严重的不良反应。在这种情况下，如果有生物标志物可以帮助我们选择其中的特定人群接受治疗就变得特别有价值。现在有一些相对较小的研究显示，VEGF、CRP、肿瘤坏死因子 α（TNFα）、基质金属蛋白酶 9（MMP-9）、骨桥蛋白、CA9 和氮端脑利钠肽前体（NT-proBNP）等生物标志物可能与 TKI 治疗的肾癌患者预后密切相关，但相关结论需要在更大样本的试验中被证实才行。

虽然生物标志物在肾癌诊治中的重要性不言而喻，目前也有大量关于这方面的研究，但是迄今为止还没有令人特别信服的生物标志物出现。但令人欣慰的是，研究人员在努力发掘生物标志物的过程中，将其与临床有效性和临床实用性进行联合分析，这是一条正确的分析途径。

（张　强　译　姚　颐　马振江　审校）

参 考 文 献

[1] Anderson NL，Anderson NG. Proteome and proteomics：new technologies，new concepts，and new words. *Electrophoresis* 1998；19：1853-1861.

[2] Banks RE，Dunn MJ，Hochstrasser DF，*et al*. Proteomics：new perspectives，new biomedical opportunities. *Lancet* 2000；356：1749-1756.

[3] Bossuyt PM，Reitsma JB，Bruns DE，*et al*. Toward complete and accurate reporting of studies of diagnostic accuracy. The STARD initiative. *Am J Clin Pathol* 2003；119：18-22.

[4] Cantor DI，Nice EC，Baker MS. Recent findings from the Human Proteome Project：opening the mass spectrometry toolbox to advance cancer diagnosis，surveillance and treatment. *Expert Rev Proteomics* 2015；12：279-293.

[5] Gbormittah FO，Lee LY，Taylor K，*et al*. Comparative studies of the proteome，glycoproteome，and N-glycome of clear cell renal cell carcinoma plasma before and after curative nephrectomy. *J Proteome Res* 2014；13：4889-4900.

[6] Jackson DH，Banks RE. Banking of clinical samples for proteomic biomarker studies：a consideration of logistical issues with a focus on pre-analytical variation. *Proteomics Clin Appl* 2010；4：250-270.

[7] Maes E，Mertens I，Valkenborg D，*et al*. Proteomics in cancer research：are we ready for clinical practice? *Crit Rev Oncol Hematol* 2015；96：437-448.

[8] McShane LM，Altman DG，Sauerbrei W，*et al*. Reporting recommendations for tumour marker prognostic studies（REMARK）. *Eur J Cancer* 2005；41：1690-1696.

[9] Morrissey JJ，Mobley J，Song J，*et al*. Urinary concentrations of aquaporin-1 and perilipin-2 in patients with renal cell carcinoma correlate with tumor size and stage but not grade. *Urology* 2014；83：256.e9-14.

[10] Nirmalan NJ，Harnden P，Selby PJ，Banks RE. Mining the archival formalin-fixed paraffinembedded tissue proteome：opportunities and challenges. *Mol Biosyst* 2008；4：712-720.

[11] Parker CE，Domanski D，Percy AJ，*et al*. Mass spectrometry in high-throughput clinical biomarker assays：multiple reaction monitoring. *Top Curr Chem* 2014；336：117-137.

[12] Selby P，Banks RE，Gregory W，*et al*. A multi-centre programme into the evaluation of biomarkers suitable for use in patients with kidney and liver diseases. *Prog Grants Appl Res*. In press.

[13] Su Kim D，Choi YD，Moon M，*et al*. Composite three-marker assay for early detection of kidney cancer. *Cancer Epidemiol Biomarkers Prev* 2013；22：390-398.

[14] Vasudev NS，Banks RE. Biomarkers of renal cancer. In：Edelstein C，ed. *Biomarkers of kidney disease*. Cambridge，MA：Academic Press. In press.

[15] Wasinger VC，Cordwell SJ，Cerpa-Poljak A，*et al*. Progress with gene-product mapping of the Mollicutes：*Mycoplasma genitalium*. *Electrophoresis* 1995；16：1090-1094.

[16] Wilkins MR，Pasquali C，Appel RD，*et al*. From proteins to proteomes：large scale protein identification by two-dimensional electrophoresis and amino acid analysis. *Nat Biotechnol* 1996；14：61-65.

[17] Zhang B，Wang J，Wang X，*et al*. Proteogenomic characterization of human colon and rectal cancer. *Nature* 2014；513：382-387.

第8章 多发性骨髓瘤的精准医疗

Chris Parrish，Gordon Cook

一、引言

多发性骨髓瘤是一种克隆性B细胞末期的恶性肿瘤，约占血液系统恶性肿瘤的10%。其显著的临床特征是恶化前期是意义不明的单克隆丙种球蛋白血症，然后是无症状及有症状的多发性骨髓瘤，通常最终扩散形成浆细胞白血病。像所有癌症一样，多发性骨髓瘤是一种基因组疾病，且就此方面它具有高度异质性，即不同个体间存在明显差异。特别重要的是，对特定个体来说此种病是不稳定的；患者肿瘤克隆和亚克隆的速度及严重程度常常受序贯疗法选择的压力驱动，多数情况下该病不可避免地最终引起难治性复发。所以，多发性骨髓瘤不仅仅是单种病，可以说是多种病，治疗要根据具体病情而定。

二、何为多发性骨髓瘤的精准医疗

好的治疗通常是综合考虑了病情和并发症后制订的个体化治疗方案。个体化治疗的发展已经使医师和患者都对特定个体的多发性骨髓瘤有了更合理的预测及更理智的治疗选择。例如，染色体易位t（4；14）预后不好，但包含硼替佐米的联合用药可以提供较佳的对此种情况的缓解机会。

精准治疗是针对特异性靶点来进行治疗的，它几乎可以独立于癌症种类之外。例如，使用B-Raf（BRAF）激酶抑制剂对于40%～60%有*BRAF*基因突变的恶性黑色素瘤都是一种有效的治疗方法。尽管传统意义上并不认为BRAF是多发性骨髓瘤中重要的驱动突变，但全基因组测定发现有5%的多发性骨髓瘤存在这种突变；对于带有这种突变的亚群，靶向激酶抑制剂的初步使用结果显示非常有发展前景。精准医疗是在与其相匹配的新一代诊断学技术的基础上产生的，同时随着靶向治疗的不断发展而进展。

三、精准诊断学

运用精准医疗来治疗多发性骨髓瘤时，其重要的基础是对本病的遗传学及分子生物学背景要充分理解。在过去的十年中，一些技术，如二代测序技术、全基因组分析、转录组学、蛋白组学等，已经积累了关于多发性骨髓瘤的大量数据，包括分子及遗传水平的数据。例如，2011年由Chapman等发布了一项重要报道，即38种肿瘤基因组及相匹配的胚系DNA大规模平行测序技术。这项研究的重要贡献是发现了许多新的及之前没有想到过的致癌通路，包括蛋白翻译及组蛋白甲基化通路，也包括之前提到的*BRAF*激酶突变。尽管处理这些序列研究的大量的数据颇具挑战性，但发现了骨髓瘤基因组内在激活的网络通路。

尽管全基因组及全外显子测序技术可以全面了解细胞的情况，但是要得知突变基因

mRNA转录及蛋白翻译的真实情况还需要不同的技术方法。许多研究者现在已经对多发性骨髓瘤进行了基因表达方面的分析研究，旨在生产出包含少数异常基因的检测包来预测结果，并给予治疗选择的指导。这些方法越来越多地运用在治疗策略的制订中，包括蛋白质组技术的发展也会在这样的策略制订中增加更多的依据。

多发性骨髓瘤在精准诊断方面的另一个重要体现是近年来对骨髓瘤克隆的日益重视。尽管这一点不仅存在于多发性骨髓瘤中，但这种特殊癌症对精准的要求格外显著且与临床密切相关，在这种癌症的诊断中常会发现靶点克隆的异质性，一定的数量差异和有效的疗法会对克隆变化产生达尔文选择压力。这种实践研究结果很有意义，说明某位患者的骨髓瘤在多次顺序复发阶段很可能由完全不同的克隆占主导地位，这就使每一个阶段应采取针对其主导克隆的选择性治疗方法。

四、靶向疗法

应该说过去十年对多发性骨髓瘤的治疗方法已超越了我们的认知。首先，上面所讨论的精准诊断方法使医师可以选择更合适的治疗方法，包括化疗药物及第一批新药，如沙利度胺、来那度胺、硼替佐米等。其次，目前我们针对多发性骨髓瘤及其他恶性肿瘤正大力研究一批新药，以便给骨髓瘤的精准治疗方式带来更加丰富的内容和更加实在的希望。

首先要看到，在血液肿瘤及后来的实体瘤中，单克隆抗体疗法已经被确认为一种有效的疗法。相应的临床早期和晚期的多发性骨髓瘤已经有了许多单克隆抗体正在患者身上观察疗效。目前的方法包括补体介导靶向肿瘤细胞表面抗原，或是针对肿瘤细胞的抗体依赖性细胞毒性，如抗CD38的单抗daratumumab、靶向信号淋巴细胞激活分子家族成员7（SLAMF7）elotuzumab；免疫检查点阻断，如程序化细胞死亡蛋白1（PD-1）/PD-1配体（PD1L）阻断；化学疗法/嵌合抗体放射疗法；双特异性T细胞（BiTE）抗体及细胞因子阻断，如siltuximab等。激酶抑制剂前面已简要介绍过，如KRAS、NRAS、BRAF突变，在多发性骨髓瘤患者中常被识别出来并设为靶标；嵌合抗原受体T细胞（CART）则可以通过一种针对某特定患者的肿瘤细胞抗原表达的基因工程，对产生的T细胞进行细胞杀伤，该方法在急性白血病治疗中已取得了可观的成果，现在正研究将其用于多发性骨髓瘤；还有microRNA模拟物，如抗肿瘤抑制miR-34a，通过对抗相关机制的失调对肿瘤克隆起杀伤的作用。这些研究都已经呈现出早期的发展前景。

这些例子仅仅是新模式研究中的一小部分。很显然，这样一系列的研究进展将会在相适应的精准诊断方法下，于肿瘤的不同时期为每一个患者提供最佳的治疗方法选择。

五、评估反应

还有一个值得提及的是精准医疗在决定和评价治疗反应上的意义。在多发性骨髓瘤中，治疗的有效性与缓解期长短密切相关已是公认的事实。新的、更多有潜力的骨髓瘤疗法涌现意味着传统意义上的疗效确定标准已不适合现状，需要制订更准确的评估方法。多参数流式细胞术与聚合酶链反应技术能够检测到$10^{-6} \sim 10^{-5}$级别的微小残留病变，更重要的是这两种技术都需要针对患者肿瘤克隆的个体化作为基础。虽然目前针对复发克隆的早期靶向治疗或消除最小残留病灶的探索仍处于理论阶段，但这代表着未来精准医疗发展的方向。

六、结论

精准医疗产生于我们对个体多发性骨髓瘤克隆的不断了解，对其微环境特异分子缺陷及特定靶向的不断了解。骨髓瘤基因层面知识的巨大扩增，加之新治疗方法的日益丰富都意味着该病的精准医疗将很快成为现实。

（邢 春 译 李 娜 朱 旭 审校）

参 考 文 献

[1] Andrulis M, Lehners N, Capper D, et al. Targeting the *BRAF* V600E mutation in multiple myeloma. *Cancer Discov* 2013；3：862-869.

[2] Avet-Loiseau H, Leleu X, Roussel M, et al. Bortezomib plus dexamethasone induction improves outcome of patients with t（4；14）myeloma but not outcome of patients with del（17p）. *J Clin Oncol* 2010；28：4630-4634.

[3] Chapman MA, Lawrence MS, Keats JJ, et al. Initial genome sequencing and analysis of multiple myeloma. *Nature* 2011；471：467-472.

[4] Decaux O, Lodé L, Magrangeas F, et al. Prediction of survival in multiple myeloma based on gene expression profiles reveals cell cycle and chromosomal instability signatures in high-risk patients and hyperdiploid signatures in low-risk patients：a study of the Intergroupe Francophone du Myélome. *J Clin Oncol* 2008；26：4798-4805.

[5] Keats JJ, Chesi M, Egan JB, et al. Clonal competition with alternating dominance in multiple myeloma. *Blood* 2012；120：1067-1076.

[6] Mikhael JR, Dingli D, Roy V, et al. Management of newly diagnosed symptomatic multiple myeloma：updated Mayo Stratification of Myeloma and Risk-Adapted Therapy（mSMART）consensus guidelines 2013. *Mayo Clin Proc* 2013；88：360-376.

[7] Morgan GJ, Walker BA, Davies FE. The genetic architecture of multiple myeloma. *Nat Rev Cancer* 2012；12：335-348.

[8] Richardson PG, Lonial S, Jakubowiak AJ, et al. Monoclonal antibodies in the treatment of multiple myeloma. *Br J Haematol* 2011；154：745-754.

[9] Shaughnessy JD, Zhan F, Burington BE, et al. A validated gene expression model of high-risk multiple myeloma is defined by deregulated expression of genes mapping to chromosome 1. *Blood* 2007；109：2276-2284.

第9章　弥漫性大B细胞淋巴瘤

Thomas Cummin，Andrew Davies，Peter W.M. Johnson

一、引言

弥漫性大B细胞淋巴瘤（DLBCL）是最常见的侵袭性非霍奇金淋巴瘤，英国每年约有4200例新发病例。采用利妥昔单抗、环磷酰胺、多柔比星、长春新碱、泼尼松龙的标准治疗方法，大约60%的病例可得到痊愈。但难治性或复发性患者的预后不好，大约20%的无病生存期只有3年。目前对高风险患者强化化疗的方案没有推荐出一种明确的完善和普遍接受的方法。然而现在先进的分子诊断技术找出了疾病的异质性，为改善其治疗结果提供了潜在的靶点，指出DLBCL需要一种个性化的治疗方案来提高患者的缓解期及生存期。高风险人群的强化化疗、免疫检查点抑制剂、单克隆抗体及小分子药物，这些方法的研究增加了治愈DLBCL的机会。直接疗法中有预测价值的生物标志物的识别进展对解析这种复杂疾病和指导难治性患者的精准治疗意义重大。

DLBCL的传统诊断方法是使用光镜观察及免疫组化染色。现在进一步的分子诊断技术已经揭示了靶点的异质性及不同的亚型。研究者期望更好地了解其特征，以便进一步研究出对抗免疫化学耐药及靶向治疗的新方法。基因表达分析揭示出有临床和生物学差异的亚型至少有3种。通过基因组检测、外显子及RNA测序的运用，已经识别出了可能作为潜在靶点而反复出现的体细胞突变，这些已发现的突变位点多达200个以上。

二、基因表达分析及细胞起源

基因表达分析是一种mRNA水平上检测细胞基因相对表达的技术。检测结果确定了DLBCL细胞功能范围并将其分为至少3种亚型，其中生发中心B细胞（GCB）亚型和活化B细胞（ABC）亚型的"细胞起源"已被熟知，这两种亚型代表了B细胞的分化已到了转化为恶性肿瘤的阶段。ABC亚型以慢性活化B细胞受体信号伴细胞核因子 κ -B（NFκB）通路组成的活化为特征，而GCB亚型则主要涉及生发中心基因的反应。第三种亚型称为原发性纵隔B细胞淋巴瘤（PMBL），它有不同的表达模式；还有可能存在其他不能很好被定义的亚型。DLBCL中不同细胞起源的亚型具有显著不同的突变频率，如 *CD79B* 与 *MYD88* 基因在ABC亚型中比较常见；包括 *CREBBP* 与 *EZH2* 在内，GCB中比较常见的基因突变多涉及组蛋白的调控。这种分子的差异性会导致一些临床异质性存在。而ABC亚型多常见于年龄较大的患者，且更容易影响神经系统。此外，回顾性分析还发现这种类型的病变预后不好，总体上只有40%的存活率。对于特殊亚型相关部门希望能够根据其特征研究出新的治疗方法来改善预后，这也是近5年来临床试验的热点领域。

三、DLBCL中的复发性突变

DLBCL患者的肿瘤全外显子测序研究已经找出200多个复发突变位点。在B细胞的功能中起着重要作用的基因突变现均已成为研究热点，包括浆细胞分化、调控及凋亡、抗原呈递与识别、信号通路及组蛋白调控。但并不仅限于这些，还发现一些特异性突变及突变的特征模式在特异性的细胞起源亚型上富集（图1-9-1）。然而遗憾的是，在单一DLBCL

	ABC (% n=81)	GCB % (n=83)	PMBL % (n=18)	其他 % (n=33)	FDR
STAT6	0	14	72	6	6.8e - 14
XP01	1	1	39	3	4.8e - 10
SOCS1	6	16	56	12	2.5e - 05
BCL2	1	24	0	3	2.5e - 05
CIITA	12	10	56	9	3.1e - 05
TNFAIP3	15	11	61	15	3.1e - 05
CD79B	25	2	0	3	3.2e - 05
PIM1	33	8	0	6	3.3e - 05
GNA13	9	12	50	12	2.8e - 04
CD58	6	10	39	6	1.2e - 03
CREBBP	6	31	11	24	1.2e - 03
B2M	9	18	50	24	1.2e - 03
EZH2	0	18	6	9	1.8e - 03
TNFRSF14	2	17	0	24	1.8e - 03
MFHAS1	1	10	28	9	3.9e - 03
MYD88	28	10	0	15	4.7e - 03
ITPKB	9	16	39	9	1.4e - 02
PRDM1	16	6	0	3	5.1e - 02
NOTCH2	2	10	0	15	7.6e - 02
IRF4	14	5	11	0	8.7e - 02
MEF2B	12	23	11	6	1.4e - 01
BRAF	0	0	0	3	2.1e - 01
FOXO1	4	12	6	3	2.1e - 01
KMT2D	41	46	17	42	2.2e - 01
CARD11	14	7	0	9	3.5e - 01
NOTCH1	7	1	6	6	3.7e - 01
CD79A	0	2	0	0	4.5e - 01
TP53	19	16	11	6	4.6e - 01
CDKN2B	0	1	0	3	5.4e - 01
ID3	5	2	6	9	5.5e - 01
MYC	5	10	6	3	5.5e - 01
CDKN2A	2	1	0	0	7.4e - 01
TCF3	1	2	0	0	7.4e - 01
EP300	15	14	17	18	9.6e - 01

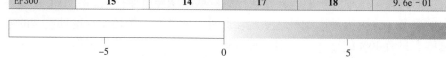

-5　　　　　0　　　　　5

图1-9-1 复发性DLBCL体细胞突变（引自Dubois等）

FDR，伪发现率（粗体线以上部分表示的值＜0.05）

病例中尽管发现有突变，但每种突变的频率很少超过10%。此外，几乎所有患者都有时间与空间上的异质性，且亚克隆的发展和选择常伴随着免疫化疗耐药性的产生。即使是复发性和难治性DLBCL也没有明显的特征性突变。研究发现不同患者的代表性突变总是不同，这使得识别重要的驱动靶点突变非常困难。提示可能需要根据疾病的生物性差异使用新的药物才能改变这种现状。目前主要的研究方向是运用可能的分子性特征来确定预期的生物靶点。随着我们认识的深入，分子分层疗法可能成为治疗这种分子复杂性恶性肿瘤的方法。

于是，一些可以帮助患者确定从哪种治疗方法中获益的技术研究应运而生。慢性活化B细胞受体信号存在于ABC亚型中，其功能是通过抑制作用来表达。然而即使在某种特定亚型中该反应也并不普遍。ABC亚型中NFκB通路本来就是激活的，复发突变与基因包括*CD9A*、*CD79B*、*CARD11*、*TNFRSF11A*、*MYD88*、*TNFAIP3*及*TRAF3*在内的与这条通路相关。NFκB在B细胞受体信号通路的下游，负责调控转录基因的数量。一些下游调控NFκB转录的药物包括来那度胺、蛋白酶体抑制剂，已被证实对ABC亚型治疗有效。最新的临床试验中，Wilson等的研究表明依鲁替尼（ibrutinib）是有效的。依鲁替尼是一种基因*MYD88*、*CD79B*突变伴随表达的小分子酪氨酸激酶抑制剂（BTK）。不过这些突变对于某些反应可能不是必需的。基因*CARD11*、*TNFAIP3*突变会降低依鲁替尼、sotrastaurin［一种蛋白激酶C（PKC）抑制剂］的活性。如果结果证实确实是这样，那么与B细胞受体信号相关的细胞生物学分子特性证据可以用于靶向药物（图1-9-2）。因此，上下游突变的研

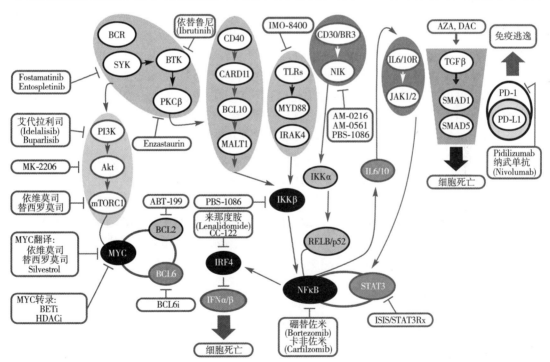

图1-9-2 ABC亚型研究中可能的新的精准靶向药（引自Camicia et al. 具体见参考文献）

Akt，蛋白激酶抑制剂B；AZA，阿扎胞苷；BCL6i，BCL6抑制剂；BCR，B细胞受体；BETi，BET抑制剂；CARD11，半胱天冬酶合成域包含蛋白11；DAC，地西他滨；HDACi，组蛋白脱乙酰基酶抑制剂；INF，干扰素；IKK，KappB激酶抑制剂；IL，白介素；IRAK4，白介素1受体相关激酶抑制剂4；IRF4，干扰素调节因子4；JAK，JAK激酶；MALT1，黏膜相关淋巴组织淋巴瘤转运蛋白1；mTORC1，哺乳动物雷帕霉素靶蛋白复合物1；MYD88，髓样分化因子88；NIK，NFκB激酶抑制剂；PI3K，磷脂酰肌醇-3-激酶抑制；STAT3，信号转导子和转录激活子3；TGFβ，转化生长因子；TLRs，Toll样受体

究可以提供药物耐受或药物敏感的近似靶向治疗。

GCB亚型基因突变在表观遗传及细胞周期相关通路中优先发生。基因*EZH2*、*KMT2D*（也称为*MLL2*）及*CREBBP*在这种亚型中有更高的突变频率。帕比司他是一种组蛋白去乙酰化酶抑制剂，近期一项关于帕比司他的二期研究表明，基因*MEF2B*突变对于疾病缓解是一种可能性的生物标志物。另外，研究者发现，治疗过程中如检测到循环肿瘤DNA减少则与治疗结果相关，循环肿瘤DNA代表了一种新的缓解生物标志物。Zeste基因（*EZH2*）增强子同源物2包含一种转甲基酶组蛋白，通过催化赖氨酸H3K27的甲基化来发挥表观遗传效应。随后的基因表达抑制对于维持生发中心表型很重要。而*EZH2*基因活化突变仅在约20%的GCB亚型中被发现，在ABC亚型中则没有这种突变。EZH2抑制剂的效用已经在临床研究中得到了证实。EZH2抑制剂可能对于携带体细胞*EZH2*基因突变的患者最有效果，但也可以在*EZH2*基因野生型中发挥作用。对于没有靶点的患者，如基于特定亚型，在没有充足证据时选择分层靶向治疗可能会漏掉一些患者。由于淋巴瘤的生物学具有复杂性，先进行探索性研究再根据临床证据来进行生物标志物富集试验是一种研制新药的可行方法。

四、双打击淋巴瘤或双蛋白表达淋巴瘤

*MYC*基因是一种调控性癌基因，在5%～15%的DLBCL病例中会发生易位。在增殖表型及预后不好的患者中，约1/3的病例中该基因有过度表达。双打击淋巴瘤是指基因*MYC*重排伴基因*BCL2*或基因*BCL6*的易位。这种亚群的预后差，原因可能归结于增加了B细胞淋巴瘤-2（BCL-2）抗凋亡蛋白的水平及*MYC*基因激活增殖表型化疗的耐药性。除了*MYC*基因过表达外，独立于国际预后指数的*TP35*基因突变也被认为预后很不好。带有基因*MYC*、*BCL2*易位的双打击淋巴瘤仅在GCB亚型中发现，然而ABC亚型可能含有的基因*MYC*、*BCL2*可以通过替代机制出现过表达。这些双蛋白表达的淋巴瘤预后也不良并倾向于影响老年患者。这种患者群体中常见的较差预后很大程度上说明ABC亚型整体预后更不好，但这个结论一直存在争议，所以对这些患者实施的R-CHOP标准首选疗法需要改善。一些医疗中心对双击淋巴瘤或双蛋白表达淋巴瘤患者采取强化治疗的方法，初步结果表明是有成效的。剂量调整的联合方案EPOCH-R（利妥昔单抗、依托泊苷、泼尼松龙、长春新碱、环磷酰胺、多柔比星），尽管还需要等待进一步的结论，但这一针对此类增殖亚群靶向的联合用药方法已被临床证明有一定疗效。由于双蛋白表达淋巴瘤ABC型倾向发生于老年患者，给予这样的强化治疗就显然存在能否耐受的矛盾，所以还需要寻找既能改善预后又不会增大毒性的新的治疗方法。

五、单克隆抗体

针对B细胞CD20靶点，用利妥昔单抗来治疗DLBCL的这种单克隆抗体治疗方法是最近的一个飞跃，这意味着精准医疗的方法已可以用于淋巴瘤的治疗。研究者还在试图增加抗CD20单克隆抗体的功效，其中obinutuzumab就是一种第3代抗CD20单克隆抗体，它比利妥昔单抗有更强的抗体依赖细胞介导的细胞毒（性）反应，并能防止CD20的内化（internalization）。其他B细胞抗原包括CD19也正通过单克隆抗体直接靶向而被开发。抗体-药物偶联物是另外一种方法，如inotuzumab ozogamicin就是把人源化抗CD22单克隆抗体连接到一个细胞毒药物上。布利莫单抗（blinatumomab）则是一种抗CD19/CD3双特异

性T细胞扣合（BiTE）单克隆抗体，它是将T细胞与其靶向连接，诱导CD8$^+$T细胞对淋巴瘤的细胞毒性。类似的还有近期被证明对实体瘤黑色素瘤治疗起效的检查点抑制剂，这个致使黑色素瘤治疗模式转变的范例被移植来治疗淋巴瘤。程序性细胞死亡蛋白1（PD-1）、程序性死亡配体1（PD-L1）及细胞毒性T淋巴细胞相关蛋白4（CTLA-4）都是抗体的靶点，用这些抗体来提高抗肿瘤免疫反应的研究正在进行中。OX40与4-1BB是肿瘤坏死因子（TNF）受体的超家族靶标，其单克隆抗体正在应用于优化抗肿瘤的T细胞反应中。肿瘤及其微环境中的PD-L1表达及其伴有的其他特征可能是一种潜在的评价反应的生物标志物。未来，精准医疗很可能运用抗原信息及微环境生物标志物来使包括检查点抑制剂在内的单克隆抗体个性化，靶点随时间的变化主要表现为复发时靶点的变化明显。

六、联合治疗

新研发的药物对某些特异性患者产生了长期缓解的作用，然而对其他患者来说，缓解的时间却可能很有限。现代临床试验要求研究者通过分子特征预知患者的反应，这些分子特征包括但不仅限于基因表达及体细胞突变。对于只是治疗初始阶段有反应及完全无反应的患者来说，联合治疗可能会提高反应率或克服癌细胞的耐药性。我们对精准药物产生的不理想结果需谨慎判断，特别是在联合治疗时更是如此。为了避免不良反应的风险，可应用生物标志物进行监测。我们遇到的一个意料外毒性的案例是idelalisib［一种磷脂酰肌醇3-激酶（PI3K）抑制剂］与entospletinib［一种酪氨酸激酶（SYK）抑制剂］的联合使用，这种有一定疗效的联合治疗方法导致患者出现了三度或更加严重的肺炎，其中2名患者死亡。在这些患者进一步发展为肺炎前血液细胞因子有显著增加，这些细胞因子可以在未来研究中作为一种毒性生物标志物。观察这一点在运用免疫学治疗反应中显得尤为重要。

七、结论

虽然当前有大量的尝试，但迄今除有R-CHOP以外还没有其他的替代治疗被广泛接受，尽管R-CHOP这种方法在相当大一部分人群中的应用还是失败的。目前已经鉴定的高危组含ABC亚型，包括基因*MYC*、*BCL2*过度表达及*TP53*突变。虽然可以预测功效或发生耐药的新药和分子特征相关证据正在增加，但改善现有的治疗模式仍需要完成更多的工作。我们在开发新方法的时候，除了需要掌握新疗法中DLBCL的分子机制外，还需要弄清楚这种常见的浸润性淋巴瘤的复杂性。通过对高风险患者使用新疗法及对肿瘤特异性变异使用特异的精准药物，提高患者生存率的愿望才可能实现。

（邢　春　译　李　娜　陆建伟　审校）

参 考 文 献

［1］Alizadeh AA，Eisen MB，Davis RE，*et al*. Distinct types of diffuse large B-cell lymphoma identified by gene expression profiling. *Nature* 2000；403：503-511.

［2］Assouline SE，Nielsen TH，Yu S，*et al*. Phase 2 study of panobinostat with or without rituximab in relapsed diffuse large B-cell lymphoma. *Blood* 2016；128：185-194.

［3］Barr PM，Saylors GB，Spurgeon SE，*et al*. Phase 2 study of idelalisib and entospletinib：pneumonitis limits combination therapy in relapsed refractory CLL and NHL. *Blood* 2016；127：2411-2415.

［4］Barrans S，Crouch S，Smith A，*et al*. Rearrangement of *MYC* is associated with poor prognosis in patients with diffuse large B-cell lymphoma treated in the era of rituximab. *J Clin Oncol* 2010；28：3360-3365.

［5］Béguelin W，Popovic R，Teater M，*et al*. EZH2 is required for germinal center formation and somatic *EZH2* mutations promote lymphoid transformation. *Cancer Cell* 2013；23：677-692.

［6］Camicia R，Winkler HC，Hassa PO. Novel drug targets for personalized precision medicine in relapsed/ refractory diffuse large B-cell lymphoma：a comprehensive review. *Mol Cancer* 2015；14：207.

［7］Dubois S，Viailly PJ，Mareschal S，*et al*. Next-generation sequencing in diffuse large B-cell lymphoma highlights molecular divergence and therapeutic opportunities：a LYSA study. *Clin Cancer Res* 2016；22：2919-2928.

［8］Friedberg JW. Double-hit diffuse large B-cell lymphoma. *J Clin Oncol* 2012；30：3439-3443.

［9］Gisselbrecht C，Glass B，Mounier N，*et al*. Salvage regimens with autologous transplantation for relapsed large B-cell lymphoma in the rituximab era. *J Clin Oncol* 2010；28：4184-4190.

［10］Haematological Malignancies Research Network. Mortality statistics DLBCL. Available from：www.hmrn. org（accessed 1 June 2016）.

［11］Hu S，Xu-Monette ZY，Tzankov A，*et al*. MYC/BCL2 protein coexpression contributes to the inferior survival of activated B-cell subtype of diffuse large B-cell lymphoma and demonstrates high-risk gene expression signatures：a report from The International DLBCL Rituximab-CHOP Consortium Program. *Blood* 2013；121：4021-4031.

［12］Scott DW，Mottok A，Ennishi D，*et al*. Prognostic significance of diffuse large B-cell lymphoma cell of origin determined by digital gene expression in formalin-fixed paraffinembedded tissue biopsies. *J Clin Oncol* 2015；33：2848-2856.

［13］The Non-Hodgkin's Lymphoma Classification Project：a clinical evaluation of the International Lymphoma Study Group classification of non-Hodgkin's lymphoma. *Blood* 1997；89：3909-3918.

［14］Wilson WH，Young RM，Schmitz R，*et al*. Targeting B cell receptor signaling with ibrutinib in diffuse large B cell lymphoma. *Nat Med* 2015；21：922-926.

第10章　英国的分层医学简介

Colin R. Lindsay，Emily Shaw，Peter W.M. Johnson

一、引言

科学技术的进步和分子诊断学在肿瘤精准医疗中的应用成为让病患获益且行之有效的不二选择。尽管肿瘤精准医疗的概念和技术设备已经很先进，但在组织开展及机制原理研究方面仍面临巨大挑战。此章中，我们将重点介绍英国肿瘤研究署分层医学计划第一阶段（SMP1）在贯彻执行中遇到的问题。

二、第一阶段分层医学计划内容

SMP1是一项学术和工业相结合的项目，旨在为英国建立可承担大批量基因检测分子诊断平台，从接收患者、处理常规病理组织样本、反馈检测结果及收集临床信息等方面做出评估。为此在英国范围内启动了一项超过2年（2011～2013年）的患者招募计划，拟招募9000人左右。法国国立癌症研究所还特别描述了这种针对癌症患者基础建设项目的积极意义。立项之初该项目受到临床医师的一致认同，因为，他们可以从此计划中预先知道检测结果并节省了制订治疗方案的时间，避免在不知情的情况下制订或实施治疗方案，如明确晚期非小细胞肺癌患者的一线治疗该选择EGFR抑制剂还是化疗。

为了更好地执行SMP1，英国建立起了一项耗资巨大的联合生物检测技术、临床及信息分析技术的协作网：共招募26家医院的10 754例患者，有8家临床中心参与支持了该项目（伯明翰大学、剑桥大学、卡迪夫大学、爱丁堡大学、格拉斯哥大学、利兹大学、曼彻斯特大学、英国马斯登皇家医院等临床中心），检测了近9010例样本。这些样本包含的4000多个基因由三家科研机构检测（伯明翰大学、卡迪夫大学、英国马斯登皇家医院）。招募的癌症患者依据患者招募前确诊或者疑似的癌症种类所规定的检测基因分类：乳腺癌（*TP53*、*PTEN*、*PIK3CA*、*BRAF*），肺癌（*KRAS*、*EGFR*、*EML4-ALK*、*BRAF*、*DDR2*），结直肠癌（*KRAS*、*NRAS*、*BRAF*、*PIK3CA*、*TP53*），前列腺癌（*TMPRSS2-ERG*、*BRAF*、*PTEN*），卵巢癌（*TP53*、*PTEN*、*PIK3CA*、*BRAF*）及黑色素瘤（*BRAF*、*NRAS*、*KIT*、*PIK3CA*）；上述癌症所有分期的患者都可入组。

此项目的成果源自于SMP1的一系列数据及转化医学检测的多方面信息：基因检测、病理特性或者个人遗传背景之间的关联，不同基因异常同时发生或独立发生的可能性，在特定癌症患者中分析特定配对组织，了解其基因检测结果是否具有一致性。该项目中癌症相关转化医学成果已经在*Br. J. Cancer*杂志上等待发表。

三、第一阶段分层医学计划的经验与教训

分层医学计划主要结果如下：

（一）患者的接受度

SMP1中约98%被招募用于临床研究的人同意参与，成为此次项目执行的关键。用于此次分层医学计划中的病理组织样本均为所有病理诊断测试已完成且有剩余的组织样本，所以参与项目的患者无须再进行其他额外的侵袭性检查。参与项目的研究人群对个人信息保护并无争议，多数患者甚至对医师未将检测后剩余的组织及检测数据用于转化医学研究感到意外。其中，一家临床检测中心向当地参与SMP1的人发送致谢信并询求获得个人同意时，仅1例患者撤销了知情同意；进一步的调查发现此例患者不同意参与此次项目并非因个人对该项目的主观排斥，而是因为术前焦虑症。因此，我们认为迫切需要在全英范围内建立一种知情同意体系，以便可以将更多的剩余肿瘤组织用于科研检测，也更有利于检测后结果的转化应用。

（二）达到临床需求的工作时间面临挑战

SMP1实施之初，从收集样本到检测后反馈最终结果承诺15个工作日完成，但实际上仅有34%样本的工作时间符合预期标准，其中10%样本在6～10个工作日完成，24%样本在10～15个工作日完成。引起延误的原因主要是起始检测失败后的重复检测，如果能在试点期间避免重复检测，就能使6～10个工作日完成的任务翻倍。当然，增加检测基因的数量及加大基因的测序深度也会延长出具检测结果的时间。几乎所有送检组织的病理学质量均会影响完成检测的工作时间。

（三）需建立样本预处理、制备、检测的标准化流程来保证病理学质量的规范

SMP1中检测的失败率在不同基因或癌种中是不同的，但整体来看无法完成检测的样本数仅占所有样本的3%。不同临床检测中心的样本预处理过程不尽相同，包括常规的组织固定、DNA提取及检测前的预制备过程都不尽相同。尽管存在上述问题，但SMP1中较低的失败率仍提示，应用病理分析后剩余的石蜡包埋组织开展靶向肿瘤相关基因突变的分析是可行的。全英的基因组计划中的100 000人其基因组项目在实验研发上取得的突破和成果丰富了我们这一认知。根据SMP1中的研究结果我们强调，需要皇家病理学会或其他官方机构在此领域建立一个统一的标准和规范。

（四）从英国国家医疗服务体系信息网中获取的信息因各单位状况迥异而充满困难

临床信息的收集成为SMP1执行中面临的最主要的困难之一，也因此从中吸取了很多教训。依托于英国国家医疗服务体系数据的强大支撑，其下属的癌症预后与综合服务信息中心所建立的新规范业已成为行业标杆，但临床信息提取的再利用仍困难重重。我们从8家临床检测中心庞杂的数据中提取以下相关信息：个人遗传背景相关的信息、关键日期（出生、诊断、死亡）、发病情况（诊断及分期）、拟定治疗方案及既往治疗方案、放疗监测和检测结果，以及基因检测结果，而且在6种不同的癌症中都要收集到这些信息。应该说

全面准确获取个体肿瘤样本病理信息及接受治疗信息不太现实，尽管已推广了电子病历管理的数据平台，但大部分病例的个体信息，如病理、临床治疗信息及预后信息，均需要依靠校正后的纸质记录来手动输入，因此这一过程不可避免地会引起信息失实。其中，一个很好的例子就是SMP1中最常用的化疗方案，卡铂联合紫杉醇的书写命名——在有治疗记录的794例个体样本登记的信息中，出现了包括错误拼写在内的46种不同的书写方式。这也间接映射出基因命名中可能会面临更为艰巨的挑战。

综合SMP1中所有样本的检测结果，53%英国癌症患者被检测到至少携带一种异常的基因变异类型，44%的患者未检测到此次检测所涵盖的基因或者基因组区域上的异常变异，仅有3%的样本因某些中间环节的失误未能完成检测。由此说明，利用临床石蜡包埋的组织样本在英国范围内开展靶向肿瘤相关异常变异的突变分析是可行的。

四、第二阶段预期的分层医学计划

英国癌症研究署执行第一阶段SMP1的初衷就是为了在全英国范围内建立一个癌症基因检测平台——用以更好地实践SMP1第二阶段的内容，即于2015年的全英国范围内启动肺癌基础性临床试验（NLMT）。NMLT是一个多臂、分子标记分类的临床试验，所有参与临床试验的患者依据其分子标志物分型平行分配在8种不同的治疗方案中。相比第一阶段的SMP1，如果获取足够数量和质量的病理组织以缩短整个检测时间可能更利于患者的加入。

（池建亭 译 宋 梦 审校）

参考文献

［1］Lindsay CR，Shaw E，Walker I，*et al*. Lessons for molecular diagnostics in oncology from the Cancer Research UK Stratified Medicine Programme. *Expert Rev Mol Diagn* 2015；15：287-289.

［2］Middleton G，Crack LR，Popat S，*et al*. The National Lung Matrix Trial：translating the biology of stratification in advanced non-small-cell lung cancer. *Ann Oncol* 2015；26：2464-2469.

［3］Nowak F，Soria JC，Calvo F. Tumour molecular profiling for deciding therapy-the French initiative. *Nat Rev Clin Oncol* 2012；9：479-486.

［4］Tuff-Lacey A，Shaw E，Cummings R，*et al*. A collaborative approach to enabling stratified cancer medicine in the UK. *Drug Discov Today* 2015；20：1414-1418.

第11章　肿瘤精准医疗保险所面临的挑战

Christopher McCabe，Peter Hall

一、引言

2000年进行系统性的抗癌治疗1年的成本不超过10 000美元；而到2016年相同治疗的成本因新肿瘤药物的涌现超过了100 000美元。据美国医疗保健研究和质量局的统计，2011年用于癌症治疗的费用高达877亿美元，欧盟因为人口基数相对较大，2009年这一数字即为126亿欧元。很显然，癌症患者的经济负担在逐年显著增加，即使在英国这种有相对完善、覆盖全面且免费的医疗保健体系的国家也是如此。Ramsey等曾报道，在美国诊断为癌症后的患者面临破产的可能性提升了250%；所引起的破产还进一步加大了癌症患者的死亡风险，因此接受治疗带来的坏处远远超过从癌症治疗所得到益处。同时，发达国家在医疗保健上总支出的增长速度持续超过自身的经济增长速度。甚至在部分国家内，用于公共医疗保健支出的资金占到公共支出总金额的将近50%。

持续高投入的癌症医疗保健需要理性理解治疗成本增长的原因，根据经济成本价值最大化的原则在癌症保健消费中做出有效合理的抉择。本章中我们会回顾过去癌症保健中所付出经济成本的策略缘由，提出当前肿瘤精准医疗改革中能实现的、可减缓癌症保健中治疗成本速率增加的策略，并探讨癌症治疗中的经济考虑是如何影响精准医疗未来发展的方向的，并进一步提出面临肿瘤精准医疗时应怎样做出利于医疗卫生系统的决策。

二、为什么抗肿瘤药物如此昂贵

据塔夫茨药物开发研究中心的评估，从开始一项药物的研发至最终上市需消耗的费用大约为23亿美元；虽然这一数字极具争议，但即使保守地估计，这一增长幅度仍远低于同期以10倍速度增长的新抗癌药物价格。因此，应该有其他因素引起抗癌药物价格的增长。

其中一个可能原因就是靶向基因的抗癌药物疗法相比传统的治疗方案更为有效。然而尽管靶向药物的临床疗效显著，但其价格增加后所体现的价值相对于健康改善带来的价值还是远远不够的。

靶向疗法相比传统疗法来说适用的人群较少；因此，药物开发研究中的投入只能通过较少量的销售利润完成商业回报。销售量的缩减及药物研发中的高成本共同驱使了价格走高，因为公司维持发展需要商业回报的补偿。

新型的肿瘤精准治疗常是单克隆抗体类的生物制剂，并非小分子抑制剂。生物制剂的量产相对更复杂也因此更昂贵。然而2001～2014年生物类药品的生产效率已经显著改善，产量从1g/L增加到2.5g/L，这间接表明生产商的成本下降可能会使药物价格降低。

这样的情况目前正日益明显——肿瘤药物在全球市场这个大环境下的经济成本取决于市场的接纳程度——最直接的反映就是价格的增长，而并非由药物开发研究中的成本决定。

三、解决肿瘤精准医疗中的成本危机

为了实现肿瘤精准医疗，我们不得不面对成本控制的问题。目前政府已经启动了一系列的举措，包括增加药物开发研究过程中生产成本披露的透明度等。国际性的专业机构，如美国肿瘤临床学会及欧洲肿瘤医学会，也都尝试不再仅仅依赖于质量调整后的生活费用指标，而去建立新的药物评价体系来评估新药的性价比。

在英国，医疗报销决策依旧取决于质量调整后生活费用这一指标，通常情况下，它是一个有跨疾病价值的健康评估依据。但无论如何，个人成本、总的预算成本及社会压力对新型抗肿瘤药物的冲击非常尖锐，以至我们为减缓肿瘤治疗中癌症药物日益增长的成本设立了专项基金。此项基金在确保总预算不会冲击英国医疗卫生系统药物预算总价的前提下，为有潜力但仍未应用于临床癌症治疗的新型药物的可行性搜集证据。任何抗肿瘤药物，如果普遍被认为极具潜在的临床疗效，在尚未证实其确切疗效之前，均可申请获得此项预算基金的支持。癌症药物专项基金对新型药物的经济支持，意在通过一定时间内搜集足够的信息，明确该癌症药物是否可能通过专项基金的长期预算及审查模式。

过去的二十多年里，决策者及专家已经尝试了多种促进市场化途径的提案，英国的癌症药物专项基金只是其中的一种。其余的提案基本可以分成三大类：①绩效激励类；②限于研究类及其他；③仅限于研究类。

绩效激励体系把制造商能接受的价格与实际技术成本的价值联系起来，建立绩效激励体系的方法有多种，有的可针对个体病患，也有的可针对整个肿瘤患者人群。总体的实施原则是预先设定商讨后的预期利益，然后由销售的实际情况决定是提高折扣还是退款。

而研究及仅限于研究的体系则不同于绩效激励体系，它有明确的政策决定是否可以通过支持该项目推动技术更新发展。基于此点，修订并于 2016 年实行的癌症用药专项基金将申请分为了不同的类别。如仅限于研究体系，可以使针对某种特定人群的疗法用于预先确定参与科学研究的注册患者，该研究是在现有证据的基础上设计出来的、针对某种疾患的专项科研。这种体系可促进某一疗法在所有符合其临床适应证的患者中使用，只要确定此类临床研究还在进行中即可。

四、兼顾肿瘤精准医疗开发研究中的固定成本价值

通俗地讲，临床医学转化的目标是获得美国或者欧盟监管机构的批准。因此，必须根据监管机构的要求——提供药物有效性及安全性的证据来驱动设计整个药物开发研究的全过程，但这样对新药可能带来的价值几乎没有任何考量。加上在临床转化医学冗长的申请过程中，近 90% 临床试验准入者会因还款期限等经济原因而实际未能入组参与临床试验，这是最初承诺实现精准医学面临的最大威胁。

药物开发研究中建立有序的结构化决策框架已提上日程，即把批准的优先权给予实际效益更客观的创新技术，而不仅仅考虑个体生存期改善可能对整体生活质量的影响或者医疗卫生系统所承受的巨大成本压力。

提升药物开发研究中的效率，若能同时兼顾投资方需求及官方许可标准所认定的依据将更容易实现，因为监管机构和投资方看待依据的角度有所不同。但有两种差异特别要强调：

1. 投资方更关注效率而非实际效力 即如何让研发技术尽快应用于实践中而不是在理想状态下才进行。

2. 投资方更关注实际的生存获益 他们关注的所谓效率即实际的生存获益，而不是其他的生物学健康管理指标，如肿瘤缩减程度或者无病生存期等。

上述任何信息的缺省都会增加成本评估体系中的不稳定性，主要体现在常规假设检验及 P 值检验反映不出来的问题上。在此背景下，我们认为监管者有条件地允许肿瘤精准医学Ⅱ期开展临床试验这一举措，不仅有益于生产厂商对市场准入的寻求，也有益于患者选择可负担得起的治疗方案——实现这一目标的前提是必须在考虑这项临床研究时把所有上述因素都纳入在内。

五、指导精准医疗检测体系的评估办法

影响肿瘤精准用药报销决策的还有一个不确定因素，即指导治疗方案中涉及的检测技术的可靠性。众所周知，诊断技术的监管和报销审查等制度一般不如药品使用的制度完善。诊断技术审查或者监管的重点在于保证实验室检查的流程而非最终的临床结果，检测一般由医院的实验室预算成本并提供资金支持，在此基础上做出最终决策。肿瘤精准医学的检测与诊断和药物治疗方案的相关性十分紧密，也正是因为这种直接关联，所以在评估中要求更加精细。

建立随之的诊断评价体系不仅对肿瘤精准医学的技术工艺发展有重要意义，也是普及应用新检测法所必须做的。要指出的是，如果检测持续出现相同结果或连续阳性，设置阴性或者阳性限定的输出阈值时应充分考虑成本效率及临床效率等因素。有必要在检测结果及临床治疗方案中探索相对更正确的实施方案，尤其注意在常规繁杂的临床检测流程中如何更加合理运用或优化不同方法的问题。

采用与投资者评价医疗技术方法相一致的评估体系，可能会改变投资者决策的初衷。尤其将某一特定肿瘤精准医疗方法的成本效率应用于医疗保健体系时，如何在实践中改善成本效率特别值得考虑。

六、结论

监管者通过有条件的许可及给肿瘤药物审批设立快速通道，反映出新型抗肿瘤药物特殊地位已引起多方面关注，包括医疗保健投资者、患者及越来越多医师强烈抵制肿瘤药物价格快速增长的趋势——这些也间接地反映出高昂的治疗成本已经严重威胁到患者健康及医疗保障系统的稳定了，需要广泛采纳更新型的报销策略应对这一挑战。从长远来看，为了适应这种不断演变着的报销政策，肿瘤学研究也需跟进思考如何调整药物研发策略以适应这种改变，过去的一旦获得监管机构许可就能保证足够的用药人群及收益的可能已不复存在。应该说获得商业成功的关键在于证实药物的实际价值，即患者的健康在用药后得到明显的改善。

越来越多与肿瘤相关的创新技术不断涌现在肿瘤精准医学检测工艺的改进中；因此，肿瘤学的发展方向依旧是医保部门控制成本同时使群体健康最大获益的有效调控手段。应该看到医保部门对行业投资回报及公众健康管理的政策调整日益重要。过去的20年对癌症生物学的研究已取得了长足的进展，实现这部分研究成果的转化应用面临的问题是哪些因

素决定患者接受何种疗法。这些因素需纳入定价机制及转化医学的过程中加以解决。

（池建亭 译 沈 波 审校）

参 考 文 献

［1］American Cancer Society. *Cancer facts and figures 2015*. Atlanta，GA：American Cancer Society，2015.

［2］Bubela T，McCabe C. Value-engineered translation for regenerative medicine：meeting the needs of health systems. *Stem Cells Dev* 2013；22（suppl 1）：89-93.

［3］Chambers JD，Thorat T，Pyo J，*et al*. Despite high costs，specialty drugs may offer value for money comparable to that of traditional drugs. *Health Aff*（*Millwood*）2014；33：1751-1760.

［4］Finney AD，Davies SV，Hayes DA，Collard SB（2013）. *The financial impacts of cancer*. Available from：http：//research-information.bristol.ac.uk/en/publications/the-financial-impacts-ofcancer（717044f5-fb3e-4a2b-8a63-fc4536289d4e）.html（accessed 14 April 2016）.

［5］Hay M，Thomas DW，Craighead JL，*et al*. Clinical development success rates for investigational drugs. *Nat Biotechnol* 2014；32：40-51.

［6］Light DW，Warburton R. Demythologizing the high costs of pharmaceutical research. *Biosocieties* 2011；6：34-50.

［7］Longo R，Baxter P，Hall P，*et al*. Methods for identifying the cost-effective case definition cutoff for sequential monitoring tests：an extension of Phelps and Mushlin. *Pharmacoeconomics* 2014；32：327-334.

［8］Luengo-Fernandez R，Leal J，Gray A，Sullivan R. Economic burden of cancer across the European Union：a population-based cost analysis. *Lancet Oncol* 2013；14：1165-1174.

［9］McCabe C，Paul A，Fell G，Paulden M. Cancer Drugs Fund 2.0：a missed opportunity? *Pharmacoeconomics* 2016；34：629-633.

［10］Rader RA，Langer ES. Biopharmaceutical manufacturing：historical and future trends in titers，yields and efficiency in commercial-scale bioprocessing. *Bioprocess J* 2015；13：47-54.

［11］Ramsey SD，Bansal A，Fedorenko CR，*et al*. Financial insolvency as a risk factor for early mortality among patients with cancer. *J Clin Oncol* 2016；34：980-986.

［12］Schnipper LE，Davidson NE，Wollins DS，*et al*. American Society of Clinical Oncology statement：a conceptual framework to assess the value of cancer treatment options. *J Clin Oncol* 2015；33：2563-2577.

Jenny Seligmann，Michael Messenger，Matthew Seymour，Peter Selby

一、引言

在精准肿瘤学中笔者尝试根据患者特异性的分子和临床特征来选择合适的治疗方法。最准确并且合乎科学的例子是使用特异性药物来靶向治疗分子特征明确的肿瘤。这种治疗方法只对有该分子特征的肿瘤患者起作用，而对不含该特征的肿瘤患者则没有效果。一个最早的精准肿瘤学例子是，曲妥珠单抗用于治疗人表皮生长因子受体 2（HER-2）阳性的乳腺癌患者。随着基因组学和蛋白质组学技术的发展应用，我们积累了大量肿瘤分子病理学的知识，可以根据不同部位癌症的分子特征来鉴定肿瘤亚型，即便是来源于多种不同器官的癌症也能从中发现一些相同的分子特征。

生物标志物导向的精准肿瘤治疗可以根据核酸或蛋白标记、影像或临床特征来制订治疗方案。使用多种生物标志物（如复杂的遗传标记或蛋白质组）或将生物标志物整合使用（如分子标记成像）对患者治疗效果的预测及复杂预后的判断起到了助力作用。在如今这样一个复杂的环境下，生物标志物和特异性治疗作用机制之间的联系还不十分清晰，精准肿瘤学也只是在某些方面积累了一些经验而已，尚缺乏有关标记、治疗、靶标之间相互联系的明确证据。

二、精准肿瘤学临床试验面临的挑战

生物标志物和精准肿瘤学治疗方法的日益普及给如何合理设计临床试验带来一些根本性的挑战。首先必须保证这些试验设计可以得到可靠的结果，其次也应该使价格适当合理，这样才能使就诊患者数有效提高。主要面临的挑战包括：

1. 如何获得可靠性高、重复性好、标准化并且有效的生物标志物来完成迅速而廉价的检测，并据此选择治疗方案。

2. 弄清精准肿瘤学中治疗方案的选择机制，对"脱靶"效应有充分的了解。

3. 如何获取能代表整个肿瘤状况的高质量组织样本。

4. 如何设计出可以有效鉴定的生物标志物组合，在适当的患者群体中实施临床实用的方案。

5. 识别正确的时间和地点来使用如二代测序技术（NGS）和循环肿瘤 DNA（ctDNA）检测等新技术。

6. 如何合理选取患者和设计试验方案才能有效评判在一小部分特定肿瘤类型的患者中所发现的生物标志物有没有价值。

肿瘤精准治疗的研究设计中常出现一些容易混淆的缺陷，尤其是对生物标志物作用识别的错误：有时某生物标志物表示该标志物阳性的群体选择某种治疗方案是有效的，而另一种情况下该生物标志物出现则显示该阳性群体的患者有较好的预后。当所有患者都接受

某一特定方法治疗时生物标志物的这个影响会尤为显著。当某种生物标志物阳性亚群患者比阴性患者有更好的预后时，除非采用了严格的随机试验，否则很容易就会认为所接受的治疗和预后良好有关联，其实并不一定如此。甚至在对临床试验数据的生物标志物进行回顾性评估时，也必须仔细考虑研究方案，以确保后面的亚组分析有足够的统计学功效。如果研究对象中阳性患者只占所有患者的一小部分，那么在初选人群中进行随机试验来检测阳性组合的意义就会出现问题，要么统计的结果缺乏说服力，要么就需要更大量的患者进入统计才有效力（随之而来的是大量的费用和招聘时间），最终致使该试验费用昂贵却效率低下。

发现新的生物标志物，并在不同肿瘤类型中识别该特定生物标志物的相关性，是一个正在迅速发展的领域。研究设计必须能充分迅速地回答与当前实践有关的问题，理想情况下还应该允许其有一定的灵活性。因为对生物标志物和肿瘤生物学的理解正在不停变化，这些变化可能影响着相关问题的重要性和相关性。某些情况下生物标志物导向治疗的评估一定要结合它对患者的影响及对健康服务的相关结果，如对生存率和成本效益的影响。然而一旦患者的寿命得到延长时，后续的随访策略可能需要很多年甚至数十年的追踪。

三、精准肿瘤学中的研究设计

Kaplan 及 Biankin 等在他们的文章中对精准肿瘤学面临的挑战、生物标志物导向治疗的研究及相关综述做了精彩论述（详见 FOCUS4）并阐明了 7 个关键原则。这些原则均有助于提高试验设计的质量用以迎接此类挑战（表 1-12-1）。精确肿瘤学在改善常见肿瘤患者的预后中有相当大的潜力。所提出的这些原则使研究人员能够设计出结果可靠的研究，并在大量临床标记识别的过程中找到较小人群中也能适用并获得最佳效能的标志物。FOCUS4 在第二部分的"病例分享16"中有详细记录，描述了对患者具体的试验管理。Biankin 等给出了随机对照试验（RCT）的设计（图 1-12-1）。他们根据生物标志物选择出了单个肿瘤类型，其具有多种候选药物组成整个试验，专业上称之为"伞式"试验（图 1-12-2），可以对具有相同分子特征与不同组织学类型的癌症采用同样的肿瘤新疗法，这种试验也称为"一篮子"试验（图 1-12-3）。在快速变化的情况下，适应性地做好设计和灵活地对生物标志物进行评价已经越来越多地被纳入重点生物标志物的研究试验中去了。

表 1-12-1　试验设计中的七个重要原则（改编自 Kaplan 等，已获授权）

1. 用同一种研究方案来评估多种治疗方法和多种生物标志物，一种给定的疾病里要包含尽可能多的患者，可根据当前证据支持的特定标志物和独立的临床问题尽量多设立亚组

2. 初始阶段假定某亚组携带一生物标志物，用来评价该亚组每个治疗（因此可以研究生物标志物与新的治疗方法之间可能的联系和相应的作用机制），但设计中不要假设这个关联在后期得到确认

3. 使用随机对照来评估每个生物标志物/治疗组（消除预后生物标志物效应引起的干扰）

4. 确保每个新治疗的快速评估，包括：①每个试验要有Ⅱ期和Ⅲ期的灵活性；②针对一个合理明显的治疗效果，要尽早干脆地终止那些毫无希望或者非常有效的随机分配

5. 允许在试验过程中优化任何生物标志物，无论是根据内部数据，还是根据试验之外的数据

6. 当有证据保证时，允许在整个试验计划中引入新的生物标志物和相应的治疗

7. 在临床可行的情况下，用最早和最有可能起效的方式研究新的治疗方法

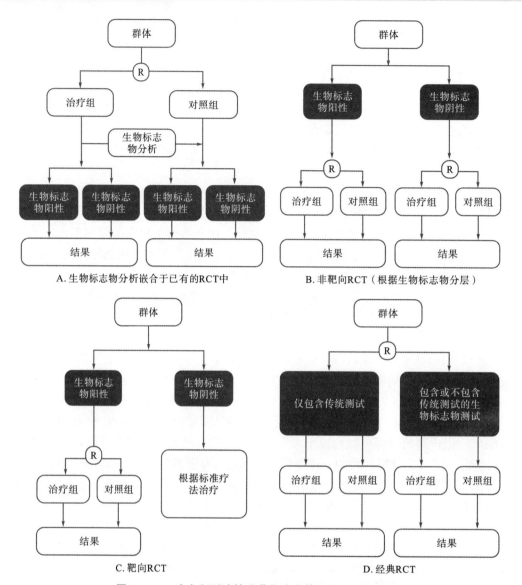

图1-12-1　确定和测试精准药物治疗策略（R 随机分组）

　　随着越来越多地使用全基因组或外显子NGS和相关技术，在癌症体细胞遗传学的研究中可能会寻找到提示特定疗法的分子异常，也会对研究设计带来更多特别的挑战。甚至有可能识别出一种针对某一分子靶点的药物，而这种药物通常不用来治疗该组织类型的癌症。德克萨斯大学MD安德森癌症中心的一个研究组就发现了这样一个特定的分子异常，并在Ⅰ期临床试验中基于这些异常选择了治疗方法。这项研究不是随机的，患者患有不同的肿瘤，有复杂的治疗史和分子遗传图谱，但令人鼓舞的是，与治疗干预相匹配的分子异常和治疗有效率及TTF提高有相关性。8所法国大学的附属医院开展了针对疑难癌症（SHIVA）患者的随机Ⅱ期临床试验，对肿瘤分子图谱治疗和常规治疗做了比较。该研究的患者随机选择在实验组接受相匹配的分子靶向治疗或者在对照组中接受医师安排的治疗，使用NGS的肿瘤靶向分子谱、拷贝数变异及通过免疫组化鉴定出的特异性受体表达进行了评估。其

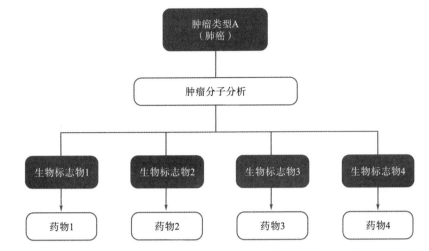

图1-12-2 "雨伞"研究设计：有多个生物标志物的特异性治疗在同一肿瘤类型中进行比较

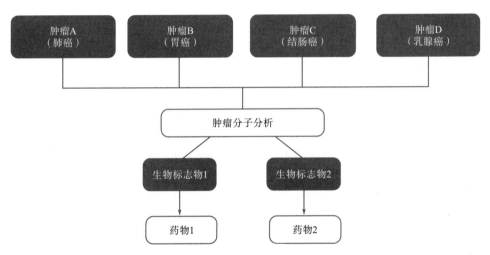

图1-12-3 "篮子"研究设计：把与多个肿瘤类型相关的生物标志物聚集在一起，用于评价一种或多种生物标志物或治疗方法

中一组有741名患者，有40%的患者分子变异可以与某一指定的治疗方案相匹配。在这项研究中，两个治疗组的无进展生存期相似，都是约2个月，并具有相似的安全性。虽然该试验疗效结果不令人满意，但研究本身却有力地证明，根据肿瘤分子谱开展随机前瞻性试验是可行性的，还有随着技术和临床方法的不断进步采取严谨的研究设计方案进行试验的重要性。第二部分中"病例分享21"描述了这种方法在日常实践中的应用。

四、获得性耐药性的发生机制

精准肿瘤学一个最新和最重要的治疗是丝氨酸/苏氨酸蛋白激酶B-RAF（BRAF）抑制剂在恶性黑色素瘤患者中的使用。这些患者肿瘤中含有一些突变（通常是V600E突变），表明其可能会从如vemurafenib或者dabrafenib等BRAF突变抑制剂中受益。在精准肿瘤学的背景下，通过分子水平分析提示的特异性靶向抑制剂可以显著提高患者生存率。尤其是传统化疗手段已无效的情况下，大多数患者通过BRAF抑制剂治疗后的肿瘤会缩小，不过大多数患者也会对BRAF抑制剂单药治疗产生耐药性。

随着BRAF抑制剂的广泛使用和对患者的长期随访，我们不仅对肿瘤中可能出现的耐药机制产生了深刻的理解，同时也对支持特殊毒性的复杂分子机制有了进一步了解。BRAF抑制剂治疗会显著增加皮肤鳞状细胞癌（SCC）和其他恶性肿瘤的发生。这似乎与BRAF抑制剂抑制了丝裂原活化蛋白激酶（MAPK）途径从而产生了一些不可预见的后果有关，包括MAPK 激酶（MEK）信号转导的激活。认识这些机制有助于使用BRAF和MEK抑制剂联合治疗方案的设计，使新的联合治疗有利于改善肿瘤的有效率并减少治疗相关的SCC。这种新型精准肿瘤学治疗方法对进展期黑色素瘤患者具有潜在的临床价值，并可以对不可预测的毒副作用做出分子解释。这样可以指导临床医师开展积极的临床试验，运用有效的联合方案努力增效减毒。进一步的细致研究还应考虑用多次随访活检来评价分析耐药，ctDNA的液体活检将会提高我们分析耐药机制的能力。

五、精准肿瘤学：生存质量和完善的诊疗流程

精准肿瘤学有助于提高患者对靶向药物的应答比例，避免患者接受不必要的治疗，帮助患者选择毒性低的治疗方案，以此提高患者整个的生存质量（QOL）。例如，应用达拉菲尼（dabrafenib）与曲美替尼（trametinib）组合疗法治疗恶性黑色素瘤患者效果显著。欧洲癌症研究与治疗组织QLQ-C30、欧洲五维健康量表EQ-5D和FACT-黑色素瘤评分显示，与单药疗法相比，组合疗法更能提高患者的生存质量。

目前，评价诊断预后或者检测患者情况的测试方法是精准肿瘤学临床试验设计所面临的挑战。一个测试结果常需要改变临床行为以便完善诊疗流程。该过程可能要不断添加进一步的测试才会达到改善患者预后（如生存质量和生存时间）、提升医疗卫生服务（如提高成本-收益比）的效果。此种临床试验的设计方案必须衔接合理。其中，测试方法对治疗效果的影响属于实验组，传统管理方法对治疗效果的影响属于对照组。大量患者的长期随访数据对于评估患者的预后情况及评价医疗卫生服务系统的治疗水平至关重要。例如，ELUCIDATE临床试验开发了ELISA法测定，它可能发展成测定肝硬化和肝细胞癌前的进展性肝纤维化（ELF）的蛋白标志物的测定方法，帮助识别早期肝硬化并进行早期干预，以达到较好的治疗效果。当然，在该试验中肝硬化的诊断和治疗过程可能有所变化，但可以肯定的是，随访时间的延长将有助于分析肝细胞癌及该诊疗策略所带来的成本-收益比对死亡率的影响。其实精准肿瘤学在诊疗流程中带来的短期影响比较容易评价，然而评价精准肿瘤学对医疗卫生服务系统和患者的长期影响则需要对患者的诊疗变化进行模式化管理。

六、结论

通过应用新的检测和治疗手段，我们发现精准肿瘤学在改善患者的预后和生存方面具有极大的发展潜力。致力于精准肿瘤学的肿瘤学专家迫切需要开发更多的肿瘤特异性生物标志物，指导患者选择合适的治疗方案，帮助患者的治疗收益最大化且治疗副作用最小化。同时，肿瘤学家还需要进行跨癌种研究，开发新的治疗方案，使研究成果尽可能快地转化让更多患者获益。值得注意的是，针对特定癌种产生药物耐药的肿瘤患者从精准肿瘤治疗

的获益就会受限。不过需要明确指出，研究人员完全可以根据精准肿瘤学开发更为完善有效的方法，以减弱患者耐药性及潜在药物毒性。相信在未来，精准肿瘤学有望彻底改善肿瘤患者的预后。

（张　娟　译　黄新恩　审校）

参 考 文 献

［1］Biankin AV，Piantadosi S，Hollingsworth SJ. Patient-centric trials for therapeutic development in precision oncology. *Nature* 2015；526：361-370.

［2］Chapman PB，Hauschild A，Robert C，*et al*. Improved survival with vemurafenib in melanoma with *BRAF* V600E mutation. *N Engl J Med* 2011；364：2507-2516.

［3］Esserman LJ，Berry DA，Cheang MC，*et al*. Chemotherapy response and recurrence-free survival in neoadjuvant breast cancer depends on biomarker profiles：results from the I-SPY 1 TRIAL（CALGB 150007/150012；ACRIN 6657）. *Breast Cancer Res Treat* 2012；132：1049-1062.

［4］Gibney GT，Messina JL，Fedorenko IV，*et al*. Paradoxical oncogenesis-the long-term effects of BRAF inhibition in melanoma. *Nat Rev Clin Oncol* 2013；10：390-399.

［5］Grob JJ，Amonkar MM，Karaszewska B，*et al*. Comparison of dabrafenib and trametinib combination therapy with vemurafenib monotherapy on health-related quality of life in patients with unresectable or metastatic cutaneous *BRAF* Val600-mutation-positive melanoma（COMBI-v）：results of a phase 3，open-label，randomised trial. *Lancet Oncol* 2015；16：1389-1398.

［6］Kaplan R，Maughan T，Crook A，*et al*. Evaluating many treatments and biomarkers in oncology：a new design. *J Clin Oncol* 2013；31：4562-4568.

［7］Kim ES，Herbst RS，Wistuba II，*et al*. The BATTLE trial：personalizing therapy for lung cancer. *Cancer Discov* 2011；1：44-53.

［8］Le Tourneau C，Delord JP，Gonçalves A，*et al*. Molecularly targeted therapy based on tumour molecular profiling versus conventional therapy for advanced cancer（SHIVA）：a multicentre，open-label，proof-of-concept，randomised，controlled phase 2 trial. *Lancet Oncol* 2015；16：1324-1334.

［9］Lindsay CR，Shaw E，Walker I，Johnson PW. Lessons for molecular diagnostics in oncology from the Cancer Research UK Stratified Medicine Programme. *Expert Rev Mol Diagn* 2015；15：287-289.

［10］Long GV，Stroyakovskiy D，Gogas H，*et al*. Dabrafenib and trametinib versus dabrafenib and placebo for Val600 *BRAF*-mutant melanoma：a multicentre，double-blind，phase 3 randomised controlled trial. *Lancet* 2015；386：444-451.

［11］Long GV，Weber JS，Infante JR，*et al*. Overall survival and durable responses in patients with *BRAF* V600-mutant metastatic melanoma receiving dabrafenib combined with trametinib. *J Clin Oncol* 2016；34：871-878.

［12］Selby P，Banks RE. Gregory W，*et al*. A multi-centre programme into the evaluation of biomarkers suitable for use in patients with kidney and liver diseases. *Prog Grants Appl Res*. In press.

［13］Slamon D，Eiermann W，Robert N，*et al*. Adjuvant trastuzumab in HER2-positive breast cancer. *N Engl J Med* 2011；365：1273-1283.

［14］Tsimberidou AM，Iskander NG，Hong DS，*et al*. Personalized medicine in a phase I clinical trials program：the MD Anderson Cancer Center initiative. *Clin Cancer Res* 2012；18：6373-6383.

第13章　精准肿瘤学诊断检测的发展

Michael Messenger，Peter Hall，Bethany Shinkins，Sarah K. Byron，Catharine Sturgeon，Peter Selby

一、引言

体外诊断技术（IVD）促进了英国国家医疗服务系统（NHS）对临床决策的制定，并直接影响这一决策的整体质量及医疗系统的效能。特别在肿瘤领域中，这些诊断技术一般常规用于恶性肿瘤的筛查、诊断、预后判断、治疗方案选择和（或）对恶性肿瘤的监测。

很少有新的检测技术被引入常规的临床实践。一个检测技术被市场批准进入临床常规使用通常需要10年以上，说明从发明一项检测技术到它被批准广泛用于临床并非全过程都是紧凑有效开展的。NICE评估了新医疗技术的临床应用和成本效益，从它最近发表的指南中可以看到，肿瘤领域的IVD通常分为两类：一类是药物伴随诊断；另一类是非药物伴随诊断（表1-13-1），一般来说NHS中前者应用较为广泛。造成这种情况的原因有多种，主要有以下两点：

1.由于伴随诊断常应用于药物的临床试验，有证据显示该方法具有临床意义。这与其他类型的诊断技术形成了鲜明的对比，后者通常最多具有诊断准确性的证据。

2.伴随诊断对判断药物的有效使用起着至关重要的作用，因此，在NHS中获得NICE授权批准的药物同时也可能推动了与之相匹配的伴随诊断的应用。

尽管将新药及其伴随的诊断引入常规实践有一套相对有效的流程，但令人堪忧的是，该项IVD的独立应用却是落后的。有好几个理由支持政府和医疗保障系统正在努力进行：

1.有效利用IVD可以更好更快地实现诊断、预后判断，优化治疗和监测，改善癌症患者的治疗效果，减少不必要的干预治疗及这些治疗所产生的成本和副作用。

2.有效开展IVD可以给医疗保障系统带来好处，如减少住院时间。

3.开发和购买新的诊断检测技术所需的投资至少比开发抗癌药物少一个数量级。

二、精准肿瘤学诊断检测面临的问题

诊断检测途径通常是复杂的干预手段，需要多学科领域的专业知识。主要面临的挑战如下：

1.对最终端用户所需求的证据理解不佳，只关注检测本身的准确性，而不是临床结果或整个过程的成本效益。例如，在最近一次NICE对PROGENSA PCA3（Hologic，Marlborough，MA，USA）方法的评估中，没有发现临床效用或成本效益方面的证据，只有临床有效性的分析和描述。

2.没有充分考虑影响测量（计量）结果的因素，包括生物学的、预分析和分析中的差异等，导致实验的重复性差或增加了结果出现系统偏差的风险。

表1-13-1　NICE指南包括肿瘤学领域IVD的例子

卫生技术	临床适应证	委员会	推荐情况	诊断类型	发布时间
伊马替尼 检测：c-Kit（CD117）	GIST（一线治疗）	TA86	推荐	伴随诊断	2004
曲妥珠单抗 检测：HER2	早期乳腺癌	TA107	推荐	伴随诊断	2006
西妥昔单抗 检测：KARS	转移性结直肠癌（一线治疗）	TA176	推荐	伴随诊断	2009
吉非替尼 检测：EGFR	转移性NSCLC	TA192	推荐	伴随诊断	2010
曲妥珠单抗 检测：HER2	转移性胃癌	TA208	推荐	伴随诊断	2010
伊马替尼 检测：c-Kit（CD117）	GIST（一线治疗后进展）	TA209	未推荐	伴随诊断	2010
尼洛替尼 检测：费城染色体	伊马替尼耐药慢性粒细胞白血病	TA241	推荐	伴随诊断	2012
伊马替尼（高剂量） 检测：费城染色体	伊马替尼耐药慢性粒细胞白血病	TA242	未推荐	伴随诊断	2012
帕尼单抗、西妥昔单抗 检测：KRAS	转移性结直肠癌（一线化疗后）	TA242	未推荐	伴随诊断	2012
伊马替尼（标准剂量） 检测：费城染色体	慢性髓性白血病（一线治疗）	TA251	推荐	伴随诊断	2012
尼洛替尼 检测：费城染色体	慢性髓性白血病（一线治疗）	TA251	推荐	伴随诊断	2012
达沙替尼 检测：费城染色体	慢性髓性白血病（一线治疗）	TA251	未推荐	伴随诊断	2012
拉帕替尼、曲妥珠单抗 检测：HER2	转移性乳腺癌（一线治疗）	TA257	未推荐	伴随诊断	2012
厄洛替尼 检测：EGFR	转移性NSCLC	TA258	推荐	伴随诊断	2012
维罗非尼 检测：BRAF V600	转移性恶性黑色素瘤	TA269	推荐	伴随诊断	2012
依维莫司、依西美坦 检测：HER2	晚期乳腺癌	TA295	未推荐	伴随诊断	2013
克唑替尼 检测：ALK	NSCLC（经治）	TA296	未推荐	伴随诊断	2013
伯舒替尼 检测：费城染色体	慢性髓性白血病（经治）	TA299	未推荐	伴随诊断	2013
阿法替尼 检测：EGFR	转移性NSCLC	TA310	推荐	伴随诊断	2014
达拉非尼 检测：BRAF V600	转移性黑色素瘤	TA321	推荐	伴随诊断	2014
伊马替尼 检测：C-Kit（CD117）	GIST（辅助治疗）	TA326	推荐	伴随诊断	2014
曲妥珠单抗注射液 检测：HER2	转移性乳腺癌（经治）	TA371	未推荐	伴随诊断	2015

续表

卫生技术	临床适应证	委员会	推荐情况	诊断类型	发布时间
奥拉帕尼 检测：*BRCA*	卵巢、输卵管或腹膜癌	TA381	推荐	伴随诊断	2016
RD-100i OSNA	检测乳腺癌的转移	DG8	推荐	独立的IVD	2013
Metasin检测	检测乳腺癌的转移	DG9	研究	独立的IVD	2013
*EGFR*突变检测	NSCLC	DG9	推荐	伴随诊断	2013
MammaPrint	指导早期乳腺癌的辅助化疗	DG10	研究	独立的IVD	2013
Oncotype DX	指导早期乳腺癌的辅助化疗	DG10	推荐	独立的IVD	2013
IHC4	指导早期乳腺癌的辅助化疗	DG10	研究	独立的IVD	2013
Mammostrat	指导早期乳腺癌的辅助化疗	DG10	研究	独立的IVD	2013
用于指导氟尿嘧啶化疗方案剂量调整的My5-FU法	用于指导氟尿嘧啶化疗方案剂量调整	DG16	研究	独立的IVD	2014
PROGENSA PCA3检测	疑似前列腺癌	DG17	不推荐	独立的IVD	2015
前列腺健康指数	疑似前列腺癌	DG17	不推荐	独立的IVD	2015

ALK，间变性淋巴瘤激酶；GIST，胃肠道间质瘤；NSCLC，非小细胞肺癌；OSNA，一步核酸扩增

3.研究和试验的设计薄弱并缺乏报告制度，加上阳性结果优先报道的规定，导致证据基础出现偏差，从而结果不能用于临床实践。因此，这样的研究和试验后期失败风险很高，这都阻碍了IVD的投资开发和临床应用。

4.在一些方面花费过低［如人表皮生长因子2（HER2）的检测］，反而使得医疗系统其他方面不能节约大量成本（如只要确保曲妥珠单抗只用于HER2阳性的患者，即可使患者获益）的结果。这个问题可以通过考虑患者的整个就医流程来克服，也可借助健康经济模型来解决。

三、加速建立适用于患者医疗的诊断技术框架

2013年，英国国家卫生研究所（NIHR）在纽卡斯尔、伦敦、牛津和利兹建立了四个诊断证据合作单元（DEC）。DEC被赋予了促进合作的职责，目的是获得IVD在不同临床领域中产生的临床及成本效益方面的证据。

利兹的DEC是基于IVD开发过程中各阶段关联度的连续决策模型所制定的一个工作框架（图1-13-1）。

该框架鼓励试验开发人员在一开始就考虑到如何利用IVD改进临床路径，同时造福患者和优化医疗保障系统。最近运用此法的成功案例可以说明，该方法是可以提高研究设计效率的，是加速临床应用的。

（一）技术推动与临床拉动

DEC框架有两个主要入口：技术"推动式"路线专注于由IVD开发人员所设定的特定技术；而临床的"拉动式"路线，则由医疗系统的优先需求来启动。"拉动式"方法让卫生保障服务的利益相关人员能明确定义和评估他们的医疗路径需求，并明确技术性能的需求指标。临床信息学、医疗路径模拟、健康经济学及机器操作学习都可为NHS提供新的

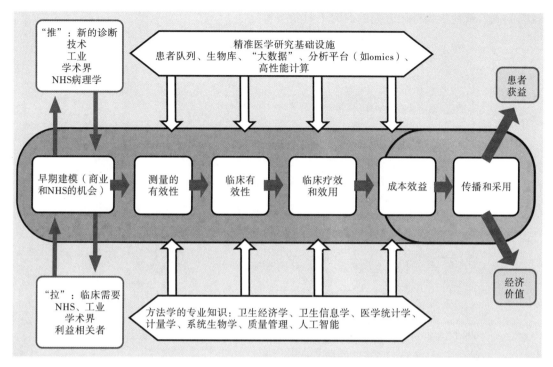

图1-13-1 信息驱动诊断技术加速器平台

机会，使其能更好地了解服务需求、识别瓶颈、避免浪费和治疗失败。这样可以创造一个将新技术"拉入"临床实践市场的模式。如果还没有合适的新技术，那可以详细阐述要求，通过向投资者和赞助者展示其潜在价值和偿付能力来刺激"有针对性的创新"。利兹的DEC有几个案例说明它是如何运用这种方法来实现临床拉动的，包括NIHR卫生技术评估项目所资助的肾损伤诊断项目。

（二）早期的医疗模式和商业机会

通过对早期卫生经济模式，也称为"发现价值工程"的集中评估，我们要对潜在的价值特性进行清晰的定义，为"推动"或"拉动"IVD而进行的转化试验提供适当理由。DEC的策略是从IVD开发及评估的起始阶段就开始关注患者的就医流程。通过模型的早期引入，分析确定IVD对临床路径、临床决策点、预期经济结果的潜在影响。IVD的最佳cut-off值（被检物量值）可以通过成本效益而不是单独的临床有效性来获得。模型可以随着IVD的进展而更新，并对证据进行Meta分析来丰富模型内容。利用概率模型来分析确定每一个发展阶段的不确定性，提高迭代研究设计的有效性，这样预期的成本效益就像制造商的商业空间一样可以被确定。在权衡大型随机对照试验（RCT）和可替代的便宜、快捷的试验设计时，可以通过建模过程来进行。

（三）测量验证

大量的预分析、分析和生物因素的影响（图1-13-2）导致了IVD测试策略的不确定性。这些不确定因素通过测量系统的累积，最终可能会影响临床试验结果。它可能会导致临床试验的偏差或使生物标记方面的研究不具备可重复性。

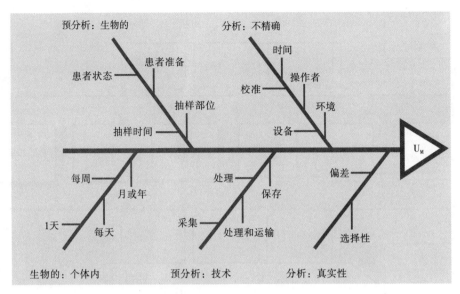

图1-13-2 可能导致测量不确定性（UM）的生物、预分析和分析因素的羽图

在进行临床研究之前，必须对测量步骤进行适当的验证。尤其该检测如果会用于临床决策步骤，或会在干预试验中提供终点或疗效判定指标时，那么验证就应当更加严格才行。

对测量步骤进行验证，必须提出适当的客观证据。验证测量步骤的方法已经被"临床和实验室标准研究机构"很好地定义了，但是如何完善定义却需要不断的改进。在最近一次的米兰会议中，就对1999年斯德哥尔摩举办的里程碑式会议上提出的分析性能目标进行了修订和改进。改进的内容包括：

1.分析性能对临床结果的影响（直接或间接）。

2.测量的生物变异性。

3.技术状况（如当前方法可实现的分析性能）。

（四）临床有效性

临床有效性为一种检测方法能否正确识别临床状况、疾病状态、疾病过程或临床结果的能力。临床有效性的判断指标包括灵敏度、特异度和预测价值，这些评估任何诊断的试验都是必需的。可惜的是人们越来越关注那些大量不可被重复的生物标记研究，却没有很好地关注研究方法的准确合理和研究态度的科学严谨。现在有几种策略来解决这个问题，主要是：

1.临床研究注册制度。

2.报告制度和方法论的指南。

3.质量评估工具。

在可能的情况下，DEC要想确保所有走完流程的检测试验能通过临床验证，必须在这些临床验证的具体操作中使用独立的"测试"群体，确保测试对象由与临床应用提议相关的患者群体组成，并使用高质量的生物标本、合理的研究方法和统计方法。

（五）临床效用

临床诊断效用表示一种IVD对患者产生有意义结果的能力，如可以延长患者生存期，提高患者生活质量。判明诊断效用的金标准是"头对头"随机对照临床试验（RCT）。设计RCT必须格外仔细，开展前应对IVD项目有足够了解，并在适当的临床人群中进行过评估测试。为了能快速进入临床实际应用，同时考虑到评估IVD的复杂性，需要采用这种新的测试方法。我们已经制订用RCT来评估医疗过程中的变化，用建模策略测试以患者和NHS为中心的长期评估。这样DEC就可以简化随机试验设计，充分利用早期的现场试验、替代终点、建模等方法把常规数据和医疗经济学数据结合起来。

（六）成本效益

论证成本效益的金标准是基于模型的经济学评估。为了证实IVD的潜在影响，首先需要定义真实世界中医疗的标准路径。英国研究人员搭建了一个框架，利用数据挖掘技术观察临床数据库中的临床事件，直接对临床路径（包括事件概率和患者特征）进行定义；使用患者水平上观察到的结果对中央决策模型进行填充。再结合NHS财政、资源使用数据、初级保健数据库，最终建立起一个完整的经济模型。现在只要应用实例和一套建模工具直接往决策分析模型中输入标准医疗和IVD专用的临床数据，就能对长期健康影响和成本效益做出评估。

（七）传播、采纳和扩散

为了确保证据的合理性并为快速推广应用奠定基础，DEC鼓励患者团体、临床医师和研究委员会（包括NICE、学术健康科学网络、本地临床专员）的早期参与。特别是NICE在2012年制订了一个诊断评估计划，可以帮助NHS快速和始终如一地采用临床与成本效益高的诊断技术，结合并实施应用和影响计划（Adoption and Impact Programme）后，克服了应用NICE推荐的健康技术时遇到的潜在障碍。

四、结论

DEC框架要加速肿瘤IVD应用于临床医护。如果想寻求对IVD进行评价就既要考虑到临床医护路径，又要具备决策者（如NICE、临床委员会）的视角。做到这一点需要在开始阶段就考虑到最后的结果，并不断对临床医护路径进行建模改良，用证据和成本信息来填充模型，确定后续研究进行时所需要的有影响和不确定的因素。一旦后续研究价值得以肯定，就能按照图1-13-1中所示步骤制订出及时的、具有成本效益的研究策略。期望随着近来健康信息学、试验设计、健康经济学建模策略方面的进步，能进一步开发出更好的方法来加快和提高这一过程的效率。

（彭忱晨 译 朱 旭 审校）

参 考 文 献

[1] Andre F，McShane LM，Michiels S，*et al*. Biomarker studies：a call for a comprehensive biomarker study

registry. *Nat Rev Clin Oncol* 2011；8：171-176.

[2] Bach，PB. Limits on Medicare's ability to control rising spending on cancer drugs. *N Engl J Med* 2009；360：626-633.

[3] Bossuyt PM，Reitsma JB，Bruns DE，Gatsonis CA. STARD 2015：an updated list of essential items for reporting diagnostic accuracy studies. *Radiology* 2015；277：826-832.

[4] Bubela T，McCabe C. Value-engineered translation：developing biotherapeutics that align with health-system needs. *Am J Manag Care* 2014；20：E3.

[5] Collins GS，Reitsma JB，Altman DG. Transparent reporting of a multivariable prediction model for individual prognosis or diagnosis（TRIPOD）：the TRIPOD statement. *BMC Med* 2015；13：1.

[6] Gallo V，Egger M，McCormack V，*et al*. Strengthening the reporting of observational studies in epidemiology-molecular epidemiology（STROBE-ME）：an extension of the STROBE statement. *Eur J Clin Invest* 2012；42：1-16.

[7] Hall P，Cairns D，Garner A，*et al*.（2014）. *The future for diagnostic tests of acute kidney injury in critical care：evidence synthesis，care pathway analysis and research prioritisation*. Available from：www.nets.nihr.ac.uk/projects/hta/1311613（accessed 11 July 2016）.

[8] Ioannidis JPA. Biomarker failures. *Clin Chem* 2013；59：202-204.

[9] Johnson OA，Hall PS，Hulme C. NETIMIS：dynamic simulation of health economics outcomes using big data. *PharmacoEconomics* 2016；34：107-114.

[10] Masca NG，Hensor EM，Cornelius VR，*et al*. RIPOSTE：a framework for improving the design and analysis of laboratory-based research. *Elife* 2015；7：4.

[11] McShane LM，Altman DG，Sauerbrei W，*et al*. Reporting recommendations for tumour marker prognostic studies（REMARK）. *Br J Cancer* 2005；93：387-391.

[12] National Institute for Health and Care Excellence. *Diagnosing prostate cancer：PROGENSA PCA3 assay and Prostate Health Index. Diagnostics guidance DG17*. London：NICE，2015.

[13] Ochodo EA，Bossuyt PM. Reporting the accuracy of diagnostic tests：the STARD Initiative 10 years on. *Clin Chem* 2013；59：917-919.

[14] Pepe MS，Feng Z，Janes H，*et al*. Pivotal evaluation of the accuracy of a biomarker used for classification or prediction：standards for study design. *J Natl Cancer Inst* 2008；100：1432-1438.

[15] Petersen PH，Klee GC. Influence of analytical bias and imprecision on the number of false positive results using guideline-driven medical decision limits. *Clin Chim Acta* 2014；420：1-8.

[16] Sandberg S，Fraser C，Horvath A，*et al*. Defining analytical performance specifications：consensus statement from the 1st strategic conference of the European Federation of Clinical Chemistry and Laboratory Medicine. *Clin Chem Lab Med* 2015；53：833-835.

[17] Sölétormos G，Duffy MJ，Hayes DF，*et al*. Design of tumor biomarker-monitoring trials：a proposal by the European Group on Tumor Markers. *Clin Chem* 2013；59：52-59.

[18] Stein RC，Dunn JA，Bartlett JMS，*et al*. OPTIMA prelim：a randomised feasibility study of personalised care in the treatment of women with early breast cancer. *Health Technol Assess* 2016；20：10.

[19] Van den Bruel A，Price C，Deakin C，*et al*.（2014）. *Diagnostics forum 2014 report. Changing the landscape of adoption of diagnostics*. Available from：www.oxford.dec.nihr.ac.uk/reports-andresources/2014-uk-diagnostic-forum/diagnostics-forum-report-2014-final.pdf（accessed 11 July 2016）.

[20] Whiting PF，Rutjes AW，Westwood ME，*et al*. QUADAS-2：a revised tool for the quality assessment of diagnostic accuracy studies. *Ann Intern Med* 2011；155：529-536.

第14章

循环肿瘤衍生核酸在肿瘤精准医疗中的应用

Charlotte Fribbens，Nicholas Turner

一、引言

分子肿瘤学、基因组学和生物信息学的新发展促进了人们对癌症生物学特性的认识，并为研究人员和临床医师提供了研究工具，我们可以根据肿瘤的特定基因组信息来诊断和治疗癌症。

通过组织活检获得患者肿瘤相关信息的方法具有侵袭性强、价格昂贵且很难在不同时间点实行重复检测等缺陷。因此，一些创伤更小的替代方法正在开发中，它们能够更准确地反映肿瘤的异质性，更易于重复性操作，且能够实时分析肿瘤的基因组信息。

无细胞核酸包括无细胞DNA（血浆DNA）、RNA和循环小RNA（miRNA），这些核酸片段是正常细胞和肿瘤细胞通过坏死和凋亡等途径释放到血液中去的，可以用来进行液体活检分析。虽然目前有很多关于游离RNA、小RNA及外泌体的研究，但血浆DNA是其中最具临床意义的。一般血液中的游离RNA和小RNA存在于核糖核蛋白复合物或者胞外囊泡，如外泌体中。外泌体中的RNA相对稳定，适合用于液体活检分析。大部分的体液中都有外泌体存在，可用于生物标记和应用治疗靶点，关于它的研究越来越受关注。

来源于肿瘤细胞的血浆游离DNA具有高度可变性，差异很大，一般占比不到全血浆DNA的1%，被称为循环肿瘤衍生核酸DNA（ctDNA）。ctDNA多呈高度碎片化，大部分长度在160～180个碱基对，反映出血浆游离DNA是围绕在一个核小体上的。

二、分析方法介绍

利用血液提取血浆DNA来分析肿瘤特异性的操作相对简单且成本较低。样品处理过程中最大程度减少基因组DNA的释放非常重要。因此，在收集血液时最常用的是EDTA管或者BCT管，须离心2次分离血浆，提取时常使用商业试剂盒。由于正常游离DNA浓度较低，且在血清凝固的过程中会释放出正常基因组的DNA，因此从血浆中提取DNA是较好的选择。EDTA是采集血浆标本首选的抗凝剂，它可以使血浆中的DNA酶失活。目前有多种技术用于ctDNA的检测和分析，最常见的两种方法为数字PCR和高通量测序。

（一）数字PCR

数字PCR是一种高度敏感且相对廉价的核酸定量方法。它有多种方法可供应用，如点突变检测、拷贝数变异检测及基因表达分析。数字PCR法包括BEAMing、Droplet数字PCR、数字PCR及基于芯片的数字PCR。这些方法可以检测频率低至0.01%的突变，但是不能同时检测多种突变且需要对所分析的位点有所了解。

（二）高通量测序

靠向测序、全外显子测序及全基因组测序也都可以用于分析血浆里的ctDNA。靠向测序的方法可以先用多种方法富集特异的基因组区域；再基于PCR，如TAm-Seq、Ion AmpliSeq的方法，或者基于杂交捕获，如CAPP-Seq的方法来进行。该方法的优势是可降低成本，减少数据分析的工作量及时间，通过高深度的测序有助于提高低频变异的检出。同时使用包括标签法在内的多种方法减少变异检出的错误率。全基因组测序则是最全面的基因组分析方法，它不是靠向检测，因此不需要提前了解肿瘤的相关信息，这种低深度的全基因组测序被广泛应用在全基因组的拷贝数变异中。这类方法比数字PCR检测的成本高很多，所需要的时间更长，还需要大量的DNA，同时由于属于低频检测，灵敏度偏低；但它可以提供更全面的基因组分析。

三、潜在应用价值

液体活检在诊断和治疗方面应用广泛，如利用ctDNA检测微小残留病以进行针对性治疗、确定抗药性的发生发展及肿瘤的异质性。目前，ctDNA分析已大量应用在肿瘤检测及肿瘤治疗等方面。

四、近期的进展

（一）复发的早期检测

用于消灭微转移灶及防止复发的辅助治疗可能会因肿瘤的异质性而失败。目前，原发肿瘤的信息常被用来指导治疗，但这些信息和微转移灶的信息肯定有很大的不同。在肿瘤早期进行ctDNA分析可以克服这个弊端。可是由于肿瘤早期ctDNA的含量远远低于肿瘤远处转移后的含量，这使检测难度加大。最近的研究表明，通过识别和跟踪早期乳腺癌患者体内ctDNA突变情况，可以比影像学提早8个月发现肿瘤的复发。为了在肿瘤患者发生远处转移前及早根据基因类型制订相应的辅助治疗策略，人们在患者肿瘤发生的早期就开展了ctDNA的临床检验，用来筛选高风险复发人群。

（二）确定治疗目标

通过ctDNA检测可以针对特定的基因信息变化制订治疗策略，从而改善治疗结果。已有的ctDNA临床试验证明，带有*EGFR*基因阳性突变的非小细胞肺癌患者对吉非替尼药物敏感；这类患者如果不能使用肿瘤组织活检，则用ctDNA检测*EGFR*突变就成为一种有效的手段。

目前已确定了根据患者肿瘤组织的分子分型来确定治疗策略的筛查流程。虽然有一些治疗是依据转移灶组织活检的结果来确定的，但大部分治疗是根据原发灶的肿瘤组织活检而定的。一些最新的研究显示，肿瘤中的分子分析具有一定的潜在局限性。乳腺癌原发灶的*PIK3CA*基因突变分析并不能预测PI3K通路抑制剂buparlisib的疗效，但通过分析ctDNA却能实现它的实时预测。

通过ctDNA检测肿瘤靠向基因从而确定药物治疗人群的"篮子试验"正在进行中。一些基因突变高频率出现（如乳腺癌中的*PIK3CA*基因，肺癌中的*EGFR*基因），但也有很多罕见的变异。这些变异可以提供良好的治疗靶点，不过单个临床试验中研究它们是不现实的，然而基于ctDNA分析，通过1次临床试验筛选大量患者的基因突变和拷贝数变异却可以解决这个问题，同时这些基因变异还可作为新药的靶点。

（三）治疗的有效性和耐药性

有一些蛋白类生物标志物已经被用来指导判断药物的治疗效果，如前列腺特异抗原和CA-153，但在远处有转移的患者中这类标志物却不一定升高，且检测的特异性也不高。然而ctDNA水平的检测可以监测疾病进展及预测疗效。虽然理论上讲该技术具有提供个体化治疗持续时间的可能性，但目前还没有见到这方面临床应用的报道。

通过筛查ctDNA的新发突变还可以监测治疗中的耐药反应。在结直肠癌中*KRAS*突变者可对EGFR抗体药物呈耐药性，而在乳腺癌中，ctDNA的*ESR1*基因突变提示对芳香化酶抑制剂呈耐药性。

在Ⅰ期临床试验的部分患者中，ctDNA分析能有效用于监测肿瘤靶向治疗的效果。通过检测这些突变，可以比影像学方法更早地发现耐药。目前，由于大多数肿瘤组织不能反复取材，这样就不能及时有效获取治疗过程中产生的变异信息；此时的治疗方案只能根据肿瘤原发灶的活检确定，一旦发现临床进展后才进行治疗方案的变更。

（四）肿瘤间和肿瘤内异质性的鉴定

肿瘤存在异质性，肿瘤组织内、原发灶和转移灶、转移灶内及转移灶之间都存在这种异质性。一般一次组织活检不一定就可以检测到肿瘤驱动基因突变，ctDNA可以轻松实现多次检测，直到发现肿瘤新克隆出现，且在临床进展之前就及时改变治疗策略。目前，有一些关于ctDNA的临床试验正在进行中，从而确认这种方法能否改善临床治疗效果。

五、结论

循环肿瘤核酸在肿瘤诊治方面具有巨大的应用价值。液体活检出现在辅助治疗中有助于疾病微残的检测，在晚期肿瘤治疗中能筛选治疗靶点及抗药的早期筛查。随着数字PCR和高通量测序技术的快速发展，ctDNA技术也将因其检测周期缩短、成本下降及检测灵敏度和特异度的提高而得到广泛应用。然而，该技术在作为临床常规手段之前，这些技术的应用需要进行标准化，各中心之间的结果也需要被验证来保证结果的一致性。尽管临床运用在不久就会开始，但ctDNA分析方法的应用必须建立在对不同肿瘤、不同治疗策略进一步验证的基础上。

（刘运超 译 赵 平 审校）

参 考 文 献

［1］Alioto TS，Buchhalter I，Derdak S，*et al*. A comprehensive assessment of somatic mutation detection in cancer using whole-genome sequencing. *Nat Commun* 2015；6：10001.

［2］André F，Bachelot T，Commo F，*et al*. Comparative genomic hybridisation array and DNA sequencing to direct treatment of metastatic breast cancer: a multicentre, prospective trial (SAFIR01/UNICANCER). *Lancet Oncol* 2014; 15: 267-274.

[3] Baselga J, Im S-A, Iwata H, *et al. PIK3CA* status in circulating tumor DNA (ctDNA) predicts efficacy of buparlisib (BUP) plus fulvestrant (FULV) in postmenopausal women with endocrine-resistant HR+/HER2- advanced breast cancer (BC). First results from the randomized, phase III BELLE-2 trial. Presented at: 38th Annual San Antonio Breast Cancer Symposium, San Antonio, TX, USA, 8-12 December 2015. Abstract S6-01.

[4] Dawson SJ, Tsui DW, Murtaza M, *et al.* Analysis of circulating tumor DNA to monitor metastatic breast cancer. *N Engl J Med* 2013; 368: 1199-1209.

[5] Douillard JY, Ostoros G, Cobo M, *et al.* Gefitinib treatment in *EGFR* mutated Caucasian NSCLC: circulating-free tumor DNA as a surrogate for determination of *EGFR* status. *J Thorac Oncol* 2014; 9: 1345-1353.

[6] Forshew T, Murtaza M, Parkinson C, *et al.* Noninvasive identification and monitoring of cancer mutations by targeted deep sequencing of plasma DNA. *Sci Transl Med* 2012; 4: 136ra68.

[7] Frenel JS, Carreira S, Goodall J, *et al.* Serial next generation sequencing of circulating cell-free DNA evaluating tumor clone response to molecularly targeted drug administration. *Clin Cancer Res* 2015; 21: 4586-4596.

[8] Fribbens C, O'Leary B, Kilburn L, *et al.* Plasma *ESR1* mutations and the treatment of estrogen receptor-positive advanced breast cancer. *J Clin Oncol* doi: 10.1200/JCO.2016.67.3061.

[9] Garcia-Murillas I, Schiavon G, Weigelt B, *et al.* Mutation tracking in circulating tumor DNA predicts relapse in early breast cancer. *Sci Transl Med* 2015; 7: 302ra133.

[10] Gerlinger M, Rowan AJ, Horswell S, *et al.* Intratumor heterogeneity and branched evolution revealed by multiregion sequencing. *N Engl J Med* 2012; 366: 883-892.

[11] Heitzer E, Ulz P, Belic J, *et al.* Tumor-associated copy number changes in the circulation of patients with prostate cancer identified through whole-genome sequencing. *Genome Med* 2013; 5: 30.

[12] Heitzer E, Ulz P, Geigl JB. Circulating tumor DNA as a liquid biopsy for cancer. *Clin Chem* 2015; 61: 112-123.

[13] Kinde I, Wu J, Papadopoulos N, *et al.* Detection and quantification of rare mutations with massively parallel sequencing. *Proc Natl Acad Sci USA* 2011; 108: 9530-9535.

[14] Misale S, Yaeger R, Hobor S, *et al.* Emergence of *KRAS* mutations and acquired resistance to anti-EGFR therapy in colorectal cancer. *Nature* 2012; 486: 532-536.

[15] Moorcraft S, Gonzalez de Castro D, Cunningham D, *et al.* FOrMAT: Feasibility of a molecular characterization approach to treatment of patients with advanced gastrointestinal tumors. *J Clin Oncol* 2015; 33 (suppl 3): abstract TPS227.

[16] Murtaza M, Dawson SJ, Pogrebniak K, *et al.* Multifocal clonal evolution characterized using circulating tumour DNA in a case of metastatic breast cancer. *Nat Commun* 2015; 6: 8760.

[17] Newman AM, Bratman SV, To J, *et al.* An ultrasensitive method for quantitating circulating tumor DNA with broad patient coverage. *Nat Med* 2014; 20: 548-554.

[18] Norton SE, Lechner JM, Williams T, Fernando MR. A stabilizing reagent prevents cell-free DNA contamination by cellular DNA in plasma during blood sample storage and shipping as determined by digital PCR. *Clin Biochem* 2013; 46: 1561-1565.

[19] Rothe F, Laes JF, Lambrechts D, *et al.* Plasma circulating tumor DNA as an alternative to metastatic biopsies for mutational analysis in breast cancer. *Ann Oncol* 2014; 25: 1959-1965.

[20] Schiavon G, Hrebien S, Garcia-Murillas I, *et al.* Analysis of *ESR1* mutation in circulating tumor DNA demonstrates evolution during therapy for metastatic breast cancer. *Sci Transl Med* 2015; 7: 313ra182.

Angela Fenwick，Anneke Lucassen

第15章 精准肿瘤学/癌症遗传学的伦理问题

一、引言

精准医疗是一种为个人量身定制的治疗方案。由于个体间存在遗传差异，他们所患的肿瘤也存在特定的遗传变异，因此针对个人基因组变异实现靶向精准治疗是可行的。随着新一代快速基因检测技术（如全基因组测序）的出现，这种个性化定制变得更加清晰并有望实现。这些新技术促进了医学的重大变革，但同时也带来了伦理挑战。虽然这些机遇和挑战不是基因组学所独有的，然而面对正以惊人的速度发展和进步的科学技术，伴随而来的伦理问题就特别值得人们关注。

本章中我们将概述一些关键议题和新一代基因组技术带来的问题。应该说肿瘤携带的突变信息一般不会引发伦理问题，但对可能引发家庭关系紧张的胚系突变信息我们应特别关注。

二、保密性问题

对个人而言，胚系遗传信息是个体性的，但在某种程度上具有家族性（如某些遗传变异与其他家族成员有潜在相关性）。与传染病的医疗管理相似，专业医学人员发现个体的问题后希望能够对其亲属相应的风险进行预警。如果个人愿意有效地与家人分享信息，那么就不会产生保密性的问题。不过如果一个人发现自己携带与癌症高风险相关的*BRCA1/BRCA2*突变，而他不愿意或不能将信息分享给亲属，或者医学专业人员知晓了这些信息但不能确定其他亲属是否知道他们的风险，这时就会产生保密性问题。

英国综合医学委员会提出指导意见，对个人基因组信息的保密不应是绝对的，如医学专业人员未经个人同意告知有风险的亲属相关信息，这种行为并不一定不合适。尽管如此，许多情况下医学专业人员面对患者家庭成员时，仍有可能对自身职责不够明确，如到底由谁负责与患者家人沟通？什么时候即使违反保密性也应该将患者信息告知其家人？已知不同的遗传突变可能产生不同的癌症风险，那么风险达到什么程度会最终打破平衡导致癌症？既然采取干预措施（如监测和治疗）有可能阻止高风险亲属受到伤害，那么医学专业人员是否更应该有责任向他们传递信息？此外，即使没有干预措施，家庭成员是否有权知道他们的患病风险？如果家庭成员有权利，那谁有义务保障这项权利得以实施？

保密个人信息是患者传统医护方法的基本原则。保密原则适用于个人，但是当医学专业人员知道该疾病信息可能影响或适用于不止一个人时，这项保密原则如何实施就使医学专业人员感到困惑。随着基因组学向个体化方向发展，这种困难的局面会常出现。解决困局的一种方法是将相互关联的临床信息和基因组信息分开保存并区别对待，如与卵巢癌有关的临床信息是个人的，而遗传性易感基因突变是家族性的。如果从个体层面考虑保密性，除非违背保密原则能防止严重的伤害，基因组信息应默认是保密的。如果从家族层面考虑保密性，除非有迫不得已的理由，基因组信息应该被分享给有风险的亲属。分享信息时不应透露患者信息，如"××不幸患了乳腺癌"可表述为"您的家人有乳腺癌患病风险"。

三、意外发现的处理

遗传检测中经常出现与测试目的无关的意外发现，全基因组测序更增加了这种可能性。事实上随着基因组信息解读水平的提高，偶然发现变得不再意外，它可能成为预料之中的情况。偶然发现其可能与风险、预后和诊断相关，而且很可能因临床意义未明，使得知情同意和信息公开变得更加复杂。例如，在尚不知道基因检测结果细节信息及结果怎样被公开的情况下，患者能在多大程度上对基因检测给出有效的知情同意。

通常认为基因检测中的偶然发现其本身是明确和具有高度预测性的，然而目前的基因组信息往往与此目标相去甚远。关于偶然发现的争论，人们已提出许多问题，如它代表的风险是否准确，风险到底有多高等。只有提前了解这些问题，才能将信息传递给患者。近些年出现的"充分知情同意"并不适用于基因组学，到底什么形式的知情同意才是可接受的呢？有学者建议让患者同意较为广泛的研究结果，如对具有"临床效用"的结果进行处理，但这种方式也存在问题，因为患者和专业医学人员会质疑知情同意的内容究竟是什么？甚至不同意这样做。此外，如果规定不能公开目前没有"临床效用"的信息，那么医学专业人员是否有义务随访患者并在发现"临床效用"后公开信息。

四、儿童遗传检测

为了诊断和治疗儿童期的遗传性肿瘤，医学专业人员常对儿童进行遗传检测（如全基因组测序），但全基因组测序可能预测出儿童在成年后的癌症风险。这里产生的伦理问题是，儿童此时并没有能力决定自己是否愿意了解及何时了解自己的遗传特征，而且有的风险在儿童成年之前不能采取任何措施。除非遗传检测在当时就能产生临床效用，或者符合孩子的最大利益，既定的共识认为遗传检测应该推迟到孩子能自行做决定的年龄。

全基因组测序比靶向测序更容易发现成年期癌症风险的预测信息。例如，一名儿童的全基因组数据可能提示其在成年期有乳腺癌的患病风险。医学专业人员是应该立即将信息告诉儿童的父母，还是保留至孩子成年后再告诉她自己？在孩子成年后谁负责进行随访？当患病风险信息具有临床效用后，何时应该告诉她？通常不建议儿童做有关成年期患病风险的检测，专业医学人员在面对儿童的全基因组数据时是否一开始就应回避成年期患病风险的分析？假如患病风险是家族性的（由某个家庭成员遗传给孩子），了解信息能阻止疾病对该家庭成员造成伤害，这种情况应该如何处理？有学者指出，对不清楚自己有无患病风险的家长而言，在儿童的基因检测数据中分析和发现成年期患病风险是有好处的，它正好弥补了风险信息对儿童造成的潜在不利影响。

五、产前筛查

在受孕前，妊娠期间或者胚胎植入前做筛查使得人在出生之前就有可能接受基因检测。有的家庭癌症遗传风险高，他们有时会要求做胚胎植入前的遗传学诊断，从而避免经历人为的终止妊娠。但检测成本、检测成功率和遗传不完全外显率等因素还是会让个人或夫妇很难做出抉择。

产前基因检测有可能发现异常信息（如妊娠期间的检测发现胎儿有高风险致癌基因突变）。检测范围越大，偶然发现的可能性越高。一些健康风险未知的胎儿基因突变信息增加了知情同意的困难度。从全面的产前检测中获知胎儿突变信息后，孕妇可能会做出终止妊娠的决定。假如胎儿突变信息与癌症高风险有关，而且只在成年后才发生，那么父母很可能不知道该如何处理。也很可能误解胎儿突变信息而导致不必要的终止妊娠。还有一些伦理问题，如信息不准确怎么办？信息应该何时向谁公开？怎样存储以备将来使用？目前的卫生系统能否实现长期存储和调用？

一般而言，卫生系统应设立有关机构在适当的时候将信息传递给合适的专家，尤其是医学专业人员发现了其非专业领域的基因检测结果（如社区儿科医师发现了一个成年期肠癌的患病风险）之后。

总结基因组学技术在精准医疗中的应用有利于诸多癌症的诊断和治疗，但与此同时，人们也应该认真考虑技术进步所带来的伦理问题。

（钟　夏译　赵　平　审校）

参 考 文 献

［1］Bredenoord AL，Onland-Moret NC，Van Delden JJ. Feedback of individual genetic results to research participants：in favor of a qualified disclosure policy. *Hum Mutat* 2011；32：861-867.

［2］Crawford C，Foulds N，Fenwick A，*et al*. Genetic medicine and incidental findings：it is more complicated than deciding whether to disclose or not. *Genet Med* 2013；15：896-899.

［3］Dheensa S，Fenwick A，Lucassen A. 'Is this knowledge mine and nobody else's？ I don't feel that.' Patient views about consent，confidentiality and information-sharing in genetic medicine. *J Med Ethics* 2016；42：174-179.

［4］Dheensa S，Fenwick A，Shkedi-Rafid S，*et al*. Health-care professionals' responsibility to patients' relatives in genetic medicine：a systematic review and synthesis of empirical research. *Genet Med* 2016；18：1-12.

［5］Lucassen A，Parker MP. Confidentiality and sharing genetic information with relatives. *Lancet* 2010；275：1507-1509.

［6］Shkedi-Rafid S，Dheensa S，Crawford G，*et al*. Defining and managing incidental findings in genetic and genomic practice. *J Med Genet* 2014；11：715-723.

第二部分
案例研究

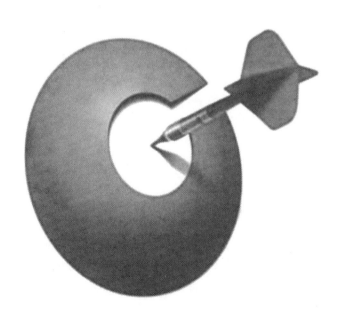

病例分享1　*BRCA1*基因突变的乳腺癌患者治疗

M.H. Ruhe Chowdhury，Ellen R. Copson

📖 病例回顾

> 患者，女性，32岁，右侧乳腺发现肿块6周。
>
> 除了10年前的一次阑尾切除术外，患者的病史中没有任何其他症状，一般状况良好。既往没有定期用药的经历和已知的药物过敏反应。
>
> 患者有一个明确的恶性疾病家族史：患者姐姐在39岁时被诊断为乳腺癌，患者的姑姑在43岁时被诊断为乳腺癌，患者的奶奶在55岁时被诊断为卵巢癌。
>
> 患者不吸烟，每周的乙醇摄入量在10个单位以下。患者和配偶及2岁的女儿一起生活。患者有一个哥哥、一个姐姐和一个妹妹。
>
> 体检发现患者的右侧乳腺中有个明显的肿块。除此以外，没有明显的淋巴结肿大或其他明显症状。
>
> 钼靶和超声检查：右侧乳腺外上象限发现一个可疑的26mm的肿块。粗针穿刺组织活检确认为低分化浸润性导管癌，雌激素受体阴性（0/8），孕激素受体阴性（0/8）和人表面生长因子受体2（HER2）阴性（1＋免疫组化）。乳腺MRI确认了右侧乳腺的单侧病灶。无腋窝淋巴结转移的放射学证据。
>
> 多学科会诊（MDT）建议进行新辅助化疗，接着进行肿瘤外科切除。快速的基因检测发现一个认为是致病性的*BRCA1*突变。
>
> 在6个疗程的新辅助化疗之后，患者达到了影像上的完全缓解。随即接受了乳房切除术和前哨淋巴结活检。组织切片显示病理学完全缓解（pCR）。

📖 关注热点

1. 患者接受*BRCA1/BRCA2*突变检测的适应证是什么？
2. 这位患者最优的系统治疗方案是什么？
3. 为这位患者推荐乳腺外科手术时，什么是应该考虑的？
4. 对于这位患者，预防性的双侧输卵管卵巢切除术（BSO）的作用是什么？
5. *BRCA1*突变的发现，对于其他家族成员的提示是什么？

1. 患者接受*BRCA1/BRCA2*突变检测的适应证是什么？

据估计，约5%的乳腺癌患者携带高外显率的癌症易感基因*BRCA1*（17号染色体）和*BRCA2*（13号染色体）的突变。在英国*BRCA1/BRCA2*突变的发生率是1/10 000 ～ 1/500，由此可以预估发生率与族群有关。*BRCA1*突变的携带者到了70岁有50% ～ 80%的乳腺癌累积发病率，终身具有40%～60%的卵巢癌发病风险（图2-1-1）。

依据这位患者的家族史和她在40岁之前查出的三阴性乳腺癌，符合NICE 2013家族性乳腺癌条件，需转诊到专业的遗传门诊就诊。转诊后是否进行*BRCA*基因检测要根据个人携带该基因突变的概率而定；这可以利用公认的评价工具，如BOADICEA（http://ccge.medschl.cam.ac.uk/boadicea）和Manchester评分系统及家族史与肿瘤病理学结果来计算。NICE 2013指导建议，如果一个人的*BRCA1/BRCA2*突变概率超过10%，那么她就应该接受基因检测。

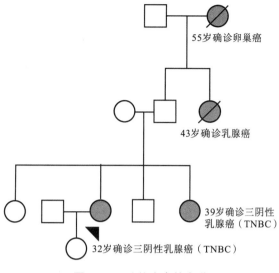

图2-1-1　这位患者的家谱

据估计，约80%携带*BRCA*突变的乳腺癌患者属于雌激素受体阴性、孕激素受体阴性、HER2阴性，即三阴性乳腺癌（TNT）。即使没有乳腺癌的家族史，40岁不到即诊断为TNT的女性患者中也有15%携带*BRCA1/BRCA2*突变。这一患者群现在符合*BRCA*检测的标准。

尽管NICE 2013指导不提倡在临床试验以外加速*BRCA*测试（在癌症诊断的4周内），但在一些专业中心里已经接受用这一途径来指导治疗的选择。不管是含糊的［没有明确意义的DNA变异（VUS）］，还是明确的阳性或阴性结果，所有进行*BRCA*突变检测的患者都需要给予专业咨询。并且无论携带有致病性*BRCA*突变患者还是DNA VUS的患者，也都应该把结果交给临床遗传团队充分讨论这些结果的临床意义。

2.这位患者最优的系统治疗方案是什么？

一直到今天，由于缺少胚系*BRCA*突变影响治疗效果的有效证据，同时很难通过获取的*BRCA*突变筛选结果及时改变治疗选择，因此，携带*BRCA*突变的早期乳腺癌患者，接受的还是和没有突变者一样的常规系统治疗。然而，已经有越来越多的人开始对于*BRCA1*携带者采取铂类药物治疗感兴趣。因为致病性*BRCA*突变携带者有DNA同源重组的修复缺陷，而铂类药物可以引起内链DNA的交联；因此，有学者推论与未携带*BRCA*突变的癌症相比，携带此突变的癌症对铂类药物更敏感。TNT患者的一系列临床试验也表明，与未携带此突变的患者相比，携带*BRCA*突变的患者更能从卡铂治疗中获益。不过近期的一些临床试验证据显示，对于早期乳腺癌来说这一推论尚有不符的情况。

GeparSixto是一个关于三阴性乳腺癌和HER2阳性乳腺癌二期的临床试验，在新辅助治疗中观察将卡铂加入到蒽环类药物、紫杉醇和贝伐珠单抗中对治疗的影响。结果发现，在TNT亚组（$n=315$）中，加卡铂组的pCR由36.9%增加到了53%（$P=0.005$），无病生存率由76.1%增加到了85.8%（$P=0.0350$）。与对照组相比，加了卡铂的*BRCA*野生型患者组的pCR相对危险度（odds ratio）是2.09，突变患者组的是1.6，这个差异在统计学上没有显著意义。有一项对外科手术摘除的443个Ⅱ期和Ⅲ期的三阴性乳腺癌患者进行的临床试验

（CALGB40603），患者用新辅助治疗，其中加或者不加紫杉醇，联合或者不联合贝伐珠单抗，然后都使用多柔比星和环磷酰胺。这些患者随机接受卡铂或者贝伐珠单抗治疗，有的患者加上了紫杉醇，然后加蒽环类药物的化疗。该试验结果显示，接受卡铂治疗组的pCR率（乳腺和腋下）是54%，而没有接受卡铂组的pCR是41%（$P < 0.0029$）。但是否使用卡铂对无病生存率和总生存率都没有影响。关于$BRCA$状态是否对化疗有影响的证据正在收集。

到目前为止，由于样本量太小，关于卡铂治疗对于$BRCA$突变的早期TNT患者治疗效果的研究还没有得到有力证据来证明$BRCA$状态和铂类药物敏感性的联系，利用pCR来替代长期疗效的观察也还存在争议。更深入调查铂类药物对$BRCA$突变和三阴性乳腺癌疗效的临床试验正在进行中。

多聚（二磷酸腺苷核糖）聚合酶（PARP）抑制剂是能够抑制参与DNA修复的一类药物，它可以使带有$BRCA$突变的细胞不能够进行有效的DNA修复，因此能够利用该点促使突变细胞死亡。PARP抑制剂已经证明在携带$BRCA$突变的卵巢癌治疗中有效。研究PARP抑制剂对乳腺癌治疗效果的一些临床试验也正在进行中。

3.为这位患者推荐乳腺外科手术时，什么是应该考虑的？

外科手术计划应经多学科会诊充分讨论，最终的决定要看临床反应的等级，兼顾治愈的目标，同时需要尊重患者的选择。对于已知携带$BRCA$突变的患者还有下面一些额外的问题需要考虑。

（1）如果进行乳房保留手术，会存在患侧乳腺新发（new primary）肿瘤和复发肿瘤的风险。

（2）对侧乳腺新发肿瘤的风险。

（3）非乳腺部位未来新发肿瘤的风险。

与常规乳腺癌患者人群相比，$BRCA$突变的携带者具有更高的二次原发乳腺癌的风险。50岁前诊断为携带$BRCA1$突变的女性患者中10年间对侧乳腺发病风险是24%，而非携带者为5.1%；其中，年轻未筛查的乳腺癌患者远处发病的风险总体上要高于对侧和患侧的乳腺新发肿瘤风险。因此，对携带$BRCA$突变患者的管理来说，尽管预防原位复发和新发疾病非常重要，但重点却是原发疾病的管理，这些都是需要经过适当评估和讨论才能决定的。

本案例中，患者显示出在放射学上的完全缓解，如果患者是一个非$BRCA$突变患者，多学科讨论可能会建议进行乳房保留手术。但考虑到本患者复发和二次原发肿瘤的风险都很高，因此，必须马上和患者进行讨论，清楚单侧或者双侧乳腺切除术的受益和风险，并且进行多个方案的比较，如保乳术后放疗，每年进行MRI和钼靶检查，并且存在以后患者仍要进行乳房切除手术的可能。潜在的$BRCA$突变患者对放疗并不禁忌，但可能会引起乳房重建选择的延迟。乳房切除和重建手术的意义也必须讨论。接受乳房植入的女性，可能会以后再接受多次重建手术，同时自体移植是一种包含高风险并发症的手术。对于TNT患者，远处转移的风险在诊断的前3年是最高的。因此，对于复发风险高的患者来说，最好是过了这一时期后选择进行预防性的手术。

4.对于这位患者，预防性的双侧输卵管卵巢切除术（BSO）的作用是什么？

研究表明，BSO能够降低绝经前$BRCA$突变女性患卵巢癌和乳腺癌的风险及与其相关的死亡率。*BRCA* 突变携带者的卵巢癌风险一般从 40 岁开始累积计算，预计在剩余生命中每 10 年的风险是 10%～15%。卵巢癌一般发病较迟，但有比乳腺癌更高的死亡率。预防性的 BSO 能够降低 *BRCA* 携带者超过 96% 的卵巢癌风险。*BRCA* 突变携带者如果已有了后代，一般建议患者进行 BSO，那些具有很强家族史的人可能也会希望尽早进行这个手术。这种决定必须在一个多学科会诊中和患者共同讨论后决定，这个会诊必须包括临床遗传学家、妇科肿瘤医师和肿瘤科医师。所有患者均须告知其手术后会导致绝经的结果。这个案例中将 BSO 手术推迟到 40 岁之后再进行是合适的，因为该患者会度过她的原发肿瘤存在复发风险的大部分时期，且在那一阶段里患者可以仅使用孕激素进行替代治疗（子宫切除术或者原位的黄体酮治疗）。

5. *BRCA1* 突变的发现，对于其他家族成员的提示是什么？

BRCA 突变是以常染色体显性的方式进行遗传的，因此 *BRCA* 突变携带者的子女都有 50% 的携带风险。患者必须尽早和临床遗传学家讨论并与相关家庭成员共享信息。在这个家庭中，兄弟姐妹和姑姑的任何孩子都必须了解突变信息，讨论利用本地区的遗传学服务来进行遗传检测的可能性。

结论与学习要点

- 对于 *BRCA* 突变患者的治疗是一个复杂的难题，必须具有完整的、大范围的 MDT 讨论。患者应参与所有决定且提供所有信息。
- 对于 *BRCA* 突变患者的治疗方案的研究进展迅速，如 PARP 抑制剂类的靶向治疗为这些患者提供了更多的治疗选择。
- 怎样对这类患者进行外科治疗应考虑多个因素，包括原发肿瘤的治疗、预防性手术、对侧手术、复发风险和患者的选择等。
- 治疗必须以治愈为目标；须充分讨论治疗方式的选择（类型和时间），是进行放化疗还是进行减少风险的乳腺外科手术，都要同时考虑。
- 外科治疗计划可能很复杂，必须进行多学科讨论。
- BSO 必须在妇科肿瘤医师的参与下讨论，同时必须考虑到在合适的时间点进行。
- 铂类化疗药物在 *BRCA* 突变患者中的地位，需进行更深入的研究来确立。
- 对于患者来说，应尽早进行遗传咨询，来帮助其和家庭成员一起讨论患病风险和选择测试。

（王俊坡　译　李　娜　陈　凯　审校）

参 考 文 献

[1] Couch FJ，Hart SN，Sharma P，*et al*. Inherited mutations in 17 breast cancer susceptibility genes among a large triple-negative breast cancer cohort unselected for family history of breast cancer. *J Clin Oncol* 2015；33：304-311.

［2］ Domchek SM, Friebel TM, Singer CF, *et al*. Association of risk-reducing surgery in *BRCA1* or *BRCA2* mutation carriers with cancer risk and mortality. *JAMA* 2010; 304: 967-975.

［3］ Finch APM, Lubinski J, Møller P, *et al*. Impact of oophorectomy on cancer incidence and mortality in women with a *BRCA1* or *BRCA2* mutation. *J Clin Oncol* 2014; 32: 1547-1553.

［4］ Heemskerk-Gerritsen BAM, Seynaeve C, van Asperen CJ, *et al*. Breast cancer risk after salpingo-oophorectomy in healthy *BRCA1/BRCA2* mutation carriers: revisiting the evidence for risk reduction. *J Natl Cancer Inst* 2015; 107: djv033.

［5］ Lostumbo L, Carbine NE, Wallace J. Prophylactic mastectomy for the prevention of breast cancer. *Cochrane Database Syst Rev* 2010; 11: CD002748.

［6］ Mavaddat N, Peock S, Frost D, *et al*. Cancer risks for *BRCA1* and *BRCA2* mutation carriers: results from prospective analysis of EMBRACE. *J Natl Cancer Inst* 2013; 105: 812-822.

［7］ National Institute for Health and Care Excellence (2013; updated 2015). *Familial breast cancer: classification, care and managing breast cancer and related risks in people with a family history of breast cancer. NICE clinical guideline 164*. Available from: www.nice.org.uk/Guidance/CG164 (accessed 10 February 2016).

［8］ Sikov WM, Berry DA, Perou CM, *et al*. Impact of the addition of carboplatin and/or bevacizumab to neoadjuvant once-per-week paclitaxel followed by dose-dense doxorubicin and cyclophosphamide on pathologic complete response rates in stage II to III triple-negative breast cancer: CALGB 40603(Alliance). *J Clin Oncol* 2015; 33: 13-21.

［9］ Tutt A, Ellis P, Kilburn L, *et al*. TNT: a randomized phase III trial of carboplatin (C) compared with docetaxel (D) for patients with metastatic or recurrent locally advanced triple negative or *BRCA1/2* breast cancer (CRUK/07/012). Presented at: 37th Annual San Antonio Breast Cancer Symposium, San Antonio, TX, USA, 9-13 December 2014. Abstract S3-01.

［10］ Valero V. Carboplatin for early triple-negative breast cancer? *Lancet Oncol* 2014; 15: 676-678.

［11］ von Minckwitz G, Loibl S, Schneeweiss A, *et al*. Early survival analysis of the randomized phase II trial investigating the Addition of Carboplatin to Neoadjuvant Therapy for Triple-Negative and HER2-Positive Early Breast Cancer (GeparSixto). Presented at: 38th Annual San Antonio Breast Cancer Symposium, San Antonio, TX, USA, 8-12 December 2015.

［12］ von Minckwitz G, Schneeweiss A, Loibl S, *et al*. Neoadjuvant carboplatin in patients with triple-negative and HER2-positive early breast cancer (GeparSixto; GBG 66): a randomized phase 2 trial. *Lancet Oncol* 2015; 15: 747-756.

病例分享2　带有DNA错配修复缺陷的结直肠癌患者的治疗

Adam P. Januszewski，Matthew Seymour，Ellen R. Copson

 病例回顾

> 患者，男性，54岁。因持续3周的排便异常及持续腹痛等症状而紧急就诊。经检查在升结肠处发现一大小约为3.5cm的肿瘤病灶，但没有发现明显的淋巴结转移及远段转移，患者经结肠镜检取组织活检，病理结果为中分化腺癌。该患者退休前是一位教师，已婚并育有两个子女，戒烟已20年。既往病史有1型糖尿病并发轻度感觉神经病变，其父在64岁时被确诊为结直肠癌。
>
> 多学科会诊建议切除肿块，患者接受了右半结肠切除术。术后最终的病理结果为升结肠低分化腺癌，分期为$pT_3pN_0（0/21）M_0V_1R_0$。免疫组化结果显示DNA错配修复蛋白*MLH1*表达缺失。患者被转诊至临床基因门诊，基因检测结果同样显示MMR基因*MLH1*存在胚系突变。
>
> 鉴于患者有1型糖尿病并发轻度感觉神经病变的既往病史，该患者不适合使用标准的FOLFOX（氟尿嘧啶＋亚叶酸＋奥沙利铂）方案进行后续化疗。综合分析患者的年龄、肿瘤组织分化程度及MMR基因状态等因素后，医师为该患者制订了6个月的FOLFIRI（氟尿嘧啶＋亚叶酸＋伊立替康）化疗方案，患者在完成该方案治疗后的5年内没有出现复发转移。

关注热点

1. 什么是DNA错配修复（MMR）功能？该功能的缺失如何导致癌症发生？
2. 遗传性MMR基因突变（林奇综合征）的临床表现是什么？临床上如何进行判断？
3. 散发性的MMR功能缺失在结直肠癌中如何发生？其与林奇综合征的区别是什么？
4. 散发性或遗传性MMR功能缺失对结直肠癌患者的预后及治疗方案选择有何影响？
5. 对于林奇综合征的高危人群应提供什么样的癌症一级和二级预防策略？

1. 什么是DNA错配修复（MMR）功能？该功能的缺失如何导致癌症发生？

DNA错配修复（MMR）功能在维持基因组稳定方面发挥着重要作用，主要负责对一些DNA复制过程中发生的错配及小片段的插入缺失进行修复。正因为如此，有效的错配修复机制可以降低基因自发突变的频率。而在MMR功能缺失的细胞中，突变频率会显著增加，最终增加细胞癌变的风险。

DNA复制过程中的错配最容易发生在微卫星区域（串联重复序列，通常由1~6个碱基组成），主要因为与非重复序列相比，重复序列的复制过程中更容易发生"滑动"错误。

微卫星的不稳定性（MSI）是指相比于正常细胞，肿瘤细胞的重复序列更容易发生单个核苷酸的插入和缺失，最终导致微卫星区域长度上的变化。MSI是由MMR缺失引起的基因层面的特征变化，可使用相关的微卫星标志物进行鉴别，根据这些位点变动的状态最终将患者划分为微卫星高度不稳定（MSI-H）、微卫星低度不稳定（MSI-L）及微卫星稳定（MSS）三种状态。在MMR缺失的患者中MSI是一种敏感性变化，但MSI状态与MMR缺失并不绝对相关，只有20%～25%的MSI是由MMR基因胚系突变造成的。免疫组化及MMR基因突变检测技术的临床应用在下面会进一步讨论。

2.遗传性MMR基因突变（林奇综合征）的临床表现是什么？临床上如何进行判断？

林奇综合征也称为遗传性非息肉性结直肠癌（HNPCC），是一种常染色体显性遗传病，临床上最显著的特点是患者早发性结直肠癌的发病风险很高；同时子宫内膜癌、卵巢癌、胃癌、十二指肠及泌尿系统肿瘤的发病率较正常人群都有明显升高；此外，胰腺癌、脑癌及皮脂腺腺瘤/腺癌的发病风险也与之密切相关。林奇综合征在正常人群中的发病率为0.1%，但在结直肠癌患者中发病率约为10%，并最终导致了2%～3%的结直肠癌。此类患者一生中罹患结直肠癌的概率高达80%，且呈现早发趋势（林奇综合征患者结直肠癌平均发病年龄为45岁，散发性结直肠癌的平均发病年龄则为69岁）。林奇综合征还具有一个共同特征，即所致的结直肠癌患者中约有70%发生于右半结肠，且同时性肿瘤和异时性肿瘤的发病率均有所增加。其典型的病理特征是存在肿瘤浸润淋巴细胞、Crohn样淋巴细胞反应及黏液/印戒分化，相比于散发性的结直肠癌，林奇综合征患者的肿瘤一般很快从腺瘤进展到腺癌，但预后却普遍较好。

有高达70%的林奇综合征患者至少在一个MMR基因（*MLH1*、*MSH2*、*MSH6*、*PMS2*）上存在胚系突变。此外，*EPCAM*的突变同样会导致*MSH2*的甲基化或基因沉默。免疫组化结果通常显示为相关蛋白缺失，DNA分析结果则显示超过90%的林奇综合征相关结直肠癌患者存在微卫星高度不稳定（MSI-H）的现象。

Bethesda指南建议根据患者的临床特征及组织学特征判断患者是否应该进行林奇综合征的筛查（表2-2-1），但是这些标准并不能准确筛选出林奇综合征。因此，英国目前主要对*MLH1*、*MSH2*、*MSH6*、*PMS2*这四个MMR蛋白进行免疫组化染色来扩大筛选林奇综合征人群的范围。有约75%的*MLH1*表达缺失的结直肠癌患者为散发性患者，因此接下来需要检测*MLH1*启动子的表观遗传学变化（*MLH1*启动子的甲基化水平及*BRAF*的V600E突变检测）。如果肿瘤在这个阶段仍未检出变化，则需进一步检测胚系突变。

本例中的患者为一位54岁男性，被确诊为低分化腺癌，虽然患者父亲被确诊为结直肠

表2-2-1 修订后的Bethesda指南

必须满足以下标准之一：

50岁前被确诊为结直肠癌

同时性/异时性结直肠癌（或其他林奇综合征相关肿瘤，如子宫内膜癌、胃癌、卵巢癌），任何年龄均可

60岁前被确诊为结直肠癌且具有微卫星高度不稳定的典型形态学特征（Crohn样淋巴细胞反应、黏液/印戒分化、髓样生长方式、低分化）

确诊为结直肠癌且1个或1个以上一级亲属患有结直肠癌或其他林奇综合征相关肿瘤，其中至少一位亲属在50岁前确诊（包括腺瘤，且确诊年龄需在40岁之前）

确诊为结直肠癌且2个或2个以上亲属患有结直肠癌或其他林奇综合征相关肿瘤，任何年龄均可

癌时已经超过50岁，但是他的病理特征提示他应该进行相关MMR功能的检测，在免疫组化结果提示*MLH1*蛋白表达缺失后，患者通过基因检测发现其*MLH1*基因存在胚系突变。

3. 散发性的MMR功能缺失在结直肠癌中如何发生？其与林奇综合征的区别是什么？

临床上只有2%～3%的结直肠癌患者是由于MMR基因发生了相关的胚系突变而产生的MSI现象，但是在散发性的结直肠癌患者中，有高达15%的人群同样具有MSI现象。这些患者中绝大多数都是由于*MLH1*或*PMS2*启动子区域的甲基化等原因导致基因表达缺失的，他们往往具备以下的特点：①不具有家族聚集性；②*MLH1*和*PMS2*的蛋白表达缺失；③*MLH1*基因的两个位点上的启动子都出现甲基化；④*BRAF*基因突变频率增高。与林奇综合征的结直肠癌患者相比，散发性的MSI型结直肠癌患者的发病年龄普遍偏大，而且随着年龄的增长，*MLH1*蛋白表达缺失的概率逐渐升高，在超过90岁的结直肠癌患者人群中，50%存在*MLH1*蛋白表达缺失的现象。

散发性的MSI型结直肠癌通常有启动子区域的CpG岛甲基化。启动子区域的胞嘧啶在DNA甲基转移酶的作用下发生甲基化，从而导致相应基因的沉默。而如果发生沉默的基因是一个抑癌基因，如*MLH1*，就有可能最终导致细胞的癌变。甲基化的现象随年龄的增长而增加，并会加速结肠内的慢性炎症。

*BRAF*基因突变在散发性的MSI型结直肠癌中发生频率更高，但是在林奇综合征的结直肠癌患者中该基因几乎不存在突变，这提示患者的预后较好。与之相反，*KRAS*突变在有林奇综合征的患者中则出现的更加频繁。无论是*KRAS*还是*BRAF*，它们的突变都会影响到上皮细胞增殖。MSI型结直肠癌患者都是由基因的表达缺失导致MMR蛋白的缺失，进而引发产生细胞内高频率突变，并最终引起了细胞的癌变。只不过两者的发病机制有所区别，林奇综合征的结直肠癌患者是由相关基因发生了胚系突变而导致了基因表达的缺失，而散发性MSI型结直肠癌患者则是由启动子区域的CpG岛出现甲基化状态而引起基因表达缺失，这两种情况都会导致突变的发生从而加速致癌。

4. 散发性或遗传性MMR功能缺失对结直肠癌患者的预后及治疗方案选择有何影响？

预后判断和药物疗效预测这两个因素可以对带DNA的MMR患者辅助治疗方案的选择产生影响。

长时间以来MMR功能的缺失在结直肠癌的治疗中一直被认为提示有较好的预后。与散发性结直肠癌相比，林奇综合征的结直肠癌患者往往能够在更早期确诊结直肠癌，降低远处转移的风险，提高患者总生存期（HR 0.67；$P < 0.001\ 2$）。这种生存期获益在所有的MSI高度不稳定的患者中都有体现，并不仅仅体现在林奇综合征的患者中。

20世纪90年代起，就有临床前研究显示MMR基因状态的改变可以增加患者对包括5-FU在内的细胞毒性药物的耐药性。大量临床数据表明，MMR功能缺失的患者无法从5-FU单药中获益，反而会带来较大的不良反应，但这类患者对奥沙利铂和伊立替康却表现出了很强的敏感性。关于奥沙利铂/5-FU联合叶酸钙在结直肠癌治疗国际研究（MOSAIC）的临床试验中，回顾性分析表明对于中危和高危的dMMR患者，有MMR功能缺失者使用5-FU和奥沙利铂的标准治疗依然是有效的，但是本病例中的患者具有1型糖尿病并发轻度感觉神经病变的既往病史，这是奥沙利铂典型的禁忌证，所以患者无法使用该方案。以往认为伊立替康并不是结直肠癌辅助化疗的有效药物，但是一项关于Ⅲ期结直肠癌患者化疗方案的研究结果（CALGB89803试验）显示，带DNA的MMR患者接受5-FU和伊立替康治疗后获益显著，这也为本病例中患者的治疗提供了理论基础。

免疫治疗的广泛应用逐渐改变了一些肿瘤的传统治疗模式。由于突变负荷较高的细胞在体内更多地被认为是一种"非自体"抗原，因此更容易被免疫检查点阻断。越来越多的证据已经显示，微卫星高度不稳定（MSI-H）的结直肠癌患者可能从免疫检查点抑制剂中明显获益。

5. 对于林奇综合征的高危人群应提供什么样的癌症一级和二级预防策略？

林奇综合征的结直肠癌患者在治疗后10年内复发的概率约为28%。目前，有两种方式可以有效降低这类患者的复发概率，一种方式是在初诊手术时对结直肠进行扩大切除；另一种方式则是进行高频率的术后监测。普通患者术后进行3年一次的结肠镜检查即可有效降低复发率和死亡率，但是林奇综合征的结直肠癌患者由于其癌变速度较快，需要每1～2年进行一次有效监测才可以使患者明显获益（尚没有相关临床试验直接比较不同筛查周期对发病率及死亡率的影响）。

有一个长期治疗意向的研究表明，林奇综合征的患者可使用600mg/d的阿司匹林进行结直肠癌的预防，坚持服用超过2年的人群结直肠癌的发病风险可降低60%（不良事件无显著差异），同时也可以降低其他林奇综合征相关肿瘤的发病。但是目前并没数据显示阿司匹林与患者死亡率之间的关系，且药物的使用时间和剂量也没有建立明确的规范。

林奇综合征的患者有必要从20～25岁起每年进行一次结肠镜的检查。对于有胃癌家族史的林奇综合征的患者也需要定期进行胃镜检查，而有泌尿系统肿瘤家族史的人群则应进行定期的尿液细胞学检查，而预防性的结肠切除术目前的临床应用还存在争议。对于女性林奇综合征患者还应重点对卵巢癌和子宫内膜癌进行筛查，可通过盆腔超声和每年经阴道检查等手段对子宫内膜厚度及子宫内膜组织进行检测。还有一些专家建议，对于一些已经完成生育的女性林奇综合征患者，可以考虑进行预防性子宫切除术及双侧输卵管卵巢切除术。

👆 结论与学习要点

- 林奇综合征是一种遗传性的癌症易感性综合征，与MMR基因的胚系突变密切相关。确诊年龄小于70岁的结直肠癌患者需检测MSI的状态或MMR蛋白的表达状态，根据免疫组化的结果指导患者进行 *MLH1*、*MSH2*、*MSH6*、*PMS2* 和 *EPCAM* 胚系突变的后续检测。
- 微卫星高度不稳定（MSI-H）提示较好的预后，但是并没有证据表明这类患者可以使用5-FU单药进行治疗。
- 散发性的微卫星高度不稳定（MSI-H）型结直肠癌主要是由 *MLH1* 基因启动子区域的甲基化导致了该蛋白表达的缺失。该部分人群普遍确诊年龄偏大，相比于微卫星稳定（MSS）状态的患者预后较好。
- 在手术过程中对结直肠进行扩大切除，或者执行严格的定期监测方案都可以有效降低相关癌症的复发。
- MSI状态的肿瘤对免疫检查点阻断表现出很高的敏感性，同时也为临床对免疫治疗的选择提供了好的生物学标志物。

（张　强　译　付振明　郑飞猛　审校）

参 考 文 献

［1］André T，de Gramont A，Vernerey D，*et al.* Adjuvant fluorouracil，leucovorin，and oxaliplatin in stage II to III colon cancer：updated 10-year survival and outcomes according to *BRAF* mutation and mismatch repair status of the MOSAIC study. *J Clin Oncol* 2015；33：4176-4187.

［2］Bertagnolli MM，Niedzwiecki D，Compton CC，*et al.* Microsatellite instability predicts improved response to adjuvant therapy with irinotecan，fluorouracil，and leucovorin in stage III colon cancer：Cancer and Leukemia Group B Protocol 89803. *J Clin Oncol* 2009；27：1814-1821.

［3］Burn J，Gerdes A-M，Macrae F，*et al.* Long-term effect of aspirin on cancer risk in carriers of hereditary colorectal cancer：an analysis from the CAPP2 randomised controlled trial. *Lancet* 2011；378：2081-2087.

［4］Carethers JM，Chauhan DP，Fink D，*et al.* Mismatch repair proficiency and in vitro response to 5-fluorouracil. *Gastroenterology* 1999；117：123-131.

［5］Hampel H，Frankel WL，Martin E，*et al.* Feasibility of screening for Lynch syndrome among patients with colorectal cancer. *J Clin Oncol* 2008；26：5783-5788.

［6］Hemminki K，Li X，Dong C. Second primary cancers after sporadic and familial colorectal cancer. *Cancer Epidemiol Biomarkers Prev* 2001；10：793-798.

［7］Popat S. Systematic review of microsatellite instability and colorectal cancer prognosis. *J Clin Oncol* 2004；23：609-618.

［8］Ribic CM，Sargent DJ，Moore MJ，*et al.* Tumor microsatellite-instability status as a predictor of benefit from fluorouracil-based adjuvant chemotherapy for colon cancer. *N Engl J Med* 2003；349：247-257.

［9］Umar A，Boland CR，Terdiman JP，*et al.* Revised Bethesda guidelines for hereditary nonpolyposis colorectal cancer（Lynch syndrome）and microsatellite instability. *J Natl Cancer Inst* 2004；96：261-268.

［10］Watson P，Lin KM，Rodriguez-Bigas MA，*et al.* Colorectal carcinoma survival among hereditary nonpolyposis colorectal carcinoma family members. *Cancer* 1998；83：259-266.

病例分享3　BRAF抑制剂治疗晚期黑色素瘤患者

Samantha Turnbull，James Larkin

病例回顾

　　患者，男性，40岁。既往身体状况良好，因近期出现呼吸困难、嗜睡、疲劳及胸痛等症状急诊就医。除儿童时期进行过阑尾切除术外，没有任何明确疾病史和用药史，也没有任何药物过敏史。患者的运动耐量已经恶化到只能进行短距离的运动，其ECOG身体状况评分为2分。检查中发现患者的左腋下可扪及一个较大肿块，睾丸检查结果正常，但患者的乳酸脱氢酶（LDH）高达1241IU/L（正常范围为160～430IU/L），生殖细胞的肿瘤标志物则在正常范围内。胸部X线片显示患者的双侧肺野均有肿块。CT检查结果显示患者双肺存在多个结节，双侧的腋窝淋巴结肿大，左侧胸腔积液合并肝转移。脑部CT的检查结果正常，未发现转移灶。

　　患者腋窝处病灶活检结果显示溃疡结节性黑色素瘤并*BRAF*基因V600E突变。

　　2天后，患者在轮椅上接受了肿瘤科医师的详细检查。此时ECOG身体状况评分为3分。基础心电图正常，患者校正的QT间期（QTc）为470ms。患者开始使用丝氨酸/苏氨酸蛋白激酶BRAF抑制剂如维罗非尼进行治疗，使用剂量为每次960mg，每日2次。4周后，患者的腋窝淋巴结明显缩小，嗜睡、呼吸急促等症状也有所改善，但是心电图的QTc间期延长为525ms。维罗非尼停药2周后，心电图的QTc间期恢复至正常范围。然后患者恢复维罗非尼的使用，剂量调整为每次720mg，每日2次。使用该方案3个月后，患者的影像学检查有了显著的改善，尤其是呼吸困难问题得到了很好的缓解。复诊时ECOG身体状况评分改善为1分，CT检查结果显示肺部和淋巴结的转移灶都有所减少，乳酸脱氢酶下降至378IU/L。

　　接下来2个月该患者的病情保持相对的稳定，但通过进一步的检查发现，其乳酸脱氢酶又升高了，且在腹股沟区域出现了新的、可触及的淋巴结，并同时扪及4cm的肝大。CT检查结果证实了患者正处于疾病的进展期，医师考虑给患者使用免疫检查点抑制剂派姆单抗（pembrolizumab）作为二线的免疫治疗方案。

关注热点

　　1.*BRAF*突变的分子机制是什么？

　　2.黑色素瘤的治疗过程中使用BRAF抑制剂有何证据？

　　3.使用BRAF抑制剂有何不良反应？

4.BRAF抑制剂产生耐药性的机制是什么？

5.对*BRAF*突变黑色素瘤进行联合治疗的依据是什么？

1.*BRAF*突变的分子机制是什么？

约40%的黑色素瘤患者存在*BRAF*基因的突变，*BRAF*基因是锌指和同源框2（RAF）家族的一员，其他成员还包含*ARAF*和*CRAF*（也被称为*RAF1*）。它们在有丝分裂原活化蛋白激酶（MAPK）通路中发挥着重要的作用，参与调控细胞的生存、增殖、分化与血管生成等生理过程。这条通路会被细胞表面的受体激活［如受体酪氨酸激酶，表皮生长因子受体（EGFR）］，当这些受体与生长因子在细胞微环境中结合后就会触发一系列的反应，包括细胞内的信号级联反应及RAF、鼠肉瘤（RAS）、胞外细胞信号转导激酶（ERK）、MEK激酶等蛋白的磷酸化。本案例中的*BRAF*突变，会导致整条通路的活化，而且不需要RAS基因介导，最终导致细胞周期异常（图2-3-1）。

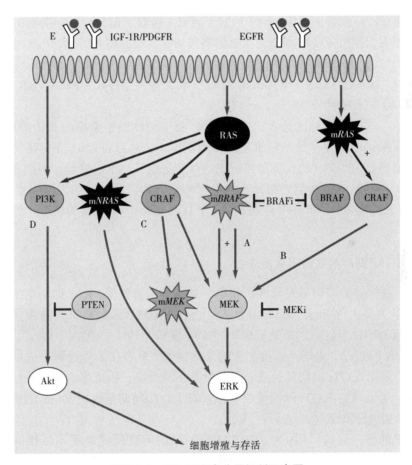

图2-3-1 *BRAF*突变分子机制示意图

A. *BRAF*突变引起MAPK通路的过度激活，并最终导致细胞的异常增殖与存活。B. 在*BRAF*未突变的细胞中，BRAF抑制剂可以通过CRAF基因引起通路的异常活化，存在*RAS*突变的细胞可能会发展为鳞状细胞癌，这种副作用可以通过联用MEK抑制剂进行克服。C. MAPK通路中的其他信号导致的通路活化可以导致BRAF抑制剂的耐药，如NRAS（m*NRAS*）、MEK（m*MEK*）以及CRAF的突变都会导致BRAF抑制剂的耐药。D. PTEN的缺失会导致PI3K通路的激活，同时也会导致BRAF抑制剂耐药性的产生。E.其他耐药机制（如通过PDGFR或IGF-1R等RTK基因激活通路）：可以通过相关受体激活MAPK通路或PI3K通路，使得细胞可以在BRAF抑制剂存在的情况下存活无论是在原发性黑色素瘤还是在转移性黑色素瘤中，无论是躯干黑色素瘤还是浅表扩散型或结节型黑色素瘤，*BRAF*基因的突变都与低龄化关系密切。虽然突变比例不及黑色素瘤患者，但是*BRAF*的突变在结直肠癌、甲状腺癌及肺癌等多种恶性肿瘤中都较为常见。

*BRAF*的单核苷酸突变会导致蛋白激酶结构域的第600个位点的缬氨酸被甘氨酸（V600E）、赖氨酸（V600K）或精氨酸（V600R）取代，进而不依赖于RTK的变化就激活MAPK通路。在*BRAF*的突变类型中，V600E所占比例最大，可以达到80%；V600K其次（在有些案例报道中可以达到20%）。

2. 黑色素瘤的治疗过程中使用BRAF抑制剂有何证据？

包括达拉非尼和维罗非尼在内的BRAF抑制剂可以在BRAF突变的黑色素瘤患者治疗中使用，即使ECOG评分很差的患者仍能起到快速缓解的作用。BRIM-3试验（维罗非尼对比达卡巴嗪在转移性黑色素瘤初治中的效果研究）选取了675名无法切除的Ⅲc期或Ⅳ期的黑色素瘤患者，随机接受维罗非尼或氮烯唑胺治疗，所有患者的*BRAF*基因都存在V600突变，其中91%为V600E突变。最终结果显示，与达卡巴嗪组相比，维罗非尼组的中位总生存期（OS）（13.6个月 vs 9.7个月；HR为0.7）和无进展生存期（PFS）（6.9个月 vs 1.6个月；HR为0.38）均有所延长。

BREAK-3〔达拉非尼对比达卡巴嗪在*BRAF*突变阳性黑色素瘤的初治进展期（Ⅲ期）或转移期（Ⅳ期）的研究〕是一项Ⅲ期的临床试验，该项目将250位BRAF突变的Ⅲ期或Ⅳ期黑色素瘤患者按照3∶1的比例随机分成达拉非尼组和达卡巴嗪组，对两者的疗效进行比较，与上一个实验结果相似，相比于达卡巴嗪组，达拉非尼组的无进展生存期（5.1个月 vs 2.7个月；HR为0.3）和总生存期（18.2个月 vs 15.6个月；HR为0.76）都有了明显的延长。

3. 使用BRAF抑制剂有何不良反应？

在一个开放标签的多中心安全性研究中，3326例患者接受BRAF抑制剂维罗非尼的治疗，使用剂量为每次960mg，每日2次。与上述的BRIM-3试验结果大致相同，在本次试验中最常出现的不良事件分别是关节痛（39%）、皮疹（49%）、腹泻（16%）、肝功能异常（13%）和发热（11%）。此外，值得注意的是，14%的患者在治疗过程中进展为鳞状细胞癌，10%的患者出现QTc间期延长或心律失常等不良反应，因此患者应在开始治疗前进行心电图检测，为后续监测QTc间期提供对照。对于QTc间期基线＞500ms的患者不建议使用BRAF抑制剂进行治疗。

值得注意的是，目前可用的一些BRAF抑制剂的不良反应表现不尽相同。在比较达拉非尼与达卡巴嗪的BREAK-3临床试验中，患者出现的发热概率就比上述试验中的高（39%），但是光敏性则有所降低。

鳞状细胞癌和角化棘皮瘤等皮肤病变公认属于BRAF抑制剂不良反应的体现，可以通过外科手术或者冷冻疗法进行治疗。而BRAF野生型的细胞中则有可能存在其他的突变类型（如RAS基因突变等），此时使用BRAF抑制剂不会起到理想作用，RAS基因的突变会引发细胞的异常增殖并发展为鳞状细胞癌，针对这种现象，可以通过联用BRAF抑制剂和

MEK抑制剂进行有效避免。

4.BRAF抑制剂产生耐药性的机制是什么？

对于使用BRAF抑制剂后产生的耐药性，一般认为是在用药过程中MAPK通路或者磷脂酰肌醇-3-激酶（PI3K）/蛋白激酶B（AKT）信号通路中的相关基因发生二次突变所致。由MAPK通路介导的信号通路活化可以导致NRAS或者MEK（MAP2K7）的突变，最终不再依赖BRAF抑制剂，反而产生对BRAF抑制剂的耐药。目前BRAF抑制剂的耐药性与CRAF的关系日益明显。通过CRAF介导的通路活化同样会导致BRAF抑制剂的耐药。分析原因可能是因RAF家族不同的同工酶之间可以相互切换，最终使得在应用BRAF抑制剂时产生很强的耐药型，并能够保证MAPK通路的重新激活。PI3K通路的上调，可以多种形式激活MAPK通路，进而也对BRAF抑制剂产生耐药性，最终导致肿瘤细胞的增殖。PI3K通路的上调可能有很多分子机制，如同源性磷酸酶-张力蛋白（PTEN）基因的缺失等。此外，还可以通过某些受体酪氨酸激酶［如胰岛素样生长因子Ⅰ受体（IGF-IR）］激活旁通路，这样同样也会导致异常细胞的存活，并最终导致PI3K通路的活化及血小板源生长因子受体（PDGFR）的激活。因此，无论是PI3K信号通路的激活，还是MAPK通路的重新活化都会导致BRAF抑制剂耐药性的产生，因此在治疗中也更需要合理使用BRAF抑制剂和MEK抑制剂的联合方案（图2-3-1）。

5.对BRAF突变黑色素瘤进行联合治疗的依据是什么？

MEK基因位于RAF的下游，如果作为单一因素，已有证据表明单独使用MEK抑制剂相比于化疗组可以使患者获得更长的无进展生存期。如研究曲美替尼与化疗药在进展期或转移期对BRAF V600E/K突变阳性黑色素瘤的试验（METRIC）中，患者被随机分到曲美替尼组和化疗组（氮烯唑胺或紫杉醇），结果显示，相比于化疗组，曲美替尼组患者的中位无进展生存期明显延长（4.8个月 vs 1.5个月；HR为0.45）。

将MEK抑制剂和BRAF抑制剂联合使用，能较长时间避免因产生的耐药性导致的治疗失败和肿瘤生长。

有报道联合使用维罗非尼和MEK抑制剂考比替尼组与使用维罗非尼和安慰剂组相比的治疗结果，其无进展生存期明显延长（9.9个月 vs 6.2个月；HR为0.51），在9个月的时候，维罗非尼和考比替尼组患者总生存率可达81%，相比之下，维罗非尼和安慰剂组仅为73%。

在另一组试验中，达拉非尼和曲美替尼联用组相比于仅仅使用维罗非尼组患者的无进展生存期更长（11.4个月 vs 7.3个月；HR为0.56）。在另外一项Ⅲ期的临床试验中，达拉非尼和曲美替尼联用组相比于达拉非尼和安慰剂联用组的患者也具有更长的无进展生存期（11个月 vs 8.8个月；HR为0.67）和总生存期（25.1个月 vs 18.7个月；HR为0.71）。

对于由BRAF抑制剂引起的MAPK通路的激活，可以联用BRAF抑制剂和MEK抑制剂进行治疗，这也就解释了为什么在两者联用的时候皮肤毒性的发生频率有所降低。这是由BRAF抑制剂引起的MAPK通路异常上调可以通过MEK抑制剂对抗，有效降低细胞内RAS等其他基因的突变频率，进而阻止鳞状细胞癌的产生。这种情况在维罗非尼和考比替尼联用组与单用维罗非尼，以及达拉非尼和曲美替尼联用组与单用维罗非尼的对比试验中都有所体现。联用组中出现鳞状细胞癌和角化棘皮瘤的概率仅为1%，但是在维罗非尼的单药组中，出现该皮肤毒性的概率则为18%。

结论与学习要点

- BRAF突变是黑色素瘤中常见的原癌基因，可以通过独立激活MAPK通路介导肿瘤细胞的生存和增殖。
- 使用维罗非尼、达拉非尼等BRAF抑制剂治疗*BRAF*突变型的黑色素瘤，可以使患者的无进展生存期（PFS）和总生存期（OS）明显延长。
- 使用BRAF抑制剂后会出现鳞状细胞癌等不良反应，主要是因为其他基因发生了突变，如在*BRAF*野生型的细胞中出现*NRAS*突变。
- BRAF抑制剂与MEK抑制剂的联用能有效克服BRAF抑制剂使用过程中产生的耐药性。
- BRAF抑制剂和MEK抑制剂联用方案可考虑作为治疗*BRAF*突变型转移性黑色素瘤的标准方案。

（张　强　姚　颐　译　李鹤平　审校）

参 考 文 献

[1] Burotto M，Chiou VL，Lee JM，Kohn EC. The MAPK pathway across different malignancies：a new perspective. *Cancer* 2014；120：3446-3456.

[2] Fedorenko IV，Paraiso KHT，Smalley KSM. Acquired and intrinsic BRAF inhibitor resistance in *BRAF* V600E mutant melanoma. *Biochem Pharmacol* 2011；82：201-209.

[3] Flaherty KT，Robert C，Hersey P，et al. Improved survival with MEK inhibition in *BRAF*-mutated melanoma. *N Engl J Med* 2012；367：107-114.

[4] Garrington TP，Johnson GL. Organization and regulation of mitogen-activated protein kinase signaling pathways. *Curr Opin Cell Biol* 1999；11：211-218.

[5] Hauschild A，Grob JJ，Demidov LV，et al. An update on BREAK-3，a phase III，randomized trial：dabrafenib（DAB）versus dacarbazine（DTIC）in patients with *BRAF*^V600E-positive mutation metastatic melanoma（MM）. *J Clin Oncol* 2013；31（suppl）：abstract 9013.

[6] Hauschild A，Grob JJ，Demidov LV，et al. Dabrafenib in *BRAF*-mutated metastatic melanoma：a multicentre，open-label，phase 3 randomised controlled trial. *Lancet* 2012；380：358-365.

[7] Larkin J，Ascierto PA，Dréno B，et al. Combined vemurafenib and cobimetinib in *BRAF*mutated melanoma. *N Engl J Med* 2014；371：1867-1876.

[8] Larkin J，Del Vecchio M，Ascierto PA，et al. Vemurafenib in patients with *BRAF*^V600 mutated metastatic melanoma：an open-label，multicentre，safety study. *Lancet Oncol* 2014；15：436-444.

[9] Long GV，Menzies AM，Nagrial AM，et al. Prognostic and clinicopathologic associations of oncogenic *BRAF* in metastatic melanoma. *J Clin Oncol* 2011；29：1239-1246.

[10] Long GV，Stroyakovskiy D，Gogas H，et al. Dabrafenib and trametinib versus dabrafenib and placebo for Val600 *BRAF*-mutant melanoma：a multicentre，double-blind，phase 3 randomised controlled trial. *Lancet* 2015；386：444-451.

[11] McArthur GA，Chapman PB，Robert C，et al. Safety and efficacy of vemurafenib in *BRAF*^V600E and

$BRAF^{V600K}$ mutation-positive melanoma（BRIM-3）: extended follow-up of a phase 3, randomised, open-label study. *Lancet Oncol* 2014; 15: 323-332.

[12] Nazarian R, Shi H, Wang Q, *et al.* Melanomas acquire resistance to B-RAF（V600E）inhibition by RTK or *N-RAS* upregulation. *Nature* 2010; 468: 973-977.

[13] Robert C, Karaszewska B, Schachter J, *et al.* Improved overall survival in melanoma with combined dabrafenib and trametinib. *N Engl J Med* 2015; 372: 30-39.

[14] Sinha R, Larkin J, Gore M, Fearfield L. Cutaneous toxicities associated with vemurafenib therapy in 107 patients with *BRAF* V600E mutation-positive metastatic melanoma, including recognition and management of rare presentations. *Br J Dermatol* 2015; 173: 1024-1031.

[15] Spagnolo F, Ghiorzo P, Orgiano L, *et al. BRAF*-mutant melanoma: treatment approaches, resistance mechanisms, and diagnostic strategies. *Onco Targets Ther* 2015; 8: 157-168.

[16] Su F, Viros A, Milagre C, *et al. RAS* mutations in cutaneous squamous-cell carcinomas in patients treated with BRAF inhibitors. *N Engl J Med* 2012; 366: 207-215.

[17] Villanueva J, Vultur A, Lee JT, *et al.* Acquired resistance to BRAF inhibitors mediated by a RAF kinase switch in melanoma can be overcome by cotargeting MEK and IGF-1R/PI3K. *Cancer Cell* 2010; 18: 683-695.

扩展阅读

[1] Holderfield M, Deuker MM, McCormick F, McMahon M. Targeting RAF kinases for cancer therapy: *BRAF*-mutated melanoma and beyond. *Nat Rev Cancer* 2014; 14: 455-467.

[2] Ribas A, Flaherty KT. BRAF targeted therapy changes the treatment paradigm in melanoma. *Nat Rev Clin Oncol* 2011; 8: 426-433.

[3] Welsh SJ, Corrie PG. Management of BRAF and MEK inhibitor toxicities in patients with metastatic melanoma. *Ther Adv Med Oncol* 2015; 7: 122-136.

病例分享4 转移性非小细胞肺癌与敏感*EGFR*突变患者的治疗

Leena Mukherjee，Clive Mulatero

病例回顾

　　一名71岁的女退休校长向她的家庭医师主诉，近2个月无明显诱因咳嗽和体重减轻6kg。胸部X线片提示右下肺占位病变伴右侧少许胸腔积液，考虑恶性肿瘤，患者立即转诊到当地医院的呼吸科。其病史包括高血压、甲状腺功能减退和类风湿关节炎，分别服用赖诺普利、左旋甲状腺素和布洛芬或地索帕蒙，她没有明确的药物过敏史。患者经常参加适度的运动，PS评分为1；无吸烟史，偶尔喝酒。她和丈夫一起生活，没有孩子，没有临床相关的家族病史。

　　呼吸科的诊断证实了Ⅳ期非小细胞肺癌（NSCLC）的诊断。因此，在多学科团队（MDT）讨论之后，她被转到肿瘤科。

　　胸部/上腹部CT检查：右下叶4.6cm×3.5cm大小的肿块；右侧纵隔淋巴结2.0cm（4R区短径，下气管右侧上纵隔淋巴结）；右侧胸腔少许积液；Ⅳ期转移性肺癌：$T_2N_2M_{1a}$。

　　右下叶病灶的内镜超声和细胞学检查：腺癌；细胞角蛋白7（CK-7）阳性，甲状腺转录因子1（TTF-1）阳性；*ALK*、*KRAS*、*NRAS*和*EGFR*突变状态等待结果。

　　1周后，在肿瘤科再看到这位女士时，她呼吸困难且很疲劳，PS评分已经下降到3。体检发现听诊右中肺呼吸音减弱，叩诊右中肺上部实性浊音。胸部X线片显示右侧大量胸腔积液。直接从诊所转入医院，并在影像学指导下插入右侧胸腔引流管。随后48h引流出1.2L浆液，症状得到很大程度的改善。

　　分子谱分析证实存在敏感性*EGFR*突变。

　　基因分析：*EGFR*外显子21（L858R）点突变；*KRAS*野生型；*NRAS*野生型；*ALK*重排阴性。

关注热点

　1.这个病例的治疗目的是什么？

　2.这个患者的治疗方法是什么？

　3.治疗计划的依据是什么？

　4.治疗的不良影响有哪些？

　5.什么驱使EGFR TKI出现获得性耐药？

6.接下来应该怎么办?

7.这位患者有什么未来的治疗方案?

1.这个病例的治疗目的是什么?

这个女性患者已经呈现转移性NSCLC,因此治疗的目的是症状控制,维持和最大限度地提高生活质量(QOL)及延长预期寿命。鉴于这种情况应进行姑息治疗,在采取任何抗癌治疗时都需要考虑其潜在的相关毒性。

2.这个患者的治疗方法是什么?

对于具有敏感EGFR突变的NSCLC患者,目前明确支持使用EGFR TKI的一线治疗[EGFR(表皮生长因子受体)+TKI(酪氨酸激酶抑制剂)]。

患者开始口服吉非替尼,250mg/d,治疗2d后出院。患者胸腔引流后PS评分改善到2。随后2周在门诊毒性评估中,患者的PS评分仍然为2,但出现WHO标准的2级痤疮疹、1级腹泻和1级疲劳。

排除了皮疹的感染性病因并采用了润肤剂和肥皂替代品后,建议患者使用SPF30防晒霜,并嘱出现稀便后服用洛匹替兰4mg或2mg,最大剂量为16mg/d以控制腹泻,但继续服用全剂量的吉非替尼(250mg/d,口服)。对患者的情况通过电话咨询该机构专门的肺癌护理专家进行定期检查。

吉非替尼治疗2个月后,患者的PS评分改善到1,腹泻也已经完全控制了,但痤疮皮疹仍然为2级。于是给予润肤剂的额外处方,其中包括类固醇与在脸上外用抗真菌霜。此时行CT检查对疾病进行重新评估,证实治疗部分有效(PR):肿块大小3.5cm×3.2cm(基线为4.6cm×3.5cm)。4R区淋巴结为1.2cm(基线为2.0cm),无胸腔积液。结论为PR。因此,继续服用全剂量吉非替尼。

治疗5个月后,她的痤疮样皮疹已经改善至1级,持续使用润肤剂,没有腹泻。患者的PS评分保持为1。行CT再次重新评估,显示持续的部分有效。吉非替尼继续使用全剂量。肺部肿块3.4cm×3.1cm(2个月时3.5cm×3.2cm)。4R区淋巴结为1.2cm(2个月时为1.2cm)。

第8个月的评估中,由于2级呼吸困难和疲劳,患者的PS评分已经恶化到2。痤疮皮疹仍然是1级,没有进一步的腹泻。遗憾的是,此时的CT重新评估证实疾病有进展。肺部肿块5.4cm×4.1cm(最佳反应3.5cm×3.2cm)。4R区淋巴结为1.8cm(最佳反应为1.2cm)。中度右侧胸腔积液。结论为疾病进展。

3.治疗计划的依据是什么?

2009年,与吉非替尼与卡铂/紫杉醇(IPASS)的亚洲一线试验相比,接受TKI吉非替尼的患者相对于接受标准含铂双药化疗的患者,无病生存期(PFS)和生活质量均获益。此后还有一系列文献证明,*EGFR*敏感突变患者一线使用EGFR TKI与含铂双药化疗相比,总生存期(OS)和应答率有所增加(表2-4-1)。

目前,三种EGFR TKI已被NICE许可并获得批准用于英国:吉非替尼250mg/d,口服,厄洛替尼150mg/d,口服,阿法替尼40mg/d,口服。

表2-4-1　EGFR TKI在敏感*EDFR*突变患者中一线治疗转移性NSCLC

EGFR TKI	反应速度（%）	无病生存期（PFS）（月）	总生存期（OS）（月）
吉非替尼（IPASS）	71.2	9.5	18.8
厄洛替尼（EURTAC）	64.0	10.4	22.9
阿法替尼（LUX-Lung 3）	56.0	13.6	28.2（det 19, 33；L858R, 27.6）

注：EURTAC代表厄洛替尼与化疗治疗晚期非小细胞肺癌患者*EGFR*基因酪氨酸激酶区域的研究。LUX-Lung 3代表阿法替尼对比化疗作为*EGFR*突变的NSCLC中的一线治疗

*EGFR*突变可以用来预测TKI治疗对敏感突变是否有效或有无产生抵抗EGFR TKI治疗的耐药突变（原发性和获得性）。目前的文献报道中，*EGFR*有3个定义区域（外显子18～21）通常容易发生突变且可以预测对*EGFR* TKI的敏感性，其中多数为外显子19的点突变和外显子21片段内的缺失。最常见的敏感突变是外显子19（约占*EGFR*突变的54%）和外显子21 L858R突变（约占*EGFR*突变的43%），均为两者的框内缺失（围绕氨基酸残基747～750）。与外显子21点突变（L858R）的肿瘤相比，携带EGFR外显子19缺失的肺癌（del 746～750）可能对吉非替尼更敏感；具有这种缺失的患者一线使用阿法替尼对比含铂双药化疗时表现出总生存期（OS）的增加（表2-4-2）。

表2-4-2　根据突变，LUX-Lung 3和LUX-Lung 6研究中患者组合OS数据的细分

	总生存期（OS）		
	阿法替尼	化疗	HR
所有突变	25.8（*n*=472）	24.5（*n*=273）	0.91（0.37）
del 19 和 L858R	27.3（*n*=419）	24.3（*n*=212）	0.81（0.037）
del 19	31.7（*n*=236）	20.7（*n*=119）	0.59（0.000 1）
L858R	没有说明	没有说明	1.30（0.34）

每个TKI具有略微不同的生存期情况；因此，决定治疗时必须考虑以下因素：

（1）临床益处（PFS / OS）。

（2）不良事件（如皮疹、腹泻、指甲变化、疲劳）。

（3）费用（包括存入与支取方案）。

（4）具体突变类型（如果已知）。

4.治疗的不良影响有哪些?

EGFR TKI有几个明确的不良反应，它们可以通过早期的多学科干预进行管理。许多共识性指南可用于指导毒性管理，包括Califano等的毒理管理这些针对英国患者人群提供的建议。毒理学的最佳管理旨在维持药物生物活性剂量，同时保证患者的生活质量。通过关于护肤、饮食、牙科与口腔卫生、早期症状管理及其他专业参与的教育来实现这一目标，是TKI能否将获益最大化的关键。

（1）皮肤毒性：接受EGFR TKI的患者54%～89%出现皮疹，根据需要首先选择润肤剂、肥皂替代物、防晒剂和抗组胺药/抗生素进行治疗。如果皮疹持续或变得严重，可能需要局部使用类固醇和抗真菌药治疗，还需要咨询皮肤病专家。如果皮疹严重程度达到3

级，应停止治疗，直至改善到1级或以下，此后应考虑重新确定治疗剂量。

患者中4%～57%出现甲沟炎，考虑是由周围组织的炎症引起的，主要采用浸泡、局部类固醇和抗微生物药治疗，如出现2级或更高毒性可减少剂量或中断治疗；也可根据需要按照皮肤病学/足底病处理和采用手术介入。有过度肉芽增生者可用硝酸银处理。

（2）胃肠道毒性：25%～95%的患者出现腹泻。首先应该排除感染原因，然后用补液和洛哌丁胺处理。对于3级或4级腹泻，应当中断EGFR TKI治疗，只有当腹泻改善至少达到1级时才能重新使用。

EGFR TKI治疗的患者有13%～72%出现口腔炎/黏膜炎。因此，牙科/口腔卫生至关重要，应配有适当的饮食，如柔软、温和的食物，辅以高能饮料。对于1级毒性患者，EGFR TKI主张使用盐水/碳酸氢盐冲洗结合无酒精漱口剂。可根据风险考虑是否使用抗生素、抗真菌、抗病毒的预防措施。对于2级口腔炎/黏膜炎，应考虑中断剂量并局部使用麻醉剂/黏膜涂层药。3级和4级毒性则需要住院给予缓解疼痛治疗，并且EGFR TKI不得重新服用，直至改善到1级。

5. 什么驱使EGFR TKI出现获得性耐药？

尽管在*EGFR*阳性的NSCLC患者中约70%的EGFR TKI治疗初步有效，但在无进展期9.5～13.6个月后，大多数人会出现获得性耐药。其机制可能是EGFR依赖或不依赖的，如C-Met扩增、胰岛素样生长因子受体途径的旁路激活、*ERBB2*（也称为*HER2*）扩增和*ERBB3*（也称为*HER3*）的过表达等；涉及所有激活旁路信号通路，如磷脂酰肌醇-3-激酶（PI3K）/蛋白激酶B（Akt）/雷帕霉素（mTOR）途径的靶标，激酶2（JAK2）/信号转导子和转录激活因子3（STAT3）途径，表型转化为小细胞肺癌和上皮细胞间充质转化。

造成*EGFR*依赖性耐药最常见的原因是发生T790M点的突变，其在*EGFR*基因结构域的790位氨基酸由苏氨酸替代了甲硫氨酸，并引起空间位阻效应，从而阻止其与第一代EGFR抑制剂的结合。为了克服这一点，第三代TKI已经开发出来了，即奥西替尼（AZD9291）80mg/d，在该队列中具有61%10个月PFS反应率，现在它已经被药物和保健产品监管机构许可用于治疗局部晚期或转移性NSCLC及EGFR TKI治疗后发生T790M突变的患者。

6. 接下来应该怎么办？

这位患者现在EGFR TKI治疗方面表现出快速的广泛进展。因此，选项包括停止第一代EGFR抑制剂，可以考虑再行活检（排除对小细胞肺癌的表型转化并确定是否发生克隆进化），并立即开始全身治疗，注意减少短暂的治疗间隔时间，因为有"肿瘤扩张"的风险。是否采取活组织检查和全身治疗均取决于患者是否足够耐受。

该患者目前足够健康，渴望进一步治疗，因此开始了卡铂和培美曲塞化疗。停用她的布洛芬以降低培美曲塞毒性的风险。患者化疗的第一个周期耐受良好，只有2度疲劳和1级呼吸困难，患者的PS评分回到1，计划在两个疗程之后重复CT检查以进行疾病重新评估，目标是完成4个周期和6个周期的双药化疗。不考虑培美曲塞维持治疗。

7. 这位患者有什么未来的治疗方案?

该患者的三线治疗方案包括含有/不含有尼达尼布的多西紫杉醇,血管内皮生长因子受体(VEGFR)TKI;奥昔单抗为T790M突变患者中的第三代TKI或参与临床试验药物。

结论与学习要点

- 姑息治疗必须始终优先考虑症状控制,最大化生活质量的维持,延长预期寿命,注意药物毒性。
- 一些TKI可用于NSCLC中的一线治疗,根据*EGFR*突变状态和毒性特征进行个性化选择。
- 毒性管理必须是主动和多学科的,以最大限度地提高患者的生活质量和改善结局为准。
- TKI通常发生耐药,但第二和第三代细胞毒性药物和靶向治疗可被选择,这一领域正在快速发展。

(余晓丽 译 彭 敏 李鹤平 审校)

参 考 文 献

[1] Califano R,Tariq N,Compton S,*et al*. Expert consensus on the management of adverse events from EGFR tyrosine kinase inhibitors in the UK. *Drugs* 2015;75:1335-1348.

[2] Lin Y,Wang X,Jin H. EGFR-TKI resistance in NSCLC patients:mechanisms and strategies. *Am J Cancer Res* 2014;4:411-435.

[3] Ma C,Wei S,Song Y. T790M and acquired resistance of EGFR TKI:a literature review of clinical reports. *J Thorac Dis* 2011;3:10-18.

[4] Mok TS,Wu YL,Thongprasert S,*et al*. Gefitinib or carboplatin-paclitaxel in pulmonary adenocarcinoma. *N Engl J Med* 2009;361:947-957.

[5] Rosell R,Carcereny E,Gervais R,*et al*. Erlotinib versus standard chemotherapy as first-line treatment for European patients with advanced *EGFR* mutation-positive non-small-cell lung cancer(EURTAC):a multicentre,open-label,randomised phase 3 trial. *Lancet Oncol* 2012;13:239-246.

[6] Siegelin MD,Borczuk AC. Epidermal growth factor receptor mutations in lung adenocarcinoma. *Lab Invest* 2014;94:129-137.

[7] Yang JC,Wu YL,Schuler M,*et al*. Afatinib versus cisplatin-based chemotherapy for *EGFR* mutation-positive lung adenocarcinoma(LUX-Lung 3 and LUX-Lung 6):analysis of overall survival data from two randomised, phase 3 trials. *Lancet Oncol* 2015;16:141-151.

病例分享5 KIT突变型晚期胃肠道间质瘤伴重要药物相互作用患者的治疗

Stefan Symeonides，Michael Leahy

病例回顾

　　患者，女性，68岁。主诉吞咽困难1个月。患者既往病史包括高血压、安装心脏起搏器和胃息肉。服用的药物有辛伐他汀、氨氯地平与坎地沙坦。内镜检查发现胃部一个3cm的息肉样黏膜下肿块。尽管活组织初检黏膜正常，但复查显示肿块有胃肠道间质肿瘤病变的可能。CT检查确定左侧胃壁的软组织有一个4cm的梗死。患者接受了全胃切除手术并行Roux-en-Y重建。最终的病理学报告为51mm大小的多形性（混合梭形细胞/上皮样）胃肠道间质瘤（GIST），带有6个高强区域分裂（HPF）及一个坏死区域。基因检测表明肿瘤有一个K642E外显子KIT突变。GIST多学科小组推荐使用伊马替尼辅助治疗，患者同意了。治疗完成后，影像检测无复发征兆。

　　然而，这个患者的诊治过程比较复杂。在诊断和治疗颈部结节（甲状腺切除术＋放射性碘消融治疗并发了乳头状甲状腺癌）时出现了纵隔淋巴结增大。通过结核菌素皮内/T-Spot测试，再结合患者有长期与受感染人接触的历史，还发现了干酪样肉芽肿，所以患者需要进行肺结核治疗，以上这些提示患者需要联合治疗。我们给了患者6个月的利福平、P450（CYP）3A4诱导剂。虽然该药与患者服用的辛伐他汀有熟知的相互作用，但肿瘤学中小分子抑制剂伊马替尼作为CYP3A4类药物也很常见，且利福平可使伊马替尼相关的轻微胃肠道毒性减少，因此作为补偿，将伊马替尼剂量增加了50%，用量到600mg。待利福平治疗完成后再次降低伊马替尼剂量。

　　治疗中患者出现了频繁的阵发性心房颤动，可能属于第二种主要药物与药物的交互作用（不能通过像患者佩戴的起搏器那样来矫正心律失常）。给予抗凝治疗是一种很常用的方法，但伊马替尼可以通过CYP2D6（一种脑内出血的病例报告）和口服因子Xa抑制剂通过CYP2D6与华法林相互作用。经讨论后，推迟了抗凝治疗5个月，直至伊马替尼治疗结束。患者未发现任何癌症、结核病复发和血栓栓塞事件。

关注热点

1. 哪些患者有可能受益于伊马替尼辅助治疗，推荐使用的时间是多长？
2. 个体化KIT（或PDGFRA）突变在诊断中所起的作用是什么？
3. 个体化KIT（或PDGFRA）突变对伊马替尼敏感性和剂量的影响是什么？
4. 如何识别管理药物相互作用？

1.哪些患者有可能受益于伊马替尼辅助治疗，推荐使用的时间是多长？

美国外科肿瘤学会、斯堪的纳维亚肿瘤学会、德国医学肿瘤学工作组及欧洲的一个研究治疗癌症的组织做的实验揭示了伊马替尼辅助治疗可以增加无病生存期和总生存期。这些实验的结果在2014年被NICE确定为审核伊马替尼的标准。然而，这些研究中的风险分层不同于Miettinen和Lasota所描述的当前最佳风险分层，因此NICE推荐使用Miettinen和Lasota风险分层，其高风险特征应该符合体积直径＞5cm，非胃部或者核分裂＞5/HPF（表2-5-1）。这些高风险肿瘤的患者被推荐使用辅助药物伊马替尼3年，就像这里讨论的患者风险定为6a类一样。每个质量调整生命年的成本据估计在16 700 ～ 30 000欧元。

表2-5-1　伊马替尼治疗前GIST进展（改编自Miettinen和Lasota）

组别	肿瘤变量		随访中有进展的患者其潜在的恶性发展特征，%	
	大小（cm）	有丝分裂率/每50HPF	胃GIST	小肠GIST
1	≤2	≤5	0很低	0很低
2	＞2，≤5	≤5	1.9低	4.3低
3a	＞5，≤10	≤5	3.6低	24中等
3b	＞10	≤5	12中等	52高
4	≤2	＞5	0低[a]	50高[a]
5	＞2，≤5	＞5	16中等	73高
6a	＞5，≤10	＞5	55高	85高
6b	＞10	＞5	86高	90高

注：小肠GIST预后明显较差。a表示肿瘤类别仅来自少量病例，不足以预测潜在的恶性肿瘤

2.个体化KIT（或PDGFRA）突变在诊断中所起的作用是什么？

超过80%携带GIST基因的人将会在KIT和PDGFRA基因中发生激活突变，促进肿瘤增长。这些突变主要是KIT外显子11，比较少见的突变包括外显子9、13和7。在外显子中，两个最常见的突变是K642E或者V654A突变，像该案例中的患者一样。K642E是一种主要的常见突变，而V654A是一种更常见的继发突变（抵抗）。更重要的是，这两种突变都因其可导致c-Kit信号改变而使GIST增长的致病性被熟知。对于不常见的突变，一般很难说是否致病，特别是错义突变（一个氨基酸被另一个取代），是真的致病呢（一个"驱动"）还是仅仅是一个偶然的发现（一个"过客"），需要判断。因此，临床报告的重要性就是将基因型（突变）与表现型（临床影响）联系起来。当一个致癌基因发生激活突变，特别是在肿瘤病例中，必须明确出现这种特殊的替代是否产生了一种具有结构活性的蛋白质（如肿瘤抑制基因，任何突变一旦造成蛋白质合成稳定性或功能的变化可能被认为是致病的）。

对GIST基因型的治疗指导首先是检查KIT基因外显子9、11、13、17或PDGFRA基因外显子12和18有无已知的病理突变，如果需要的话，在考虑一个GIST为野生型（无突变的）KIT /PDGFRA之前，最好对剩余的外显子进行检查。

3.个体化*KIT*（或*PDGFRA*）突变对伊马替尼敏感性和剂量中的影响是什么？

在确定一个特殊突变的作用时，重要的是评估它是否呈现出敏感性或者耐药，这是使用小分子抑制剂伊马替尼（imatinib）和舒尼替尼（sunitinib）的关键。和许多酪氨酸激酶抑制剂一样，两者是三磷酸腺苷（ATP）的模仿体，它们的第三个磷酸盐及其相关联的能量被用来作为酪氨酸激酶受体的主要催化中心，如c-Kit或血小板源生长因子受体（PDGFRA），在信号级联中磷酸化其目标蛋白。这些ATP模仿体可以访问多个不同酪氨酸激酶的催化区域（有不同的特异性）并通过阻断ATP的正常使用来抑制它们。

伊马替尼和舒尼替尼抑制c-Kit和PDGFR（以及不同程度的许多其他酪氨酸激酶）。一些激活的*KIT/PDGFRA*突变使蛋白质对伊马替尼/舒尼替尼保持敏感性，持续允许药物进入；这样可能会导致部分通过阻断通道/活动而起作用的制剂产生耐药性。

临床资料显示，伊马替尼在GIST中是积极的，主要是由于其对2/3患者带有*KIT*基因11外显子突变的GIST有效。然而，*KIT*外显子9突变对伊马替尼不太敏感，需要更高的剂量。*KIT*外显子13突变比较少见，临床治疗的敏感性不太清楚。然而，个别患者的数据显示，如患者肿瘤的K642E突变，至少对伊马替尼（数据来自于剂量可能＞标准400mg的路径）有一定的敏感性，而V654A突变具有耐药性。这些往往是肿瘤中额外的继发性突变，容易对伊马替尼的初始治疗产生耐药性。

因此，伊马替尼是这个患者首选的治疗方法。

4.如何识别管理药物相互作用？

大多数药物主要是经过一系列的分解反应通过胆汁或尿液排出体外，通常在多用途的转运蛋白进入或离开细胞的活动过程之后发生。最常见的分解酶是CYP蛋白质，尤其是CYP3A4。这些酶的化学过程通常会抑制或饱和酶的活性，或诱导产生更多这种酶。因此，正如我们所预料，许多小分子药物可以通过多种抑制或诱导类似的分解代谢途径从而相互作用影响彼此在体内的浓度。通过CYP3A4的相互作用治疗小分子癌症临床很常见。

在该患者的药物中，氨氯地平、辛伐他汀、伊马替尼与利福平都通过CYP3A4进行交互作用。药物运输、代谢和相互作用在临床及临床前都被研究过，并在各种监管当局（如药物和保健产品监管机构、欧洲药物机构、食品药品监督管理局）的许可证文件上有标识。在英国关于药品产品特性的总结可以上网查询（www. Medicines Org.uk）或在《英国国家处方集》和《Stockley药典》上查询，其中可能包括相互作用及相关管理建议。对伊马替尼来说，CYP3A4是主要的代谢途径，它能在剂量上竞争性抑制CYP2D6和CYP3A4/5；利福平使伊马替尼的血药浓度降低了50%～75%，而伊马替尼使辛伐他丁的作用增加了2～3.5倍；此外，使用伊马替尼要警惕华法林（CYP2D6）的使用。据报道，尽管国际标准化比值的密切监测将降低风险，但《Stockley药典》在关于药物相互作用的建议中指出，在同时使用利福平的情况下，伊马替尼的剂量应增加50%。

可以通过血液的直接测量或间接的方法来测定药物在体内的浓度。在癌症治疗中，可能引发剂量依赖性的药物毒性，这与本例中发生的情况类似。其他的病例包括血管内皮生长因子受体（VEGFR）抑制高血压等，这些药物的毒性作用都与临床疗效有关。

总之，未来精准肿瘤学中的药物剂量学将更多地依赖于药物基因组学，它可以在基因层面上预测个人可能出现的药物反应（如已经证明了肉搏酶、CYP等型酶）。目前这仍是一个非常重要的研究领域，只是相关的临床实践案例尚很少。

结论与学习要点

- GIST 主要由 *KIT* 或 *PDGFRA* 突变驱动。
- 伊马替尼和舒尼替尼可以抑制许多活性突变的c-Kit/PDGFR蛋白质。
- 特异性突变对致病性和药物敏感性有不同的临床意义。
- 对高危疾病的辅助治疗有一定的作用。
- 药物的相互作用潜力对于小分子癌症治疗来说是很常见的，并且对治疗有影响。
- 本章以多种方式论证了精准肿瘤学在治疗方法上的应用。
  - ——复发风险分层、鉴别最有可能受益的是辅助治疗的患者。
  - ——个别突变分析证实 *KIT/PDGFRA* 突变是致病的。
  - ——应为特定的个体突变定制药物选择和剂量。
  - ——根据个人情况制订治疗方案和剂量，包括评估并发症和潜在药物的相互作用。
- 可获得有用的管理GIST的指导。

（余晓丽 译 彭 敏 林志欢 审校）

参 考 文 献

[1] British Sarcoma Group（2009）. *Guidelines*. Available from：www.britishsarcomagroup.org.uk/guidelines/4556224410（accessed 19 June 2016）.

[2] Deininger MW, O'Brien SG, Ford JM, Druker BJ. Practical management of patients with chronic myeloid leukemia receiving imatinib. *J Clin Oncol* 2003；21：1637-1647.

[3] Electronic Medicines Compendium（updated 20 May 2016）. *Glivec film-coated tablets*. Available from：www.medicines.org.uk/emc/medicine/15014（accessed 19 June 2016）.

[4] ESMO/European Sarcoma Network Working Group. Gastrointestinal stromal tumors：ESMO clinical practice guidelines for diagnosis, treatment and follow-up. *Ann Oncol* 2012；23（suppl 7）：vii49-55.

[5] Heinrich MC, Owzar K, Corless CL, *et al*. Correlation of kinase genotype and clinical outcome in the North American Intergroup Phase III Trial of imatinib mesylate for treatment of advanced gastrointestinal stromal tumor：CALGB 150105 Study by Cancer and Leukemia Group B and Southwest Oncology Group. *J Clin Oncol* 2008；26：5360-5367.

[6] Lasota J, Corless CL, Heinrich MC, *et al*. Clinicopathologic profile of gastrointestinal stromal tumors（GISTs）with primary *KIT* exon 13 or exon 17 mutations：a multicenter study on 54 cases. *Mod Pathol* 2008；21：476-484.

[7] Lasota J, Miettinen M. Clinical significance of oncogenic *KIT* and *PDGFRA* mutations in gastrointestinal stromal tumours. *Histopathology* 2008；53：245-266.

[8] McAuliffe JC, Wang WL, Pavan GM, *et al*. Unlucky number 13? Differential effects of *KIT* exon 13 mutation in gastrointestinal stromal tumors. *Mol Oncol* 2008；2：161-163.

[9] Miettinen M, Lasota J. Gastrointestinal stromal tumors：review on morphology, molecular pathology, prognosis, and differential diagnosis. *Arch Pathol Lab Med* 2006；130：1466-1478.

[10] National Institute for Health and Care Excellence（2014）. *Imatinib for the adjuvant treatment of gastrointestinal stromal tumours. Technology appraisal guidance.* Available from：www.nice.org.uk/guidance/ta326（accessed 19 June 2016）.

[11] Reid R，Bulusu R，Carroll N，*et al.*（2009）. *Guidelines for the management of gastrointestinal stromal tumours*（*GIST*）. Available from：www.augis.org/wp-content/uploads/2014/05/GIST_Management_Guidelines_180809.pdf（accessed 19 June 2016）.

病例分享6 纵隔肉瘤患者接受新辅助疗法的治疗

Salma Naheed，Peter Simmonds

病例回顾

患者，男性，59岁，主要表现是急性发作性胸部剧烈疼痛及呼吸困难，伴有缺氧及房性心律失常。该患者没有其他明显的并发症，无吸烟史。胸部X线片显示心脏后有肿块。肺动脉造影CT（图2-6-1）结果排除肺栓塞，提示在后纵隔处有明显的（17.6cm×8.8cm）异质性增强肿块，双肺被挤向两侧，下肺叶被压缩，心脏与心包后明显受压。该肿块起源于食管下1/3段。影像中未见局部淋巴结肿大或（肿瘤）转移。

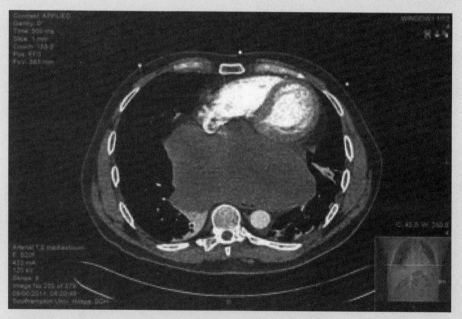

图2-6-1　胸部CT基线显示在沿食管下第三侧处有一个很大的后纵隔肿块，压迫心脏和肺部使其移位

后纵隔肿块经内镜超声引导活检提示为胃肠道间质瘤（GIST）的形态特征。免疫组化显示c-Kit与DOG-1是强表达（在GIST-1中发现）的，但在平滑肌肌动蛋白、结蛋白、S100蛋白检测中却相反。没有足够的组织材料来进行KIT基因突变分析。

氟脱氧葡萄糖（FDG）显像断层PET-CT扫描确定有明显FDG摄取的后纵隔肿瘤。在肿瘤的下端观察到该肿瘤使食管膈裂孔扩大，且与食管难以区分。没有证据证明转移。根据其大小认为该肿块不可能被切除，决定给予该患者开始每天用400mg伊马替尼新辅助疗法。治疗6周后的间期做PET-CT扫描显示，后纵隔肿瘤明显减小，且代谢活性明显降低。患者继续进行伊马替尼新辅助治疗13个月后，取得了很好的PR（部分反应）（图2-6-2）。

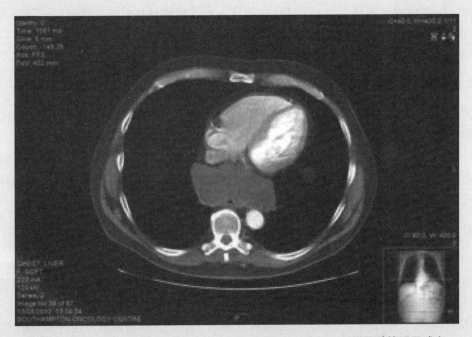

图2-6-2　伊马替尼新辅助治疗12个月后，胸部CT结果显示后纵隔肿块明显减小

当肿瘤反应达最大后，该患者进行了食管切除及完整残余肿块的切除，包括部分右下肺叶节段切除和粘连的心包。术后组织学显示达到完整病理检测的R_0切除。之后患者继续进行了2年的伊马替尼辅助治疗。停药后18个月该患者仍没有复发的迹象。

关注热点

1. 怎样做GIST的诊断？
2. 患者的主要治疗目的是什么？
3. 为什么伊马替尼对治疗GIST如此有效？
4. 突变分析怎样帮助晚期局部GIST患者选择合适的治疗方法？
5. 该患者治疗时依据的基础是什么？

1. 怎样做GIST的诊断?

GIST是最常见的胃肠道间质肿瘤（软组织肉瘤），起源于Cajal的间质细胞或其前体细胞。食管肿瘤很少见。原发性肿瘤最常见的发生部位在胃部（59%）与小肠（31%）；其他部位少见。GIST发生年龄从儿童到老年都有，但诊断的中间年龄是60～65岁。

病理确诊为GIST者需要接受伊马替尼新辅助治疗。最好是通过肠腔进行组织活检确诊，以避免腹膜肿瘤的种植转移，这种转移有可能在活检时因肿瘤囊破裂而出现。

GIST的病理诊断依赖于形态学加免疫组化。多数病例具有清晰一致的以下三类之一的外观：梭形细胞（70%）、上皮样改变（20%）或者是上述两种的混合。多数GIST（95%）有c-Kit与DOG-1阳性。

2. 患者的主要治疗目的是什么?

完全手术切除（R_0）是局限期GIST的主要治疗方法，然而对这位患者来说，根据肿瘤的位置与大小已不适合手术切除。在这种情况下尝试切除无疑会有致死及并发症风险。伊马替尼初始治疗（新辅助治疗）是为了缩小肿瘤的体积，以便以后减少手术造成的伤害，减少手术期间肿瘤的破裂，降低肿瘤细胞种植的风险。术后用伊马替尼进行辅助治疗能进一步减少该患者复发的风险。

3. 为什么伊马替尼对治疗GIST如此有效?

基因*KIT*与*PDGFRA*突变驱动GIST肿瘤形成。多数GIST与原癌基因*KIT*突变相关，该基因突变会导致c-Kit蛋白结构性激活。c-Kit蛋白是一种跨膜受体酪氨酸激酶，会驱使细胞增殖。

伊马替尼是一种小分子受体酪氨酸激酶抑制剂（KIT），能够选择性地抑制c-Kit酪氨酸激酶、血小板衍生生长因子受体（PDGFR)-α及BCR-ABC，即裂点簇区域（BCR)-Abelson鼠白血病病毒癌基因同源物1（ABL）的活性。每天使用400mg标准剂量的伊马替尼，对于不能切除/扩散的GIST患者是疗效很好的方法。约有50%肿瘤扩散的患者可以产生完全或部分缓解，25%～30%的患者病情将会长期稳定。

4. 突变分析怎样帮助晚期局部GIST患者选择合适的治疗方法?

因为该患者只取了一小块活检样本，一般在常规病理评估后此样本所剩无几，所以没有进行*KIT*基因突变分析。GIST患者肿瘤基因分析在前面病例分享5中已讨论过。GIST中的*KIT*基因或*PDGFRA*位置突变或（野生型）缺失，已被证实可用来预测患者对伊马替尼的治疗反应。GIST患者中最常见的异常是*KIT*基因11号外显子突变，这种突变对伊马替尼敏感，但9号外显子突变则会有一定的耐药性，对后面的这种突变类型需要加大伊马替尼的治疗用量（加大到每天800mg）才行。某些突变，如*PDGFRA*基因D842V的突变也与伊马替尼治疗产生耐药性有关。

突变分析有助于帮助我们排除患者是不是敏感或抗药性基因型（如基因*PDGFRA* D842V突变），从而判断使用伊马替尼新辅助治疗是否有帮助，而且还可以根据*KIT*基因9号外显子的突变来选择伊马替尼合适的使用剂量。该作用在病例分享5中已讨论过。

5. 该患者治疗时依据的基础是什么？

之所以对该患者使用伊马替尼新辅助治疗是基于伊马替尼用于转移性GIST的数据推论，包括一个系列性回顾性分析和一项前瞻性2期临床试验［伊马替尼甲磺酸新辅助及辅助治疗用于原发或复发性恶性胃肠道间质瘤（RTOG 0132/ACRIN 6665）］。

（1）RTOG 0132/ACRIN 6665试验：这项小规模的2期实验目的是评估原发性c-Kit阳性（≥5cm）或扩散可切除/复发性（≥2cm）GIST患者使用伊马替尼的效果及安全性。这些患者术前使用伊马替尼（每天600mg）8～12周，术后坚持使用2年。在所调查的53名患者中，31名是晚期局部原发性GIST的患者。根据实体瘤疗效标准（RECIST），这些患者中仅有7%显示影像学有效，但绝大多数（83%）患者病情稳定。该研究中5年无进展生存率是57%，总体生存率（OS）是77%。

（2）回顾性分析：最大人群的回顾性分析是对161名晚期局部GIST患者的调查，患者采用新辅助疗法，每天使用伊马替尼400mg。结果这些患者中80%的人有部分缓解（PR），19%的患者病情稳定（SD），1%的患者病情加重（PD）。切除手术前给予40周的中位治疗尝试发现，患者中有83%获得了完全切除；其中56%的患者术后继续使用伊马替尼，平均时长为19个月。随访平均46个月的调查发现，5年疾病相关生存率及无病生存率分别为95%和65%，该结果说明这种治疗方法对晚期局部GIST患者的远期效果是显著的。

对于接受新辅助疗法的患者来说，早期进行肿瘤疗效评价很有必要。它可以帮助确定手术时间，因为对治疗无效者则不需要将手术时间推后。FDG PET功能成像也使早期肿瘤疗效评价成为可能，对没有进行突变分析的患者尤为重要。伊马替尼治疗后往往很多人需要继续使用以保证达到肿瘤最大的治疗效果，一般继续使用的时间为6～12个月。

基于被切除肿瘤的病理特点，使用伊马替尼新辅助疗法时无法进行复发风险的评估。但接受新辅助疗法的患者通常属于复发风险高的人群，即使是在完全的切除手术后也是这样。所以对所有原发性病变术后高风险的患者，我们推荐每天使用伊马替尼400mg辅助化疗3年。考虑到这名患者的术前治疗，我们采用了这个推荐方法，该推荐是基于以下三项3期临床试验的结果。

①美国外科医师学会肿瘤学组（ACOSOG Z9001）试验：这是一项用伊马替尼甲磺酸盐治疗完全手术切除的原发性胃肠道间质瘤患者（ACOSOG Z9001）的临床3期双盲试验，713名c-Kit阳性GIST≥3cm的患者在完全手术切除后，被随机分配到每天伊马替尼400mg辅助治疗组或使用安慰剂组共观察1年的时间。主要统计分析的是无复发生存率。

在设定的中期分析后试验提前停止，因为该分析发现治疗组极少有患者会复发。在20个月的中位随访中，治疗组只有8%的患者复发，对照组却有20%复发。1年的无复发生存率治疗组是98%，对照组是83%（HR 0.35；95% CI 0.22，0.53）。之后是非盲试验，安慰组的患者可以调换到治疗组，所以这项试验最终没有能反映出伊马替尼在总生存率上的效用。

②欧洲癌症治疗研究组织（EORTC）62024试验：在这项试验的内容是对局部胃肠道间质瘤患者手术后用伊马替尼甲磺酸盐治疗或仅观察（EORTC 62024），908名局部中间型或高风险性GIST患者被随机分配到每天400mg伊马替尼使用时长且为期2年的治疗组或R_0/R_1切除手术后仅给予观察的对照组。主要目的是为了统计分析伊马替尼的无失败生存率、死亡时间或用TKI替换伊马替尼的时间。

4.7年的中位随访发现，使用伊马替尼5年的无失败生存率是87%，对照组是84%（HR 0.79；98.5% CI 0.50，1.25；$P=0.21$）；治疗组和对照组的3年无复发生存率分别是84%与66%；5年无复发生存率分别是69%与63%（log rank $P<0.001$）；5年的总生存率分别是100%与99%。治疗组中有12.5%的患者因为毒性而终止了用药，多数发生在治疗开始的前6个月内。

③斯堪的纳维亚肉瘤协作组（SSG）XⅧ试验：这项试验对使用12个月和36个月伊马替尼治疗的胃肠道间质瘤进行对比（SSG XⅧ），400名局部c-Kit阳性GIST患者手术切除后均归于高复发风险人群，把他们随机分为每天400mg伊马替尼，使用时间分别为12个月或36个月两组。主要目的是统计分析伊马替尼的无复发生存率。

90个月的中位随访后发现，延长用药时间与更长的5年无复发生存率（71% vs 52%；HR 0.60；95% CI 0.44，0.81；$P<0.001$）及总生存率（92% vs 85%；HR 0.60；95% CI 0.37，0.97；$P=0.036$）相关。虽然患者对伊马替尼的耐受性普遍良好，但试验中的两组分别有12.6%与25.8%的患者由于某种原因而不得不停止了用药。

这项试验确立了伊马替尼辅助治疗3年的治疗标准。

👆 结论与学习要点

- 伊马替尼新辅助治疗应该被考虑用于所有局部不可切除的GIST患者，以及那些想通过缩小原发性肿瘤体积以减小手术并发症风险和（或）术中肿瘤破裂风险的病例。
- 术前伊马替尼新辅助治疗是为了肿瘤完整（R₀）切除。
- 多数GIST患者有 *KIT* 基因的激活突变。
- 所有患者均应分析其基因突变来为伊马替尼新辅助治疗的选择做准备。
- 伊马替尼新辅助治疗的最佳疗程是未知的；一般一旦达到最大肿瘤反应便进行手术（通常是用药6～12个月后）。
- 目前对于局部GIST切除高复发风险的患者，使用伊马替尼辅助治疗3年是治疗标准。一般认为伊马替尼新辅助疗法是整体治疗的一部分。

（邢 春 译 朱 旭 审校）

参 考 文 献

［1］Blanke CD，Demetri GD，von Mehren M，*et al*. Long-term results from a randomized phase II trial of standard-versus higher-dose imatinib mesylate for patients with unresectable or metastatic gastrointestinal stromal tumors expressing Kit. *J Clin Oncol* 2008；26：620-625.

［2］Casali PG，Le Cesne A，Poveda Velasco A，*et al*. Time to definitive failure to the TKI in localised GI stromal tumours treated with imatinib as an adjuvant：a European Organisation for Research and Treatment of Cancer Soft Tissue and Bone Sarcoma Group intergroup randomized trial in collaboration with the Australasian Gastrointestinal Trials Group，Unicancer，French Sarcoma Group，Italian Sarcoma Group，and Spanish Group for Research on Sarcomas. *J Clin Oncol* 2015；33：4276.

［3］DeMatteo RP，Ballman KV，Antonescu CR，*et al*. Adjuvant imatinib mesylate after resection of localised primary gastrointestinal stromal tumour: a randomized double-blind placebocontrolled trial. *Lancet* 2009; 373: 1097-1104.

[4] Eisenberg BL, Harris J, Blanke CD, *et al*. Phase II trial of neoadjuvant/adjuvant imatinib mesylate (IM) for advanced primary and metastatic/recurrent operable gastrointestinal stromal tumour (GIST): early results of RTOG 0132/ACRIN 6665. *J Surg Oncol* 2009; 99: 42.

[5] Gastrointestinal Stromal Tumor Meta-Analysis Group (MetaGIST). Comparison of two doses of imatinib for the treatment of unresectable or metastatic gastrointestinal stromal tumours: a meta-analysis of 1, 640 patients. *J Clin Oncol* 2010; 28: 1247-1253.

[6] Joensuu H, Eriksson M, Sundby Hall K, *et al*. Adjuvant imatinib for high-risk GI stromal tumor: analysis of a randomized trial. *J Clin Oncol* 2016; 34: 244-250.

[7] Rutkowski P, Gronchi A, Hohenberger P, *et al*. Neoadjuvant imatinib in locally advanced gastrointestinal stromal tumours (GIST): the EORTC STBSG experience. *Ann Surg Oncol* 2013; 20: 2937.

[8] Verweij J, Casali PG, Zalcberg J, *et al*. Progression-free survival in gastrointestinal stromal tumours with high-dose imatinib: randomised trial. *Lancet* 2004; 364: 1127-1134.

扩展阅读

[1] ESMO/European Sarcoma Network Working Group. Gastrointestinal stromal tumours: ESMO Clinical Practice Guidelines for diagnosis, treatment and follow-up. *Ann Oncol* 2014: 25 (suppl 3): iii21-6.

[2] National Institute for Health and Care Excellence (2014). *Imatinib for the adjuvant treatment of gastrointestinal stromal tumours. Technology appraisal guidance*. Available from: www.nice.org.uk/guidance/ta326 (accessed 5 June 2016).

Mohamed Ifraz Hamid，Matthew W. Jenner

病例回顾

　　一名既往身体健壮的58岁男性出现疲劳和背痛。检验结果显示免疫球蛋白 G（IgG）λ副蛋白31g/L，免疫麻痹清蛋白30g/L，β_2微球蛋白2.9mg/L，全血细胞计数、肾功能、血清游离轻链正常。骨骼检测显示T_1椎体塌陷。国际分期系统（ISS）诊断确认为2期多发性骨髓瘤，骨髓活检显示70%浆细胞浸润。

　　没有细胞遗传学的诊断。

　　这名患者开始服用环磷酰胺、沙利度胺、地塞米松及双膦酸盐类。在6个治疗循环后产生了局部治疗反应。对于该患者合并使用高剂量美法仑（200mg/m²）及自体干细胞移植（ASCT）。第100天时的骨髓活检显示浆细胞不多，每滴副蛋白水平是3g/L，证实有良好的局部治疗反应。

　　在ASCT 13个月后，副蛋白水平开始增高。用间期荧光原位杂交（FISH）技术进行骨髓活检检测，结果显示46%的浆细胞存在17p缺失及易位t（4；14）。于是给予硼替佐米、多柔比星、地塞米松4个循环的诱导治疗并获得了局部治疗反应；其副蛋白水平从23.6g/L下降到4.3g/L。2012年7月，患者进行了第二次ASCT，再次获得很好的局部治疗反应（副蛋白最低值为1.4g/L）。

　　两次ASCT后第10个月血清学第二次发生变化，该患者开始用依沙佐米、来那度胺、地塞米松。在两轮治疗后其副蛋白水平从最高时候的25g/L降低到9.9g/L。患者进行了26轮的治疗直到发生了明显的症状性贫血，副蛋白水平增高到67g/L。该患者骨髓中有60%的浆细胞且这些细胞均发生了细胞遗传改变。

　　该患者开始使用泊马度胺、卡非佐米及地塞米松，并且治疗反应很好。4轮治疗后贫血症状消失且副蛋白水平下降到10.3g/L。现治疗仍在继续中。

关注热点

　　1.什么情况应给予骨髓瘤治疗？

　　2.高风险多发性骨髓瘤由什么判定？

　　3.运用现有疗法能否抵抗不良预后标志物？

　　4.患者第二次行ASCT的依据是什么？

5.目前依沙佐米联合疗法的依据是什么？

6.泊马度胺及来那度胺在复发性多发性骨髓瘤的治疗中效果如何？

1. 什么情况应给予骨髓瘤治疗？

国际骨髓瘤工作组给有症状、无症状的骨髓瘤及意义未定的单克隆丙种球蛋白病血症制定了标准。有症状的患者指有骨髓瘤相关的组织及器官损伤表现且需要治疗，该定义是2014年更新的，还可以适用于这些患者：克隆骨髓浆细胞≥60%，血清游离轻链比率≥100%，或者不止一个局灶性病变在MRI研究中被定义为骨髓瘤。所介绍的每种标志物都经独立研究证明，2年内相关组织及器官的损伤风险约为80%。

2.高风险多发性骨髓瘤由什么判定？

多发性骨髓瘤的病程是高度异质性的，生存时间从数个月到数十年不等。2005年修订的ISS，根据患者的血清β_2微球蛋白及清蛋白水平将患者分为三期：ISS 1，有62个月中位生存时间的患者；ISS 2，有45个月中位生存时间的患者；ISS 3，有29个月中位生存时间的患者。尽管ISS是一种强大的可重复使用的工具，但它的分期严重依赖肾功能和病灶体积，而不是肿瘤克隆的固有生物学特性。

基因组克隆的不稳定性在疾病生物学中很重要。一些不利的基因改变已被明确认知，目前最广泛被接受的预后不好的改变是复发性免疫球蛋白重链基因*IGH*易位t（4；14）及17号染色体短臂缺失（del 17p）。其他与高风险相关的基因改变是t（14；16）及t（14；20），还有1q的重复和1p的缺失，尤其对接受了ASCT的患者更是如此。治疗后的早期随访发现，这些以基因改变确认的高风险病例非常典型地都获得了快速及深度的治疗反应。英国医学研究理事会Ⅸ期试验数据表明，结合不良细胞遗传学改变及ISS处理可以使得患者的无进展生存期（PFS）与总生存期（OS）预后提高，同时结合不良细胞遗传学的标记比单独应用该标记更重要。

Moreau 等通过运用法国骨髓瘤协作组2005-01试验独立验证的数据构建了一套预后模型，用来预测正在强化治疗的早期多发性骨髓瘤患者相关的死亡率。此类患者的进展与3个独立因素的改变相关：高乳酸脱氢酶水平异常，ISS三期及不利的遗传改变［t（4；14）和（或）17p缺失］。这种模式的评分有4级（0～3级），5%～8%的患者评分为3级，他们的预后很差，2年总生存期为55%。评分为2、1、0级的患者，2年总生存期分别为67%、85%和93%。

3.运用现有疗法能否抵抗不良预后标志物？

由于高风险骨髓瘤被不同的方法分类，每种亚群的患者数相对较少，再加上临床细胞遗传学试验结果的更新，从而导致了可用数据的受限。常规化疗后的ASCT常与不良预后相关。而骨髓瘤最新诊断中也没有新的治疗组合试验来对抗遗传性高风险疾病。Bergsagel等将随机研究的数据做了回顾整理，用来确定哪一种药具有最好的疗效前景。结论是硼替佐米诱导治疗比沙利度胺的效果好，尽管其不能完全抵抗不良风险，但其诱导治疗对t（4；14）类患者有明显好的预后改善。不过，除了荷兰-比利时血液肿瘤协作组及德国多中心骨髓瘤组（HOVON-65/GMMG-HD4）的研究外，硼替佐米对其他高风险遗传异常效果并不好，如17p缺失，只有前者的研究提示硼替佐米比沙利度胺治疗效果要好。骨髓瘤IX期研究中发现持续使用沙利度胺会有不良的影响，但与不持续使用相比，抗复发性较好。

4.患者第二次行ASCT的依据是什么？

对于年龄大约在70岁以下的适合患者，ASCT巩固诱导治疗是一线治疗标准。对于复发性多发性骨髓瘤患者，化疗后（NCRI骨髓瘤X）使用高剂量美法仑及第二次干细胞移植或使用低剂量环磷酰胺治疗的研究揭示了再诱导化疗后的第二次ASCT对复发性多发性骨髓瘤患者的意义。适合的患者使用硼替佐米、多柔比星、地塞米松诱导治疗，然后被随机地分到ASCT组或口服环磷酰胺组（每周400mg/m^2，12周）。口服环磷酰胺的一组PFS是11个月，ASCT的一组PFS是19个月。最新的OS数据显示，与对照组OS为52个月相比，接受第二次ASCT的患者OS有了显著的提高，为67个月（$P = 0.022$）。虽然还不太清楚第二次ASCT能否抵抗高风险骨髓瘤，但试验可以为探索巩固及持续治疗策略提供理论依据。

5.目前依沙佐米联合疗法的依据是什么？

依沙佐米是第一种广泛用于临床试验研究的口服蛋白酶体抑制剂。3期试验对复发和（或）难治性多发性骨髓瘤成人患者（TOURMALINE MM1）进行口服依沙佐米联合来那度胺、地塞米松治疗，与安慰剂联合来那度胺、地塞米松治疗作对比，这些患者均已经接受过1～3轮的治疗。与对照组患者中位PFS为14.7个月对比，使用依沙佐米联合来那度胺、地塞米松组患者中位PFS为20.6个月，且毒性没有显著增加。重要的是，该组中高风险细胞遗传［17p缺失，t（4；14）或t（14；16）］患者的PFS与同组其他患者类似。这个结论至今已被其他研究证实，为依沙佐米可能抵抗细胞遗传的不利影响提供了早期依据。

6.泊马度胺及来那度胺在复发性多发性骨髓瘤的治疗中效果如何？

复发/难治性多发性骨髓瘤治疗标准尚未制定。开放性多中心1期试验已经对来那度胺、泊马度胺、地塞米松联合使用做了评估。在32名患者中，总体反应率是50%，临床受益率（高于最低治疗反应）是66%；16%的患者获得了良好的局部治疗反应。中位OS是20.6个月；12个月的OS是67%。对所有的细胞遗传异常包括17p缺失均有效果；不过，这项试验目前研究人数较少，所以还需进一步的研究证明这种联合用药确实有效。

☞ 结论与学习要点

- 预测模型，如ISS能够指导治疗，但它没有考虑疾病的生物学特性。在诊断及预测疾病复发进程中，遗传检测的重要性显而易见，很可能有指导远期治疗的潜力。
- 依靠现批准的治疗方法，高风险特征的患者往往有更严重的疾病进程并且预后效果差。以硼替佐米为主的治疗至少可以抵抗一些高风险骨髓瘤，但是需要进一步的研究来决定新药联合使用的选择。

- 对于第一次ASCT后PFS＞12个月的患者，如果他们符合条件，再次ASCT是一种重要的治疗方法。
- 使用依沙佐米治疗的数据不充分。然而在高风险及普通风险复发性多发性骨髓瘤患者中，依沙佐米联合使用来那度胺、地塞米松已有了令人鼓舞的试验结果。
- 新的联合用药包括来那度胺、泊马度胺、地塞米松联合使用，还需要进一步的研究来证明它们的有效性，尤其是目前看来最有成效的患者组。

（邢　春　译　李　娜　审校）

参 考 文 献

［1］Bergsagel PL，Mateos MV，Gutierrez NC，*et al*. Improving overall survival and overcoming adverse prognosis in the treatment of cytogenetically high-risk multiple myeloma. *Blood* 2013；121：884-892.

［2］Boyd KD，Ross FM，Chiecchio L，*et al*. A novel prognostic model in myeloma based on cosegregating adverse FISH lesions and the ISS：analysis of patients treated in the MRC Myeloma IX trial. *Leukemia* 2012；26：349-355.

［3］Cook G，Williams C，Brown JM，*et al*. High-dose chemotherapy plus autologous stem-cell transplantation as consolidation therapy in patients with relapsed multiple myeloma after previous autologous stem-cell transplantation（NCRI Myeloma X Relapse [Intensive trial]）：a randomised，open-label，phase 3 trial. *Lancet Oncol* 2014；15：874-885.

［4］Greipp PR，San Miguel J，Durie BGM，*et al*. International staging system for multiple myeloma. *J Clin Oncol* 2005；23：3412-3420.

［5］Moreau P，Cavo M，Sonneveld P，*et al*. Combination of International Scoring System 3，high lactate dehydrogenase，and t（4；14）and/or del（17p）identifies patients with multiple myeloma（MM）treated with front-line autologous stem-cell transplantation at high risk of early MM progression-related death. *J Clin Oncol* 2014；32：2173-2180.

［6］Moreau P，Masszi T，Grzasko N，*et al*. Oral ixazomib，lenalidomide and dexamethasone for multiple myeloma. *N Engl J Med* 2016；374：1621-1634.

［7］Morgan GJ，Gregory WM，Davies FE，*et al*. The role of maintenance thalidomide therapy in multiple myeloma：MRC Myeloma IX results and meta-analysis. *Blood* 2012；119：7-15.

［8］Rajkumar SV，Dimopoulos MA，Palumbo A，*et al*. International Myeloma Working Group updated criteria for the diagnosis of multiple myeloma. *Lancet Oncol* 2014；15：e538-548.

［9］Shah JJ，Stadtmauer EA，Abonour R，*et al*. Carfilzomib，pomalidomide，and dexamethasone for relapsed or refractory myeloma. *Blood* 2015；126：2284-2290.

［10］Sonneveld P，Schmidt-Wolf IG，van der Holt B，*et al*. Bortezomib induction and maintenance treatment in patients with newly diagnosed multiple myeloma：results of the randomized phase III HOVON-65/GMMG-HD4 trial. *J Clin Oncol* 2012；30：2946-2955.

Cathy Burton，Janathan Carmichael

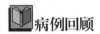
病例回顾

> 一例29岁男性患者向眼科医师诉说，其右眼睑下有一个持续6个月增大的肿块，引起右眼视力缺陷及复视。然而病患并没有表现出淋巴瘤发病常见的B级特征（发热、夜间盗汗、体重减轻）或者其他恶性肿瘤的系统性特征。常规检查发现右眼外肌活动明显受限及右眼球凸起6mm。CT扫描发现眼眶底连接眼球及视神经的部位有个大的肿物。
>
> 患者随即接受了右眼前眶切开术、眼眶肿物切除及活体检视。切下的侵袭眼眶底的肿物大小为5cm×4cm，肿物已浸润至上颌窦。术后病症得到显著改善——右眼凸起高度降至1.5mm。
>
> 病理诊断鉴定为增生性生发中心型B细胞淋巴瘤，所有3个MYC探针的FISH结果均显示基因MYC有重排，且基因IGK疑似有不平衡的重排。手术2周后PET扫描显示疾病进展。代谢过剩的右眼眶肿块增大，骨质受损更严重且浸润至右上额窦；脑脊液未出现异常。鉴于病理诊断结果为Burkitt淋巴瘤，患者开始接受环磷酰胺、长春新碱、多柔比星、甲氨蝶呤及阿糖胞苷联合利妥昔单抗治疗，因治疗方案本身的毒性导致住院时间延长，也使治疗过程变得复杂起来。
>
> 一代测序及基因表达谱检测于第一轮联合化疗方案实施后。检测结果提示的特征更接近生发中心型，非MYC、非Burkitt型弥漫性大B细胞淋巴瘤。故此，后续的治疗方案对应做出调整以希望降低风险。患者转换为接受低强度的R-CHOP治疗方案（环磷酰胺、多柔比星、长春新碱及泼尼松联合利妥昔单抗），对该治疗方案患者有较好的耐受并转换到普通门诊接受治疗。患者接受了6个循环的该治疗方案并辅助局限野的放射疗法。此书稿写作过程中患者临床症状得到缓解，未再进行辅助放疗。

关注热点

1.鉴别Burkitt淋巴瘤和弥漫性大B细胞淋巴瘤的难点在哪？

2.患者的肿瘤组织曾做过哪些诊断？

3.什么样的病理诊断结果及遗传特征可以帮助区分患者是Burkitt淋巴瘤或是弥漫性大B细胞淋巴瘤？

4. Burkitt淋巴瘤患者接受R-CODOX-M治疗方案或者R-IVAC治疗方案（异环磷酰胺、依托泊苷及阿糖胞苷联合利妥昔单抗）的依据是什么？

5. 是否有依据证实弥漫性大B细胞淋巴瘤患者可接受R-CODOX-M或者R-IVAC治疗方案？

6. 此例患者呈现长期良好治疗预后的可能性有多大？

1. 鉴别Burkitt淋巴瘤和弥漫性大B细胞淋巴瘤的难点在哪？

Burkitt淋巴瘤与其他恶性B细胞淋巴瘤在临床表现及病理上有相似特征。传统意义上的Burkitt淋巴瘤呈现单一形态，小细胞核中等大小淋巴细胞，癌细胞排列呈满天星状，但此病理特征也常见于弥漫性大B细胞淋巴瘤及成淋巴细胞性淋巴瘤。而成淋巴细胞性淋巴瘤可因细胞核内曲核型、完整的染色质及脱氧核苷酸末端转移酶的表达等特征与Burkitt淋巴瘤加以区分。因此，区分Burkitt淋巴瘤和弥漫性大B细胞淋巴瘤需要更加针对性的方法。

MYC是位于染色体8q24区的癌基因。染色体易位引起MYC与免疫球蛋白基因间的重排，如t（8；14）（q24；q32），t（2；8）（p13；q32）及t（8；22）（q24；q11），引起转录失控，导致细胞周期及细胞凋亡过程异常。同时，当病理组织的细胞核增殖指数Ki-67接近于100%时，这些异常的特征往往预示为Burkitt淋巴瘤。针对MYC基因的FISH探针较为频繁地被开发应用于临床检测，而此例中开始的诊断错误多半可能因为检测结果误读引起。

另外，有5%～15%的弥漫性大B细胞淋巴瘤携带有MYC突变这一特征。MYC突变通常与BCL2及BCL6突变伴随存在，称为二次突变或三次突变淋巴瘤。这类突变的淋巴瘤通常对传统的化疗不敏感且预后较差。如果存在这些突变，可用来作为与Burkitt淋巴瘤区分的标记，也许将来会应用到常规的治疗方案决策中。在最新的WHO分类系统中，所有携带MYC、BCL2和（或）BCL6重排的大B细胞淋巴瘤被定义为"MYC、BCL2和（或）BCL6重排型高分级B细胞淋巴瘤（HGBL）"。此案例中的患者诊断结果似乎介于Burkitt淋巴瘤及弥漫性大B细胞淋巴瘤之间，但却缺乏MYC及BCL2或者BCL6的重排，被定义为未明确的高分级B细胞淋巴瘤（HGBL，NOS）。

最新的基因组测序研究找出了一些在Burkitt淋巴瘤中反复见到的体细胞变异类型。在接近70%散发性Burkitt淋巴瘤中可以检测到基因TCF3中的变异，或者其负反馈调节因子ID3的突变；而CCND3的激活突变则在38%的散发性Burkitt淋巴瘤及偶尔特有的肿瘤中检测到。缺少这些突变并且也没有MYC重排的淋巴瘤，在分子诊断的层面被定义为低风险弥漫性大B细胞淋巴瘤，因而使其治疗方案的强度有所降低。

2. 患者的肿瘤组织曾做过哪些诊断？

该患者的肿瘤组织病理形态分析有足够的证据表明其为增生性GCB淋巴瘤。免疫组化检测到的表达模式如下：BCL-2（－）、BCL-6（＋）、分化抗原簇CD10（＋）、CD20（＋）、CD30（－）、CD5（－）、CD79（＋）、干扰素调节因子4（－）及Ki-67 100%，与异常生发中心型B细胞表型一致，即弥漫性大B细胞淋巴瘤。FISH结果表明无BCL2或BCL6重排，IGH及IGL拷贝数增加，IGK探针检测有不平衡重排。EBV病毒检测阴性。检测用的三种MYC探针［Dako（Ely，UK），Cytocell（Cambridge，UK）及Abbott/Vysis（Maidenhead，UK）］均显示在MYC基因5'端有断点。此例患者的病理诊断以源自弥漫性大B细胞淋巴瘤细胞系基因表达谱自动分类系统的匹配结果鉴定为GCB亚型；若以源自Burkitt淋巴瘤细胞系基因表达谱自动分类系统来匹配，其病理诊断更接近非Burkitt淋巴瘤（可能性为0.8），同时缺少*MYC*重排（可能性为0.6）。一代测序结果鉴定出了一个*CCND3*意义未明的突变。Burkitt淋巴瘤患者病理样本二代测序结果应鉴定出*TCF3* 18号外显子及*ID3* 1号外显子的常见突变，但此例患者中二代测序未检测到突变。

3. 什么样的病理诊断结果及遗传特征可以帮助区分患者是Burkitt淋巴瘤或是弥漫性大B细胞淋巴瘤？

弥漫性大B细胞淋巴瘤与Burkitt淋巴瘤最主要区分是基因表达谱结果有无*MYC*特征。此外，患者并不携带*TCF3*外显子18及*ID3*外显子1上的变异，这些都是Burkitt淋巴瘤常见的热点突变区域。

4. Burkitt淋巴瘤患者接受R-CODOX-M治疗方案或者R-IVAC治疗方案（异环磷酰胺、依托泊苷及阿糖胞苷联合利妥昔单抗）的依据是什么？

Burkitt淋巴瘤是一种罕见的恶性肿瘤，适用于此肿瘤的最佳疗法因缺少随机临床试验研究而没有定论。针对Burkitt淋巴瘤有低强度疗法，如环磷酰胺、多柔比星、长春新碱及泼尼松联合疗法。若与高强度的疗法比较，即使同时结合中枢神经预防性治疗依旧会有较高的复发率。

目前，针对Burkitt淋巴瘤主要有3种疗法。治疗方案中通常包含长春新碱、依托泊苷、多柔比星及一种烷化剂，同时需要伴随使用靶向中枢神经的治疗。

（1）高强度短程疗法：针对Burkitt淋巴瘤有非临床试验验证的疗效佳的治疗方案，在英国大多数机构的标准疗法为R-CODOX-M或R-IVAC，患者可选择住院治疗或者流动性的门诊治疗，整个治疗过程需密切关注监测。治疗过程相对简单易行，大多数诊所对R-CODOX-M或R-IVAC治疗方案的用法都很有经验，目前没有明确的证据表明任何其他治疗方案优于这一标准治疗。在此前提下，虽然还有其他几种治疗方案的临床数据，但都因患者年龄、诊断标准及分期等不一致，缺少直接比较的临床研究的数据，对各个不同治疗方案的优劣尚不能做出评估。

下面将环磷酰胺、长春新碱、多柔比星联合甲氨蝶呤（CODOX-M）或者异环磷酰胺、依托泊苷联合阿糖胞苷方案（IVAC）应用的重要临床研究总结罗列如下：广义来说，低风险疾病通常定义为非巨型肿物、早期发病、乳酸脱氢酶水平正常、肿瘤组织未表现恶性增生倾向等。所有的临床试验治疗方案均应引入风险校正，若低风险则采用3个循环的CODOX-M治疗，若高风险则改用2个循环的CODOX-M和IVAC联用，并提倡同时预防肿瘤溶解。此治疗方案据美国国家癌症研究所（NCI）报道证实，2年内无事件生存率达92%（$n = 41$；高风险$n = 34$）。据英国淋巴瘤协作组代号LY06的研究，证实在成人Burkitt淋巴瘤CODOX-M方案和CODOX-M/IVAC交替使用方案（$n = 52$；高风险$n = 40$）的治疗过程中，低风险患者的2年内总生存率达82%，高风险患者的该值为70%。在针对Burkitt淋巴瘤或者Burkitt淋巴瘤样非霍奇金淋巴瘤的临床病理学研究（MRC/NCRI LY10）中，证实应用剂量调整后的CODOX-M/IVAC治疗方案（$n = 53$；高风险$n = 42$），2年内的无病生存率为64%，2年内的总生存率为67%。而Whilst等报道，接受该方案治疗后60岁以上亚组人群4年内的无病生存率为49%，60岁以下人群4年内无病生存率为93%。最近Evens等有报道，该治疗方案完全缓解率达92%，2年内无病生存率为80%，2年内总生存率为84%（$n=25$）。所有上述临床试验中的毒性反应程度相似。

剂量调整后利妥昔单抗联合依托泊苷、泼尼松、长春新碱、环磷酰胺及多柔比星（EPOCH-R）。

剂量调整后EPOCH-R可能更适用于无法耐受高强度化疗的患者人群。

（2）急性淋系白血病类似疗法：此类疗法主要通过逐步诱导加强的维持疗法或者联合化疗实现，如分次给予异环磷酰胺、长春新碱、多柔比星及地塞米松治疗。

5. 是否有依据证实弥漫性大B细胞淋巴瘤患者可接受R-CODOX-M或者R-IVAC治疗方案？

分子诊断及临床诊断确定的标准认为低风险弥漫性大B细胞淋巴瘤患者接受R-CHOP治疗预后较好，而且患者对该治疗方案普遍耐受。然而，临床分级风险承受能力低〔国际预后诊断指数（IPI）为3～5〕的患者仍面临疗效欠佳的窘境。高剂量化疗及初次缓解外周血干细胞移植〔自体干细胞移植（ASCT）〕依据间歇性PET扫描结果选择是否采用强化治疗等方案均证实患者无显著生存获益；由此，在青年患者群体中应用强度更高的化疗方案的做法受到提倡。一项在英国开展的前瞻性、多中心的Ⅱ期临床试验中，所有入组患者不区分是否为中高级风险或者高级风险，全部接受R-CODOX-M和R-IVAC方案治疗；结果2年内的无病生存率达67.9%，基于此患者群体的疗效评估优于R-CHOP方案。另外，初次缓解ASCT疗法的报道经年龄校正后IPI为2、3的患者疗效相近，总生存率为74.1%，但风险承受能力低的患者需考虑接受强度更高的化疗方案。目前尚不清楚携带怎样分子突变亚组的人群更容易从此治疗方案中获益，尽管许多的临床医师更偏向于对携带双突变或者三突变患者使用该强化的治疗方案。

6. 此例患者呈现长期良好治疗预后的可能性有多大？

越来越多的人意识到，弥漫性大B细胞淋巴瘤这个诊断的范畴涵盖的是一系列遗传及分子异质性较复杂的临床病理复合肿瘤分类。随着我们关于肿瘤掌握的信息量增长，诊断的分类将会越来越精确。目前的诊断分级只能将患者分为高风险或低风险亚组。不过，结合已有的遗传及分子特征，预测化疗敏感与否或者复发风险的可能性则是可行的（表2-8-1、表2-8-2）。

表2-8-1　R-IPI分值一览表

风险因素	得分
年龄＞60岁	1
Ⅲ/Ⅳ期疾病	1
LDH升高	1
ECOG PS 2	1
节外病变部位＞1	1

注：ECOG PS美国东部肿瘤协作组体力状态评分。

表2-8-2　365例应用R-CHOP治疗的患者根据R-IPI因素得出的结果

危险分组	得分	4年PFS（%）	4年OS（%）
非常好	0	94	94
好	1、2	80	79
差	3、4、5	53	55

（1）修订后的IPI（R-IPI）：国际预后诊断指数评估与预后不良相关的风险因素是提供评价治疗反应及生存期的指标，要优于传统淋巴瘤Ann Arbour分期系统的参考价值。此预后评估指数随着2007年利妥昔单抗疗法的应用而再次大量用于临床实践，并被命名为修订的国际预后诊断指数（R-IPI）。

另一种风险评估指标为美国国立综合癌症网络的IPI，它将影响IPI的各个原始指标，依据其参考价值各自分组，并建立了更为明确的风险评估体系，但因该评价指数太复杂难以在实践中推广。

（2）其他影响预后的因素：

①活化的B细胞表型，而非GCB表型；

②双突变或三突变淋巴瘤［*MYC*重排＋*BCL2*和（或）*BCL6*的重排］；

③由其他惰性的B细胞恶性肿瘤转化而成的弥漫性大B细胞淋巴瘤（如慢性淋巴细胞白血病及滤泡性淋巴瘤）。

基于以上的评分系统，此例年轻患者的R-IPI值为0，表明其4年内无病生存率及4年内总生存率均可以达到94%。

结论与学习要点

- 高分级B细胞淋巴瘤是一种临床异质疾病综合征的统称，亚组分类较难。
- WHO新的分类体系于2016年颁布，用于更好地专门区分这些特定的疾病类型。
- 特定遗传及分子特征可以用于区分疾病亚型，并预测化疗敏感性及预后。
- 所有高分级淋巴瘤分子风险评估检测需同时纳入*MYC*、*BCL2*和*BCL6*基因。
- Burkitt淋巴瘤经常会有*MYC*的重排，但无弥漫性大B细胞淋巴瘤所特有的其他基因上的分子标记。
- 双突变或三突变淋巴瘤预示对标准的化疗方案不敏感，这些患者最好选择入组临床试验或者考虑尝试更高强度的化疗。
- R-IPI可直接用于弥漫性大B细胞淋巴瘤的预后评估。因弥漫性大B细胞淋巴瘤的遗传及分子特征已经很明确，覆盖更多信息的风险评分将变得可行，并用于健康及预后评估。
- 图2-8-1所概括的即为高分级B细胞淋巴瘤的诊断模式。

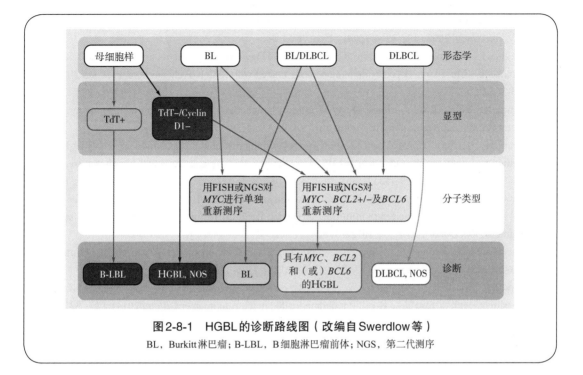

图2-8-1 HGBL的诊断路线图（改编自Swerdlow等）

BL，Burkitt淋巴瘤；B-LBL，B细胞淋巴瘤前体；NGS，第二代测序

（池建亭 译 赵 平 审校）

参 考 文 献

［1］Corazzelli G，Frigeri F，Russo F，*et al*. RD-CODOX-M/IVAC with rituximab and intrathecal liposomal cytarabine in adult Burkitt lymphoma and 'unclassifiable' highly aggressive B-cell lymphoma. *Br J Haematol* 2012；156：234-244.

［2］Evens AM，Carson KR，Kolesar J，*et al*. A multicenter phase II study incorporating high-dose rituximab and liposomal doxorubicin into the CODOX-M/IVAC regimen for untreated Burkitt's lymphoma. *Ann Oncol* 2013；24：3076-3081.

［3］Kanungo A，Medeiros LJ，Abruzzo LV，Lin P. Lymphoid neoplasms associated with concurrent t（14；18）and 8q24/*c-MYC* translocation generally have a poor prognosis. *Mod Pathol* 2006；19：25-33.

［4］Magrath I，Adde M，Shad A，*et al*. Adults and children with small non-cleaved-cell lymphoma have a similar excellent outcome when treated with the same chemotherapy regimen. *J Clin Oncol* 1996；14：925-934.

［5］McMillan AK，Rule S，Patmore R，*et al*. Front line therapy with R-CODOX-M and R-IVAC in poor risk diffuse large B cell lymphoma（IPI 3-5）yields a good outcome without transplantation：a phase 2 UK NCRI/LLR trial. *Hematol Oncol* 2015；31（suppl 1）：130a.

［6］Mead GM，Barrans SL，Qian W，*et al*. A prospective clinicopathologic study of dose-modified CODOX-M/IVAC in patients with sporadic Burkitt lymphoma defined using cytogenetic and immunophenotypic criteria（MRC/NCRI LY10 trial）. UK National Cancer Research Institute Lymphoma Clinical Studies Group；Australasian Leukaemia and Lymphoma Group. *Blood* 2008；112：2248-2260.

［7］Mead GM，Sydes MR，Walewski J，*et al*. An international evaluation of CODOX-M and CODOX-M alternating with IVAC in adult Burkitt's lymphoma：results of United Kingdom Lymphoma Group LY06 study. *Ann Oncol* 2002；13：1264-1274.

[8] Savage KJ，Johnson NA，Ben-Neriah S，*et al*. *MYC* gene rearrangements are associated with a poor prognosis in diffuse large B-cell lymphoma patients treated with R-CHOP chemotherapy. *Blood* 2009；114：3533-3537.

[9] Schmitz R，Young RM，Ceribelli M，*et al*. Burkitt lymphoma pathogenesis and therapeutic targets from structural and functional genomics. *Nature* 2012；490：116-120.

[10] Sehn LH，Berry B，Chhanabhai M，*et al*. The revised International Prognostic Index（R-IPI）is a better predictor of outcome than the standard IPI for patients with diffuse large B-cell lymphoma treated with R-CHOP. *Blood* 2007；109：1857-1861.

[11] Smeland S，Blystad AK，Kvaløy SO，*et al*. Treatment of Burkitt's/Burkitt-like lymphoma in adolescents and adults：a 20-year experience from the Norwegian Radium Hospital with the use of three successive regimens. *Ann Oncol* 2004；15：1072-1078.

[12] Swerdlow SH，Campo E，Pileri SA，*et al*. The 2016 revision of the World Health Organization classification of lymphoid neoplasms. *Blood* 2016；127：2375-2390.

[13] Zhou Z，Sehn LH，Rademaker AW，*et al*. An enhanced international prognostic index（NCCN-IPI）for patients with diffuse large B-cell lymphoma treated in the rituximab era. *Blood* 2014；123：837-842.

扩展阅读

[1] Sha C，Barrans S，Care MA，*et al*. Transferring genomics to the clinic：distinguishing Burkitt and diffuse large B cell lymphomas. *Genome Med* 2015；7：64.

[2] Swerdlow SH，Campo E，Harris NL，*et al*.，eds. *World Health Organization classification of tumours of haematopoietic and lymphoid tissues*. 4th ed. Geneva：WHO，2008.

病例分享9　利-弗劳梅尼综合征患者的治疗

Hayley S. McKenzie，Diana M. Eccles

📖病例回顾

　　患利-弗劳梅尼综合征的女性患者在27岁时左乳出现肿块，被确诊为乳腺导管原位癌，之后行局部广泛切除术及术后辅助放疗。然而3年后，经X线筛查发现对侧乳腺出现微钙化，病理确诊为三阴性乳腺癌Ⅲ级。于是行乳腺癌根治术及术后辅助化疗。治疗过程中患者13个月大的女儿（BM）出现生长缓慢、痤疮、显著超重等情况，同时血清雄激素水平升高。BM被确诊为肾上腺皮质肿瘤并接受了肾上腺切除术。了解患者家族史发现患者的姐姐患脑瘤去世，患者的父亲曾患肺癌，患者父亲的叔叔曾患黑色素瘤，患者母亲曾患淋巴瘤，而患者的表妹曾患乳腺癌（图2-9-1）；明确这一肿瘤家族史后，医师建议患者去进行专业的遗传咨询。

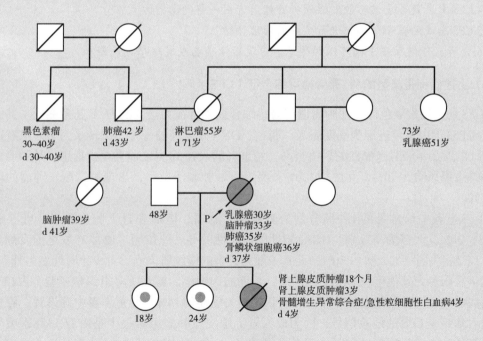

图2-9-1　患者的家系图

P，先证者；图中诊断时的年龄和当时的年龄，以年或月统计表示。d，诊断时的年龄

　　遗传学家怀疑患者可能是*TP53*突变，经过应用血液样本进行*TP53*基因全外显子胚系突变检测后发现该基因4号外显子具有截短突变。

不幸的是，患者随后又罹患Ⅳ期的胶质母细胞瘤，接受放射治疗后得到缓解。接着，又罹患右叶前侧的非小细胞肺癌，接受了4个周期卡铂和长春瑞滨联合化疗。

患者女儿BM在3岁的时候发现对侧肾上腺皮质肿瘤，进行了对侧肾上腺切除术，随后出现全血细胞减少症，接受骨髓移植后，术后出现骨髓增生异常综合征。不幸的是，很快转为急性粒细胞白血病，并于4岁去世。

而患者进行一线姑息治疗6个月后，出现快速进行性肺转移，此次进展后使用紫杉醇化疗并不敏感，于37岁去世。

患者还有2个孩子，现在分别18岁和24岁，均接受了*TP53*基因检测，结果发现2人均为突变携带者。大女儿现在已将乳腺癌MRI作为常规检查。

关注热点

1.上述病例是典型的利-弗劳梅尼综合征（LFS）吗？

2.该综合征的遗传和外显模式是什么？

3.肿瘤学家是否应该根据家族史来提示警惕LFS的可能性？

4.LFS患者是否应该与散发性同种肿瘤患者用一样的治疗方式？

5.LFS患者的孩子该如何进行疾病的管理预防？

6.是否有任何筛查手段可以预防患者出现后续癌症或实现早期诊断？

1.上述病例是典型的利-弗劳梅尼综合征（LFS）吗？

LFS是一种常染色体显性肿瘤遗传易感综合征，特征为杂合的*TP53*胚系突变。其编码的肿瘤P53蛋白是促进细胞周期阻滞、凋亡、DNA修复等的一种相关转录因子。患有这种综合征的人在年轻时患癌症的风险很高，约50%的人在30岁之前会至少罹患一种肿瘤。男性终身患癌风险为70%，女性为100%。而第一种肿瘤治愈后，出现第二原发肿瘤的风险为35%。

LFS患者中最常见的4种癌分别为乳腺癌、脑瘤、肉瘤和肾上腺皮质癌。乳腺癌占25%～30%，大多为高级别、HER2阳性的广泛性的导管原位癌。通常35岁之前发病。肉瘤占LFS相关癌症的25%～30%，儿童一般为典型的横纹肌肉瘤，青少年时期多为骨肉瘤，而成年后则多为其他组织学亚型的肉瘤，如脂肪肉瘤等。脑瘤（多组织学亚型）占LFS相关癌症的16%，肾上腺皮质肿瘤占儿童LFS相关癌症的14%。儿童患者中确诊肾上腺皮质肿瘤者应该是LFS的危险信号，因为成人肾上腺皮质肿瘤患者很少是由*TP53*胚系突变导致。其他LFS相关癌症还包括卵巢癌、肺癌（＜10%的LFS癌种）、结直肠癌、胃癌、皮肤癌及白血病（＜5%）等。与散发的患者相比，这些LFS相关肿瘤患者会在更年轻时患病。然而，LFS毕竟是一种罕见的疾病，因此对于无家族史的肿瘤患者，即使是在年轻时患病，*TP53*突变检测仍不失为必要的推荐检查。

这个案例报道的患者很不幸在40岁前即确诊了3个原发性肿瘤。尽管并非闻所未闻，但即便是LFS，这样的案例也非常罕见。这类肿瘤患者的死亡率很高。患者的浸润性乳腺癌能够在早期发现并得到控制，是因为患者在之前的DCIS诊断后接受了常规监测，且之后患者又对胶质母细胞瘤的放射治疗有显著的应答。患者的另外两个新原发肿瘤是在乳腺癌的放化疗过程中发展起来的，其发现也得益于对LFS患者肿瘤的筛查。诊断和治疗的改善使医师观察到越来越多的原发性恶性肿瘤，但也可能正是由于细胞毒性治疗的副作用而促使这些患者再次罹患研发肿瘤的风险显著增加，因为具有异常P53功能的细胞，其DNA损伤修复功能很差。

2.该综合征的遗传和外显模式是什么？

*TP53*突变携带者的频率可能比我们之前认为的要高，应该为$1:20\ 000 \sim 1:5000$。这种疾病是常染色体显性遗传病，所以每一个孩子有50%的概率从父母那里遗传到。*TP53*胚系突变的类型很有可能影响个体的LFS的表型；与功能缺失突变相比，错义突变被证明可以预测更年轻的发病年龄。其他遗传因素，如拷贝数变异频率和端粒长度也会影响其外显度。

3.肿瘤学家是否应该根据家族史来提示警惕LFS的可能性？

已有很多不同的标准用于判定一个人携带*TP53*基因突变的可能性，并据此考虑是否进行基因检测。患者应该根据修订版Chompret标准（表2-9-1）进行*TP53*检测。值得注意的是，30岁前确诊为乳腺癌的女性携带*TP53*突变的概率为3% ～ 8%，而且这个年龄段中的年轻患者，*HER2*扩增患者携带*TP53*突变的可能性高于*BRCA1/BRCA2*突变的患者。

表2-9-1　修订版*TP53*检测Chompret标准（引自Tinat等）

必须满足以下标准中的至少一条
1. 先证者在46岁前患与LFS相关的肿瘤（如软组织肉瘤、骨肿瘤、脑肿瘤、绝经前乳腺癌、肾上腺皮质肿瘤、白血病、肺支气管肺泡癌），而且至少有一位一级或二级亲属在56岁前患与LFS相关的癌症（如果先证者患乳腺癌则排除乳腺癌）或患多种癌症
2. 先证者患有多种癌症（除了复发乳腺癌），其中两种与LFS相关，而且首次患癌时间在46岁之前
3. 先证者患有肾上腺皮质癌或脉络丛肿瘤，与家族史无关

4. LFS患者是否应该与散发性同种肿瘤患者用一样的治疗方式？

对于LFS患者而言，环境因素的致癌作用可能会更强；暴露在吸烟和辐射等环境中可能会诱发"二次打击"。已有研究表明，P53缺失小鼠对辐射诱发的致癌作用比野生型小鼠更敏感。所以对LFS患者进行放射治疗之前，需要进行详尽的考虑，尤其是对术后辅助方案的制订。对于LFS患者，放化疗导致后续毒副作用的风险可能更高；而且与非LFS患者相比，获益与损伤比可能会更低；所以在选择合适的治疗方案时应该进行周全的考虑。例如，在上述案例中，患者在乳腺导管原位癌辅助放疗后罹患NSCLC。对于这类乳腺癌患者，或许可以考虑直接行乳腺癌根治切除术而不是局部广泛切除术，从而降低辅助放疗的需求。目前没有证据表明LFS患者在进行化疗时需要使用不同方案，但在考虑使用烷基化剂时需要谨慎，因为这种药物会增加继发性白血病的风险。

5.LFS患者的孩子该如何进行疾病的管理预防？

美国国家综合癌症网络（NCCN）已经出版了LFS的管理指南；而英国的指南暂时还没完成，还需要有一些进一步的临床试验验证。所有*TP53*突变携带者都应该由经验丰富的全科医师评估，并且能够快速联系到一位专业内科医师以便及时针对任何新的症状进行检查，并尽可能避免不必要的以辐射为基础的成像检查。每年的症状复查和临床评估可能会让一些患者有所安心。所有的携带者和高危人群都应该避免环境致癌物，包括太阳照射、烟草和过度饮酒。同时还应该避免过度诊断和治疗辐射。女性携带者应该勇于接受可能患乳腺癌的风险，并从20岁开始每年通过MRI进行乳腺癌筛查。另外，可以降低风险的预防性乳房切除术也是一种选择。这个案例中，2个受影响的孩子都不妨考虑进行产前基因诊断，因为她们的孩子也有50%的概率携带*TP53*突变。全身和脑部MRI检查的潜在获益率也正在根据年度随访记录进行调查。是否需要通过基因检测来了解具有LFS家族史的人*TP53*基因突变的携带情况，是一个很艰难的决定，需要认真评估得到这些信息的利弊，因为还缺乏证据证明所提出的干预措施一定能带来获益。一些人得知是*TP53*突变携带者后可能会变得过度焦虑；其家庭成员也需要更多的社会、医疗和心理支持。

6.是否有任何筛查手段可以预防患者出现后续癌症或实现早期诊断？

对于已知患有LFS的个体是否需要进行更严格的筛查和检查，目前还处于临床试验阶段。因为没有证据表明通过上述推荐的方法可以获得生存获益。由于LFS比较罕见，且符合入组条件的患者人数很少，所以设计一个能够显示生存获益的试验非常有挑战性。一项在18个LFS家族中开展的前瞻性研究（Villani等资料）中比较了利用超声波及全身MRI检查加强监测（$n = 18$）与普通常规筛查（$n = 16$）的差异，结果显示5年生存率为100%vs 21%（$P = 0.015\ 5$）。还有很多前瞻性研究也正在进行，目的在于判断全身MRI检查和生化筛查对LFS患者的实际有效性。然而由于这些患者可能罹患多种恶性肿瘤，且肿瘤侵袭性都较强，因此似乎任何筛查方法都无法改变最终的结果。

👉 结论与学习要点

- LFS是一种高外显率的常染色体显性遗传性肿瘤综合征。
- 特征是携带*TP53*基因胚系突变。
- 尽管罕见，但是当临床医师在一个家族中看到一系列聚集的相关癌症（肉瘤、乳腺癌、脑肿瘤和肾上腺皮质癌）时，或发现有人在30～35岁前患HER2阳性乳腺癌时，都应该考虑LFS的可能性。
- 确诊患LFS的女性应该从20岁起开始通过MRI检查进行乳腺癌筛查，并考虑可降低风险的预防性乳房切除术；同时还要根据家族史中的癌症模式考虑额外的筛查，但是这些患者的最佳监测形式目前还不清楚。
- 目前增强型筛查正在研究中，可能会扩展到包括年度全身MRI检查、其他生化检测或通过影像学工具的检查。

- 在给LFS患者安排放射治疗前应该进行周全的考虑；患者应该尽量避免暴露在高危因素下。
- 随着对基因型与表型之间相互作用认识的提升，应该逐渐形成针对LFS患者的分级筛查及治疗方式。

（贾伏丽　译　付振明　陆建伟　审校）

参 考 文 献

［1］ Eccles DM，Li N，Handwerker R，*et al*. Genetic testing in a cohort of young patients with HER2-amplified breast cancer. *Ann Oncol* 2016；27：467-473.

［2］ Gonzalez KD，Buzin CH，Noltner KA，*et al*. High frequency of de novo mutations in Li-Fraumeni syndrome. *J Med Genet* 2009；46：689-693.

［3］ Kamihara J，Rana HQ，Garber JE. Germline *TP53* mutations and the changing landscape of Li-Fraumeni syndrome. *Hum Mutat* 2014；35：654-662.

［4］ McBride KA，Ballinger ML，Killick E，*et al*. Li-Fraumeni syndrome：cancer risk assessment and clinical management. *Nat Rev Clin Oncol* 2014；11：260-271.

［5］ Schneider K，Zelley K，Nichols KE，Garber J. Li-Fraumeni syndrome. In：Pagon RA，Adam MP，Ardinger HH，*et al*., eds. *GeneReviews*. Seattle，WA：University of Washington，1993.

［6］ Sorrell AD，Espenschied CR，Culver JO，Weitzel JN. Tumor protein p53（TP53）testing and Li-Fraumeni syndrome：current status of clinical applications and future directions. *Mol Diagn Ther* 2013；17：31-47.

［7］ Testa JR，Malkin D，Schiffman JD. Connecting molecular pathways to hereditary cancer risk syndromes. *Am Soc Clin Oncol Educ Book* 2013；81-90.

［8］ The National Comprehensive Cancer Network. *Clinical practice guidelines in oncology. Genetic/familial high-risk assessment：breast and ovarian. Version 2.2016，15.03.16.* Available from：www.nccn.org/professionals/physician_gls/f_guidelines.asp（accessed 16 June 2016）.

［9］ Tinat J，Bougeard G，Baert-Desurmont S，*et al*. 2009 version of the Chompret criteria for Li Fraumeni syndrome. *J Clin Oncol* 2009；27：e108-9；author reply e10.

［10］ Villani A，Tabori U，Schiffman J，*et al*. Biochemical and imaging surveillance in germline *TP53* mutation carriers with Li-Fraumeni syndrome：a prospective observational study. *Lancet Oncol* 2011；12：559-567.

扩展阅读

［1］ Armstrong S. *p53：The gene that cracked the cancer code.* London：Bloomsbury，2014.

［2］ Jhaveri AP，Bale A，Lovick N，*et al*. The benefit and burden of cancer screening in Li-Fraumeni syndrome：a case report. *Yale J Biol Med* 2015；88：181-185.

［3］ Nichols KE，Malkin D. Genotype versus phenotype：the yin and yang of germline *TP53* mutations in Li-Fraumeni syndrome. *J Clin Oncol* 2015；33：2331-2333.

病例分享10　脑视网膜血管瘤病和肾癌患者的治疗

Rasheid Mekki，Peter Selby

病例回顾

患者，男性，44岁，因左腹疼痛和血尿入院。腹部CT结果显示双肾肿块，怀疑为肾细胞癌（renal cell carcinoma，RCC）。患者行左肾部分切除术，术后2个月又行右肾癌根治切除术，双肾病理学结果均为肾透明细胞癌。同时在患者右视网膜和小脑发现血管网状细胞瘤，初步诊断为脑视网膜血管瘤（von Hippel-Lindau病）。家族史中父亲和姐姐均患有von Hippel-Lindau病，患者已婚并育有一子（9岁）。

术后2年患者左肾出现肾细胞癌复发，随即通过射频消融术（radiofrequency ablation，RFA）治疗。随后胸部CT检查提示肺及胸膜多处转移，接受6个月舒尼替尼治疗（每天50mg；每治疗4周休息2周）达到部分缓解（partial response，PR），胸部定期CT复查，12个月后发现疾病进展，改服依维莫司，治疗2个月后病情仍在进展，鉴于其身体条件差未再进行化疗，而采取最佳支持治疗方案。

关注热点

1. 什么是von Hippel-Lindau病？
2. *VHL*基因的功能是什么？在肾细胞癌中有什么重要性？
3. 本病例中患者治疗的循证基础是什么？
4. 应该如何管理患者家庭成员？

1. 什么是von Hippel-Lindau病？

von Hippel-Lindau病（*VHL*基因异常）是一种罕见常染色体显性遗传肿瘤，其特征是多发性血管肿瘤发生。最常见的包括视网膜和中枢神经母细胞瘤、肾透明细胞癌、嗜铬细胞瘤、胰岛肿瘤、内淋巴囊肿瘤。此外，还有肾和胰囊腺瘤、男性患者的附睾囊腺瘤。

*VHL*基因群体异常概率约为1/36 000，疾病可能发生在儿童、青少年或成人，平均发病年龄为26岁。在一个大型队列研究中发现，肾细胞瘤平均发病年龄为44岁，并且活到60岁的患者中69%会发展为肾细胞癌。肾细胞癌通常是多中心和双侧的，多起源于囊肿连块或从非囊肿软组织细胞中新发。

2.*VHL* 基因的功能是什么？在肾细胞癌中有什么重要性？

von Hippel-Lindau病与*VHL*基因双等位基因突变有关，*VHL*基因位于3号染色体短臂。截至目前，已发现超过150个变异与von Hippel-Lindau病相关。

此病引发的综合征是由*VHL*基因表达的产物蛋白失活导致。VHL蛋白是一个肿瘤抑制蛋白，在体内起着重要的细胞功能作用，包括作为蛋白酶体降解的靶向蛋白、维护原纤毛活性、调控细胞外基质等。VHL蛋白通过其β功能域与缺氧诱导因子（HIF）结合发挥作用（图2-10-1）。

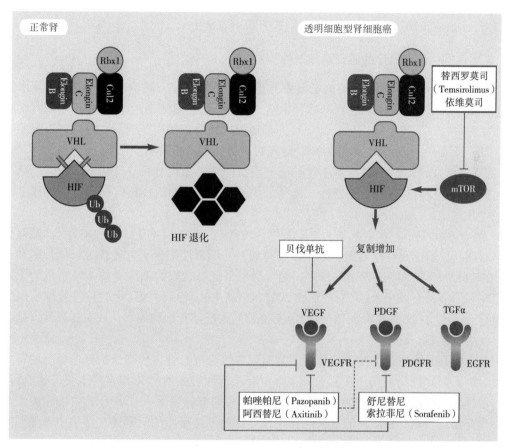

图2-10-1 在von Hippel-Lindau病中，肿瘤细胞中VHL蛋白野生型缺失引起HIF结合体的稳定化，HIFα转录因子将激活下游的VEGF、PDGF和TGFα，TKI类药物（如舒尼替尼）抑制VEGFR、PDGFR等VHL失活后的效应。Cul2，Cullin 2；EGFR，表皮生长因子受体；Rbx1，RING-box蛋白；Ub，泛素

*VHL*基因变异可能导致VHL蛋白生成与HIF1α及HIF2α结合的蛋白复合物失败，或者导致蛋白结合区域识别HIFα蛋白失败。高活性的HIF1α及HIF2α可能诱导生长因子异常产生，如血管内皮生长因子（VEGF）、血小板源性生长因子（PDGF）和转化生长因子-α（TGFα）。这将导致细胞不可控制的生长和血管异常增殖。

关于诊断：起初von Hippel-Lindau病的临床诊断标准为发现多于一个的VHL相关肿瘤。

但是随着现代检测技术的进步，发现携带遗传性变异的VHL基因通常就可以考虑确定诊断，即使患者只发现了单一VHL相关肿瘤。基因检测一般常提取外周血的淋巴细胞进行实验，VHL基因的测序和剂量分析可通过多重连接探针扩增技术或DNA印迹技术实现，方法的敏感性和特异度基本都可以达到100%。

一旦怀疑某患者可能为von Hippel-Lindau病，无论其是否确定有家族史都应该推荐他到专门的机构进行检测评估、遗传咨询和鉴别诊断。如果患者有家族史，一经发现一个家属有VHL肿瘤即可确诊为von Hippel-Lindau病；对于无家族史的患者，鉴于所有von Hippel-Lindau病相关肿瘤的发生均是零星的（无家族聚集），所以需找到至少两个相关肿瘤才可确诊（如两个血管网状细胞瘤或者一个血管网状细胞瘤，一个内脏肿瘤）。约20%的von Hippel-Lindau病患者是由新发变异引起且没有家族史。

3.本病例中患者治疗的循证基础是什么？

对于并发von Hippel-Lindau病的肾细胞癌患者，其治疗方法由根治性的肾切除术转为保守的保肾治疗（观测小病灶、局部肾切除、冷冻疗法、射频消融等）。对于早期肾细胞癌局部肾切除的效果和全肾切除一样，目的都是保护肾组织并避免透析。直径<3cm的实体肾肿瘤转移风险一般较低，如果肿瘤稳定还可进行长期动态监测。

鉴于HIF在肾细胞癌和其他恶性肿瘤发病机制中的重要作用，干扰HIF代谢通路，无论远侧抑制（抑制其效应通路活性）还是近侧抑制（直接抑制HIF），目前都是临床上治疗的兴趣点。

（1）远侧抑制剂：代表药物为舒尼替尼。该药是一种VEGF受体和PDGF受体酪氨酸激酶抑制剂，在治疗转移性肾细胞癌中证实有效。一项Ⅲ期临床研究比较了舒尼替尼和干扰素α在转移性肾细胞癌患者中的作用，结果舒尼替尼有较好的临床受益（11个月的无进展生存期和31%的有效率）。舒尼替尼在2007年获批并由此成为国际上转移性肾细胞癌的一线推荐治疗药物；2009年舒尼替尼被NICE推荐列入晚期肾细胞癌和（或）转移性肾细胞癌的一线治疗方案。

VHL相关通路的获得性调节异常通常出现在接受抗血管生成类药物舒尼替尼的肾细胞癌患者中，因此把此类药用在肾或其他部位有进行性进展的VHL患者身上是非常合理的。有一项临床试验报道在15个VHL患者中得到33%的部分缓解率。对治疗VHL相关疾病的新一代药物是否具有更广泛的抗肿瘤作用和更低的不良反应的问题还在评估中（如帕唑帕尼，ClinicalTrials.gov NCT01436227）。

（2）近侧抑制剂：代表药物为依维莫司。其作用于雷帕霉素靶蛋白（mTOR），是与磷脂酰肌醇-3-激酶（PI3K）/蛋白激酶B（Akt）通路相关的一个丝氨酸/苏氨酸激酶。在通路激活过程中，mTOR磷酸化一个mRNA转录起始复合物，导致与细胞生长周期相关的蛋白出现过表达，从而导致HIFA翻译增加。有一项Ⅲ期临床试验证实了依维莫司在携带VEGFR TKIS突变的转移性肾细胞癌患者中具有优势，相对于安慰剂PFS延长了将近3个月。不过，最近的两个大型随机试验结果却显示，在既往接受过治疗的患者中依维莫司的疗效明显不如卡博替尼（cabozantinib）和纳武单抗（nivolumab）。

在本例中，患者使用依维莫司2个月后疾病进展，鉴于其身体条件差而推荐使用了最佳支持治疗方案。

4. 应该如何管理患者家庭成员？

von Hippel-Lindau病是常染色体显性遗传病，*VHL*变异携带者有50%的概率遗传给后代。该遗传给后代的风险取决于胚系中是否携带*VHL*变异，目前这一点临床上暂时无法实现预防性检测。

对VHL家系进行统筹医疗管理是具有挑战的项目，也是预防发病和死亡的必要条件。早期诊断VHL并发症能很好地改善预后，因此所有VHL患者和其高风险家属都应该在儿童期即进行全面的筛查（除非已通过基因检测排除了VHL）。

患者的9岁儿子应该在接受充分的遗传咨询后进行基因检测，如果发现有*VHL*变异应立即开始监测，以便早期发现新病灶且对微小无症状病灶进行干预。

对该病进行影像学检查和筛查的频率是有争议的，主要分歧点是平衡风险及支出和诊断延误之间的关系。下面总结的是一些全球广泛接受的指南建议，这些建议是由VHL联盟联合相关的药物咨询委员会一起制定的。

（1）1岁发病：每年评估神经系统症状、视力问题和听力异常，每年做血压监测。

（2）5岁发病：每年测定血或尿中分馏的肾上腺素；每2~3年进行听力学筛查；在发生反复性耳道感染后进行内耳道薄层MRI增强检测。

（3）16岁发病：每年腹部超声；每2年进行MRI筛查腹部、脑和脊柱的所有部位。

👉 结论与学习要点

- von Hippel-Lindau病是一种常染色体显性遗传病，一般表现为多种良性或恶性肿瘤，包括肾透明细胞癌。
- 任何特征性肿瘤均可作为诊断证据，对患者及其家系成员进行基因检测并且对携带VHL变异者进行强化监督管理，以便减少发病和死亡。
- 60岁以上von Hippel-Lindau病患者中70%为肾透明细胞癌。对局部病灶建议保留肾单位。
- 对于晚期转移性肾细胞癌并发von Hippel-Lindau病可使用VEGFR TKI治疗，但目前支持证据尚不充分。舒尼替尼是一种VEGFR和PDGFR的TKI，现已推荐为一线治疗方案。
- von Hippel-Lindau病患者应该由受过专业训练的基因中心的专家负责治理，而且患者需要有经验的心理人员的支持。

（张静波　译　付振明　陈薛辉　审校）

参 考 文 献

［1］Bratslavsky G，Liu JJ，Johnson AD，*et al*. Salvage partial nephrectomy for hereditary renal cancer：feasibility and outcomes. *J Urol* 2008；179：67-70.

［2］Choueiri TK，Escudier B，Powles T，*et al*. Cabozantinib versus everolimus in advanced renalcell carcinoma. *N Engl J Med* 2015；373：1814-1823.

[3] Choyke PL，Glenn GM，Walther MM，*et al*. The natural history of renal lesions in von Hippel-Lindau disease：a serial CT study in 28 patients. *Am J Roentgenol* 1992；159：1229-1234.

[4] Jonasch E，McCutcheon IE，Waguespack SG，*et al*. Pilot trial of sunitinib therapy in patients with von Hippel-Lindau disease. *Ann Oncol* 2011；22：2661-2666.

[5] Linehan WM，Srinivasan R. Targeted therapies：treating advanced kidney cancer-miles to go before we sleep. *Nat Rev Clin Oncol* 2013；10：614-615.

[6] Maher ER，Neumann HPH，Richard S. von Hippel-Lindau disease：a clinical and scientific review. *Eur J Hum Genet* 2011；19：617-623.

[7] Maher ER，Yates JR，Harries R，*et al*. Clinical features and natural history of von Hippel-Lindau disease. *Q J Med* 1990；77：1151-1163.

[8] Martins R，Bugalho MJ. Paragangliomas/pheochromocytomas：clinically oriented genetic testing. *Int J Endocrinol* 2014；2014：1-14.

[9] Motzer RJ，Escudier B，McDermott DF，*et al*. Nivolumab versus everolimus in advanced renal-cell carcinoma. *N Engl J Med* 2015；373：1803-1813.

[10] Motzer RJ，Escudier B，Oudard S，*et al*. Efficacy of everolimus in advanced renal cell carcinoma：a double-blind，randomised，placebo-controlled phase III trial. *Lancet* 2008；372：449-456.

[11] Motzer RJ，Hutson TE，Tomczak P，*et al*. Sunitinib versus interferon alfa in metastatic renalcell carcinoma. *N Engl J Med* 2007；356：115-124.

[12] Ohh M，Park CW，Ivan M，*et al*. Ubiquitination of hypoxia-inducible factor requires direct binding to the beta-domain of the von Hippel-Lindau protein. *Nat Cell Biol* 2000；2：423-427.

[13] Patel PH，Chadalavada RSV，Chaganti RSK，Motzer RJ. Targeting von Hippel-Lindau pathway in renal cell carcinoma. *Clin Cancer Res* 2006；12：7215-7220.

[14] Shuin T，Yamasaki I，Tamura K，*et al*. von Hippel-Lindau disease：molecular pathological basis，clinical criteria，genetic testing，clinical features of tumors and treatment. *J Clin Oncol* 2006；36：337-343.

[15] Stolle C，Glenn G，Zbar B，*et al*. Improved detection of germline mutations in the von Hippel-Lindau disease tumor suppressor gene. *Hum Mutat* 1998；12：417-423.

[16] Sufan RI，Jewett MA，Ohh M. The role of von Hippel-Lindau tumor suppressor protein and hypoxia in renal clear cell carcinoma. *Am J Physiol Renal Physiol* 2004；287：F1-6.

[17] VHL Alliance. *Surveillance and diagnosis*. Available from：http：//vhl.org/professionals/screening-diagnosis（accessed 19 April 2016）.

[18] Walther MM，Choyke PL，Glenn G，*et al*. Renal cancer in families with hereditary renal cancer：prospective analysis of a tumor size threshold for renal parenchymal sparing surgery. *J Urol* 1999；161：1475-1479.

病例分享11　进行Oncotype DX 检测的乳腺癌患者的治疗

Yun Yi Tan，Sophie Barrett

病例回顾

患者，女性，45岁，于2015年10月发现左乳有一3cm肿块，组织活检确诊为浸润型乳腺癌。行左乳局部切除和前哨淋巴结活检，病理显示为29mm二级导管原位癌，肿瘤大小未见增大，无脉管浸润，5个前哨淋巴结均未发现肿瘤。受体状态评估ER分值为7，PR分值为0，HER2免疫组化结果1＋（阴性）。

患者曾因子宫内膜异位导致更年期提前至40岁，并接受过激素替代治疗。无其他用药史及相关家族史。

依据PREDICT工具（www.predict.nhs.uk）计算，患者通过单纯手术治疗的10年总体生存率为87%，若增加激素治疗可提高到90.2%，如果再增加三代化疗药物作为术后辅助治疗，可提高到94%（换言之即有3.8%的化疗获益）。

在与肿瘤医师的临床谈话中，患者对自己是否接受辅助化疗犹豫不决。肿瘤学家建议其采用PREDICT工具和Oncotype DX检测进行辅助化疗获益评估，患者同意了。如果结果显示高复发风险（≥32），患者将在激素和放射治疗基础上增加辅助化疗；如果结果显示低复发风险（≤17），则推荐患者只接受激素和放射治疗；如果结果显示中度复发风险（介于18～31），患者个人同意只要该值＞25就接受辅助化疗。

Oncotype DX检测结果为27，手术10年和他莫昔芬5年复发风险为18%［数据来源于美国乳腺和肠手术辅助计划（NSABP）B-20研究］。患者同意接受6个周期的以蒽环类药物为基础的辅助化疗。

关注热点

1.什么是Oncotype DX？
2.Oncotype DX检测有无合理性？
3.Oncotype DX临床效果如何？
4.什么样的患者可以从Oncotype DX检测中获益？

1.什么是Oncotype DX？

Oncotype DX是对21个基因表达水平进行检测，所用样本为福尔马林固定石蜡包埋的乳腺癌组织。它的作用是评估肿瘤预后，效果优于临床病理分级，如ER状态和淋巴结转移。Oncotype DX检测通过对16个肿瘤相关基因和5个参考基因的表达水平进行检测，同时由模型算法得出0～100的复发分值。高表达水平的"有利"基因如ESR1将得到一个低的复发分值，而高表达水平的"不利"基因如HER2将得到一个高的复发分值。如果复发分值高则预示乳腺癌的复发风险也高。

2.Oncotype DX检测有无合理性?

当进行内分泌治疗后肿瘤复发风险仍＞5%时，一般推荐患者接受辅助化疗。就平均值而言，化疗可降低25%～30%的复发风险，但个体的绝对获益仅为1%～5%。这就意味着许多患者单凭病理特征进行化疗存在过度治疗的风险。类似Oncotype DX基因表达的检测主要用来做复发风险评估和化疗潜在获益预测，能辅助评估治疗方案，使部分患者只用内分泌治疗即可，这样就能足够降低复发风险者远离化疗及其毒性并发症。

3.Oncotype DX临床效果如何?

Oncotype DX在NSABP B-14队列中进行了回顾性研究，入组的2644例患者（ER阳性腋下淋巴结阴性乳腺癌）随机给予他莫昔芬或安慰剂治疗。设定＜18为低风险阈值，18～30为中风险阈值，＞30为高风险阈值，Oncotype DX结果用来评估乳腺癌预后风险和10年生存期。

在NSABP B-20队列研究中，入组的2306例患者（ER阳性腋下淋巴结阴性乳腺癌）随机单独用他莫昔芬或他莫昔芬＋化疗，并对其中651例患者进行了Oncotype DX检测（424例他莫昔芬＋化疗，227例单独用他莫昔芬）。

TAILORx是一个前瞻性的临床队列研究，设计目的是验证Oncotype DX在临床应用中的性能。该研究共入组10 253例18～75岁的女性，均为ER阳性和（或）PR阳性、HER2阴性和腋下淋巴结阴性的乳腺癌患者。

在TAILORx研究中，Oncotype DX用于将入组者分为低、中或高疾病复发风险的3个组，阈值相应设定为＜11，11～25，＞25。低复发风险组仅接受激素疗法，高复发风险组接受化疗和激素疗法联合治疗，中复发风险组随机给予他莫昔芬单药或他莫昔芬与化疗联用治疗，所选分组阈值低于原始设定最小阈值（18）以避免治疗不足。复发风险分值＜11表明单独用他莫昔芬的10年远端复发率为10%，这样的复发率如果完全排除化疗再评估可能并不被认同。同理，复发风险分值＞25表明单独用他莫昔芬的10年远端复发率高于20%，需要联合化疗治疗。

通过中位值69个月的回访，99.3%的低风险组患者5年未发现远端复发，98.7%的患者5年未发现远端或局部复发。5年无病生存期比例为93.8%，发生第二原发灶或其他原因死亡导致的无病生存期和乳腺癌复发率有5%的差异。这些结果支持对于低复发分值的患者可排除化疗，尤其对于有第二原发灶或5年复发的患者辅助化疗无显著获益。对于中、高风险组的研究仍在进行中。

4.什么样的患者可以从Oncotype DX检测中获益?

Oncotype DX检测获益人群为HR阳性、HER2阴性的乳腺癌患者，主要指依据病理评估认为是中、低复发风险，且NCCN指南或其他国家或区域性指南中认为化疗可能有部分获益的那部分患者。通常这些患者腋下淋巴结为阴性，即使有小淋巴结摸到但也没有不适感觉。针对高风险和腋下淋巴结阳性人群的多个研究目前正在进行中［如利用多因子分析进行早期乳腺癌最优个性化治疗（OPTIMA）研究］。在美国，NICE和NHS分子病理学联合会均一致推荐使用Oncotype DX检测。

在进行Oncotype DX检测之前，应该告诉患者检测的意义，并依据复发评分的所有可能结果讨论治疗计划。如果复发分值提示低复发风险，应该建议患者放弃化疗，而复发分值提示高复发风险时则应该接受化疗。对于复发风险不确定的中度复发风险分值者，医师应该与患者共同讨论治疗方案并得到患者认可。

☞ 结论与学习要点

- 病理结果提示中度复发风险而不确定是否可从辅助化疗获益的患者，应该考虑行Oncotype DX及类似的检测，这种情况下此检测可能帮助决定是否进行辅助化疗。
- 符合Oncotype DX检测的患者包括HR阳性、HER2阴性的2级或3级、原发肿瘤大小在0.5～5cm且腋下淋巴结阴性无转移的乳腺癌患者。
- 目前，有证据显示复发分值＜11意味着5年复发风险仅为1%～2%，复发分值＜18辅助化疗获益小于其本身复发风险，复发分值＞25支持化疗的决定。对于那些中度复发风险分值尚缺乏确切的指导，在检测前需与患者进行充分沟通。未来TAILORx的研究预期在中度复发分值和高复发分值群体中进行并获得结果。

（张静波　译　赵　平　审校）

参考文献

［1］ Carlson RW，Brown E，Burstein HJ，*et al*. NCCN Task Force report：adjuvant therapy for breast cancer. *J Natl Compr Canc Netw* 2006；4（suppl 1）：S1-26.

［2］ Fisher B，Dignam J，Bryant J，Wolmark N. Five versus more than five years of tamoxifen for lymph node-negative breast cancer：updated findings from the National Surgical Adjuvant Breast and Bowel Project B-14 randomized trial. *J Natl Cancer Inst* 2001；93：684-690.

［3］ National Institute for Health and Care Excellence（2013）. *Gene expression profiling and expanded immunohistochemistry tests for guiding adjuvant chemotherapy decisions in early breast cancer management：MammaPrint，Oncotype DX，IHC4 and Mammostrat. NICE diagnostics guidance 10.* Available from：www.nice.org.uk/guidance/dg10（accessed 15 June 2016）.

［4］ NHS Scotland（2016）. *Molecular Pathology Evaluation Panel and Molecular Pathology Consortium advice note. Oncotype DX.* Available from：www.mpep.scot.nhs.uk/wpcontent/ uploads/2016/01/MPEP-SMPC-Advice-Oncotype-DX-3.pdf（accessed 15 June 2016）.

［5］ OPTIMA（Optimal Personalised Treatment of Early Breast Cancer Using Multi-Parameter Analysis）study. Available from：www.ukctg.nihr.ac.uk/trials?query=%257B%2522query% 2522%53A%2522optima %2520breast%2520cancer%2522%257D（accessed 15 June 2016）.

［6］ Paik S，Shak S，Tang G，*et al*. A multigene assay to predict recurrence of tamoxifen-treated，node-negative breast cancer. *N Engl J Med* 2004; 351: 2817-2826.

[7] Paik S, Tang G, Shak S, *et al*. Gene expression and benefit of chemotherapy in women with node-negative, estrogen receptor-positive breast cancer. *J Clin Oncol* 2006; 24: 3726-3734.

[8] Sparano JA, Gray RJ, Makower DF, *et al*. Prospective validation of a 21-gene expression assay in breast cancer. *N Engl J Med* 2015; 373: 2005-2014.

[9] Sparano JA, Paik S. Development of the 21-gene assay and its application in clinical practice and clinical trials. *J Clin Oncol* 2008; 26: 721-728.

[10] Wishart GC, Azzato EM, Greenberg DC, *et al*. PREDICT: a new UK prognostic model that predicts survival following surgery for invasive breast cancer. *Breast Cancer Res* 2010; 12: R1.

病例分享12　使用多平台肿瘤分子检测指导卵巢癌患者治疗方案的选择

Elaine Dunwoodie，Christopher M. Jones，Geoff Hall

病例回顾

　　患者，女性，60岁，罹患高级别浆液性卵巢癌，病理分期为Ⅲc期。患者接受了减瘤手术，术后行6个疗程的紫杉醇和卡铂联合化疗，并接受常规肿瘤学随访，包括影像学评估及CA125评估14个月。无其他重要的疾病史，无心脏病史。未进行*BRCA*基因检测。

　　患者病变复发开始出现的不适是便秘及背部疼痛，这些症状都可以使用对乙酰氨基酚和可待因控制。但随后的检查发现生物标志物（CA125 289kU/L）再次升高。CT检查显示腹膜后淋巴结肿大和弥漫性腹膜增厚，这些临床表现均提示卵巢癌复发性。

　　于是患者与其肿瘤医师讨论了选用的治疗方案及进一步化疗的风险和获益，患者明确表示希望进行积极治疗。由于她无铂治疗间隔时间已经＞12个月，而且适合进行联合化疗，因此，建议继续使用卡铂和紫杉醇联用的方案，与此同时还讨论了患者加入LCC-CARIS-01临床试验的可能性。该试验的宗旨是研究基因检测对肿瘤学家确定治疗决策的影响，患者恰好符合试验入组的条件。最终患者选择参加试验并接受可能由此引起的对进一步治疗的短期延迟（长达3周），同时同意商业检测公司CMI检测自己之前的肿瘤组织样本。

　　结果如图2-12-1所示。根据其检测结果，患者被给予6个周期的卡铂和脂质体多柔比星联合方案治疗。经过这个化疗过程，患者的疾病症状和CA125得到改善，且患者对化疗的耐受良好，只出现了低度的手足综合征反应和1级疲劳，6个周期后患者将再次进行CT影像学评估。同时患者还被将被列入多中心ARIEL-3试验，这项安慰剂随机对照的Ⅲ期研究是分析铂类药物化疗后，对铂敏感的高级别浆液性卵巢癌患者使用鲁帕沙布作为维持治疗的疗效。

最终报告

患者信息	标本信息	检测联系单位
姓名：病例研究 出生年月：1956年××月××日 性别：女 病历号：TN16-ABCXYZ 诊断：肿瘤，其他未特指	原发病灶：卵巢 取样部位：卵巢 样本编号：ABC-12345-YZ 样本采集时间：2016年××月××日 检测完成时间：2016年××月××日	认证医师 肿瘤中心 地址：Springfield，XY 12345 　　　123中心街 电话：(123) 456-7890 较激进的疗法＝NCCN简编疗法

潜在获益的治疗方案		
卡培他滨　　TS^* 培美曲塞 ──────── 卡铂　　$ERCC1$ 顺铂 奥沙利铂 ──────── 多柔比星　　$TOP2A$、PGP 脂质体多柔比星	吉西他滨　　$RRM1^*$ ──────── 伊立替康　　$TOPO1$ 拓扑替康 ──────── 达卡巴嗪　　$MGMT^*$ 替莫唑胺	表柔比星　　$TOP2A$、PGP 氟尿嘧啶　　TS^*

*临床试验显示：有74个化疗方案临床试验；147个靶向治疗实验方案（参考详细临床数据）

可能无法获益的治疗方案		
阿那曲唑　　ER、PR 依西美坦 来曲唑 亮丙瑞林 醋酸甲地孕酮 他莫昔芬 ──────── 多西他赛　　$TUBB3$ 蛋白结合型紫杉醇 紫杉醇	奥拉帕尼　　$BRCA1$、$BRCA2$ ado-曲妥珠单抗　　$HER2$ （TDM-1） 帕妥珠单抗 曲妥珠单抗	达拉非尼　　$BRAF$ 维罗非尼 ──────── 氟维司群　　ER　PR 戈舍瑞林 托瑞米芬

无法确定获益的治疗方案		
依维莫司、坦西莫司	伊马替尼	凡德他尼

所谓潜在获益或不能获益相关治疗的确定，是基于上述报告中提供的生物标志物结果且依据已发表的医学证据。这些证据可能来自在被测患者的样本，或来自另一个肿瘤类型中获得的研究。所有的选择或任何一种匹配疗法都不带有治疗医师的主观判断。关于患者护理和治疗的决定必须在治疗医师独立医学判断的基础上做出，并考虑适用的护理标准，但不包括本报告以外的所有其他获得的信息

4610 South 44th Place，Suite 100 · (888) 979-8669 · fax (866) 479-4952

CLIA 03D1019490 · CAP 7195577 · ISO 15189：2012-3531.01.Zoran Catalica，MD，DSc，Medical Director · ©2015 Caris Life Sciences.

版权所有

图2-12-1　卵巢癌样本的CMI肿瘤检测报告示例

图中显示潜在获益、可能无法获益和不确定获益的药物。这些是通过检测血液中特定肿瘤生物标志物和参考每种药物对应靶标的文献综述来判定评估，为临床医师提供药物和生物标志物结果的全面总结

📖关注热点

1.治疗的目标是什么？

2.对铂敏感复发性浆液性卵巢癌患者制订治疗方案的依据是什么？

3.多平台分子检测在复发性卵巢癌治疗中应用的证据基础是什么？

4. 什么是 CMI 肿瘤检测?

5. 如何使用肿瘤分子分型来指导治疗?

6. 影响该患者最终治疗方案确定的关键因素是什么?

1. 治疗的目标是什么?

一小部分 Ⅲ 期患者通过手术及术后辅助化疗得到了治愈。而这名女性患者的疾病出现了复发,无法治愈,很可能最终死于该病。此时,复发后治疗的主要目的取决于患者的个人意愿。在铂敏感的卵巢癌中,缓解症状、保持较好的生活质量及延长生命往往是最常见和最现实的目标。

2. 对铂敏感复发性浆液性卵巢癌患者制订治疗方案的依据是什么?

(1)二线铂类药物治疗:前期铂类治疗效果较好的患者在停止治疗 6 个月后复发可再次使用铂类化疗。这在目前已是标准的治疗方案。治疗的反应率与无铂治疗间隔成正比。

(2)铂单药及联合第二种药物的治疗选择

①紫杉醇:ICON-4 Ⅲ 期临床试验将 802 名女性患者随机分配到紫杉醇＋铂或铂单药治疗中。在中位随访期 42 个月内联合治疗组的总生存期(OS)和无进展生存期(PFS)更好,2 年生存率相差 7%,具有显著性差异。

②吉西他滨:一项德国 Ⅲ 期试验组随机对 356 名女性患者进行了吉西他滨联合卡铂或卡铂单药治疗。联合治疗组的 PFS 明显较好(中位数为 8.6 对比于 5.8 个月;HR 为 0.72;95% CI 为 0.58～0.90;$P = 0.003\,1$),生活质量指标相差无几。但总生存期的差异没有统计学意义。

③脂质体多柔比星:一项国际多中心 Ⅲ 期临床试验将 976 名女性患者随机分组接受卡铂＋聚乙二醇化脂质体多柔比星或卡铂＋紫杉醇治疗。在脂质体多柔比星组中患者 PFS 明显更好(中位数为 11.3 对比于 9.4 个月,HR 0.82;95% CI 为 0.72～0.94;$P = 0.005$)。卡铂＋紫杉醇＋手术组的非血液学毒性更大。分析无铂治疗＞24 个月的患者亚组 OS 无统计学意义上的差异。

(3)靶向药物治疗

①贝伐单抗:OCEANS Ⅲ 期临床研究将 484 名铂敏感的患者随机分入卡铂＋吉西他滨,联合或不联合贝伐单抗治疗 10 个疗程,随后单药安慰剂或贝伐单抗直至病变进展。贝伐单抗的 PFS 和平均反应持续时间显著增加(分别为 12.4 vs 8.4 个月和 10.4 vs 7.4 个月)。OS 没有改善,但发生肠穿孔率较低。

②腺苷二磷酸核糖聚合酶(PARP)抑制剂:在一项随机、双盲、对铂敏感的复发性卵巢癌患者 Ⅱ 期试验中,患者至少对于两类铂治疗敏感,之后给予奥拉帕尼(olaparib)与安慰剂治疗做比较。奥拉帕尼维持治疗的中位 PFS 有所改善(奥拉帕尼 8.4 个月相比于安慰剂 4.8 个月,HR 0.35;95% CI 为 0.25～0.49;$P < 0.001$)。具有 *BRCA* 突变的患者从奥拉帕尼中获益最大(PFS 11.2 个月 vs 4.3 个月;HR 0.18;95% CI 为 0.11～0.31;$P < 0.000\,01$)。与非胚系 *BRCA* 突变(分别为 41% 和 24%)相比,具有胚系 BRCA 突变的患者使用奥拉帕尼的效果更优。

3.多平台分子检测在复发性卵巢癌治疗中应用的证据基础是什么？

多平台分子检测在卵巢癌中目前还没有明确的规则。使用多平台分子谱分析指导肿瘤治疗的大多数证据都来源于缺乏标准治疗方案的复发或罕见的恶性肿瘤中。在这些癌症中治疗方案通常依据临床医师的经验、以前治疗过的患者成功的治疗方案及低证据等级的指南来决定。然而，这类治疗患者的生存率很低。分子检测提供了一种新的替代方法，可以通过该方法检测选择一种与肿瘤生物标志物靶向的相关治疗方案。

通过多平台分子检测制定治疗方案后的疗效评估现已经在多种恶性肿瘤中进行。最近的一项回顾性分析中，回顾了224名晚期上皮性卵巢癌患者的生存情况。接受药物治疗的患者中位生存期明显高于未治疗者（36个月 vs 27个月，分别为HR 0.62；95% CI为0.41～0.96；$P < 0.03$）。对单中心的数据及商业数据库数据也进行了类似的回顾性分析。虽然这些数据与原来的临床试验结果无关，但结果确实肯定，鉴定卵巢恶性肿瘤中生物标志物和发现卵巢癌亚型之间常见差异的多平台分子检测是有效性。

来自于利兹癌症中心的LCC-CARIS-01试验，其中有关于CMI的特定分子检测服务在卵巢癌治疗中对确定方案有无帮助的内容，所获得的数据将决定CMI分析是否能真正影响肿瘤医师对于妇科肿瘤治疗的选择。其相关数据的次要研究指标包括治疗成本、对生活质量的影响及与治疗效果相关的参数评估等。

4.什么是CMI肿瘤检测？

CMI肿瘤检测是指多平台方法对肿瘤标本中的分子标志物进行检测并出具报告，一般包括免疫组化、荧光原位杂交、定量PCR和下一代测序。它由一家成熟的肿瘤分析商业提供商"Caris Life Sciences"通过其CMI产品提供服务。目前已为85 000名患者提供了服务。鉴于单分子变异的检出频率较低，这种综合的多平台方法增加了临床相关肿瘤生物标志物的鉴定效果及应用。

除了报告是否存在特定的分子标记外，CMI服务还会将这些发现与潜在有益及可能无获益的治疗方案联系起来，还包括相关的正在进行的临床试验服务。这些方案的选择有专门算法，会将肿瘤的生物标志物与药物反应相关的文献联系起来。同时为临床医师提供CMI分子变异情况及相关参考文献，且一并提供治疗建议。患者必须认识到，这种方法有可能无法成功分析其肿瘤分子的变异，分析过程也可能需要数周时间。在这段时间内，癌症相关症状控制良好的患者治疗时间可能需要随之延迟。

5.如何使用肿瘤分子分型来指导治疗？

在NHS内常规使用多平台分子检测指导卵巢癌治疗决策并没有被认可。在LCC-CARIS-01试验中，为患者制订治疗方案时可以参考检测结果，但必须使用常规批准的药物，包括NICE推荐的药物。此外，还可以选择由癌症药物基金批准的药物。所以并非所有在CMI中提出的治疗方案都能通过例行的NHS提供给患者。

需要更多的研究（包括明确的临床试验）来确定常规使用分子检测是否可以使指导卵巢癌患者的治疗获益。因此，这项技术的成本影响尚不明确，需要更多证据才能确定获益与否。此外，鉴于肿瘤异质性常导致化疗效果出乎意料，因而更需要仔细地考虑包括使用重复活检的最佳检测手段。

6.影响该患者最终治疗方案确定的关键因素是什么?

患者希望延长生命并缓解症状,并表示可以耐受联合治疗,即使治疗开始时间需要短暂延迟,但患者的症状确实也得到了控制。在参加LCC-CARIS-01试验之前制订的治疗方案是每3周1次使用紫杉醇和卡铂,因为患者之前对此方案反应良好。但入组之后的CMI分析发现患者TUBB3表达较高,而这点在文献中显示与紫杉醇耐药相关。在确认患者没有使用脂质体多柔比星的禁忌证和可以选择每4周1次的化疗方案后,NHS指南给了另一种潜在获益的药物治疗方案,即用卡铂和脂质体多柔比星。注意贝伐单抗的疗效评估不是CMI检测的内容,而且NHS也不为复发性卵巢癌患者提供使用贝伐单抗的资金。同样CMI检测也不包括PARP抑制剂疗效评估,不过最近有NHS基金提供*BRCA*突变患者三线化疗后维持治疗的费用。

结论与学习要点

- 全面的肿瘤特征分析使用多个分子平台,以增加发现可能有临床意义的治疗手段的概率。
- CMI是一种成熟的、商业化的、可用于肿瘤分子全面分析服务的方式,也能为临床医师提供患者化疗可能有益或无益的药物信息。
- 有越来越多的证据支持多平台肿瘤分子分析的临床应用,但尚没有证据表明这种分子检测可以在卵巢癌治疗中使患者获益。

(杜　蓉　译　赵　平　审校)

参考文献

[1] Aghajanian C, Blank SV, Goff BA, et al. OCEANS: a randomized, double-blind, placebocontrolled phase III trial of chemotherapy with or without bevacizumab in patients with platinum-sensitive recurrent epithelial ovarian, primary peritoneal, or Fallopian tube cancer. *J Clin Oncol* 2012; 30: 2039-2045.

[2] Gao S, Zhao X, Lin B, et al. Clinical implications of *REST* and *TUBB3* in ovarian cancer and its relationship to paclitaxel resistance. *Tumour Biol* 2012; 33: 1759-1765.

[3] Gelmon KA, Tishkowitz M, Mackay H, et al. Olaparib in patients with recurrent high-grade serous or poorly differentiated ovarian carcinoma or triple-negative breast cancer: a phase 2, multicentre, open-label, non-randomised study. *Lancet Oncol* 2011; 12: 852-861.

[4] Herzog TJ, Spetzler D, Xiao N, et al. Impact of molecular profiling on overall survival of patients with advanced ovarian cancer. *Oncotarget* 2016; 7: 19840-19849.

[5] Jameson GS, Petricoin EF, Sachdev J, et al. A pilot study utilizing multi-omic molecular profiling to find potential targets and select individualized treatments for patients with previously treated metastatic breast cancer. *Breast Cancer Res Treat* 2014; 147: 579-588.

[6] Ledermann J, Harter P, Gourley C, et al. Olaparib maintenance therapy in platinum-sensitive relapsed ovarian cancer. *N Engl J Med* 2012; 366: 1382-1392.

［7］Ledermann J，Harter P，Gourley C，*et al*. Olaparib maintenance therapy in patients with platinum-sensitive relapsed serous ovarian cancer：a preplanned retrospective analysis of outcomes by *BRCA* status in a randomised phase 2 trial. *Lancet Oncol* 2014；15：852-861.

［8］Mahner S，Meier W，du Bois A，*et al*. Carboplatin and pegylated liposomal doxorubicin versus carboplatin and paclitaxel in very platinum-sensitive ovarian cancer patients：results from a subset analysis of the CALYPSO phase III trial. *Eur J Cancer* 2015，51：352-358.

［9］Markman M，Rothman R，Hakes T，*et al*. Second-line platinum therapy in patients with ovarian cancer previously treated with cisplatin. *J Clin Oncol* 1991；9：389-393.

［10］NHS England（2016）. *The Cancer Drugs Fund*. Available from：www.england.nhs.uk/ourwork/cancer/ cdf（accessed 17 March 2016）.

［11］Ozols RF，Bundy BN，Greer BE，*et al*. Phase III trial of carboplatin and paclitaxel compared with cisplatin and paclitaxel in patients with optimally resected stage III ovarian cancer：a Gynecologic Oncology Group study. *J Clin Oncol* 2003；21：3194-3200.

［12］Parmar MK，Ledermann JA，Colombo N，*et al*. Paclitaxel plus platinum-based chemotherapy versus conventional platinum-based chemotherapy in women with relapsed ovarian cancer：the ICON4/AGO-OVAR-2.2 trial. *Lancet* 2003；361：2099-2106.

［13］Pfisterer J，Plante M，Vergote I，*et al*. Gemcitabine plus carboplatin compared with carboplatin in patients with platinum-sensitive recurrent ovarian cancer：an intergroup trial of the AGO-OVAR，the NCIC CTG and the EORTC GCG. *J Clin Oncol* 2006；24：4699-4707.

［14］Pujade-Lauraine E，Wagner U，Aavall-Lundqvist E，*et al*. Pegylated liposomal doxorubicin and carboplatin compared with paclitaxel and carboplatin for patients with platinumsensitive ovarian cancer in late relapse. *J Clin Oncol* 2010；28：3323-3329.

［15］Von Hoff DD，Stephenson JJ Jr，Rosen P，*et al*. Pilot study using molecular profiling of patients' tumours to find potential targets and select treatments for their refractory cancers. *J Clin Oncol* 2010；28：4877-4883.

扩展阅读

［1］Korkmaz T，Seber S，Basaran G. Review of the current role of targeted therapies as maintenance therapies in first and second line treatment of epithelial ovarian cancer；in the light of completed trials. *Crit Rev Oncol Hematol* 2016；98：180-188.

病例分享13　基因重组检测辅助诊断青少年小圆蓝细胞癌

Nicola Hughes，Dan Stark，Simone Wilkins，Bob Phillips

📖 病例回顾

　　一位15岁少年由于口鼻肿胀2个月而到耳鼻咽喉科就诊。初期被诊断为面部痤疮，但抗生素治疗无效。患者体质良好，常规检查未发现显著变化，同时其个人疾病史及家族史都没有相关疾病提示。

　　麻醉下检查发现其鼻翼软骨处有一直径15mm的质脆肿物。取病理行细胞学检测后提示该软组织肿块可能是小圆蓝细胞癌中的横纹肌肉瘤。通过荧光原位杂交（FISH）检测发现染色体（2；13）易位而确诊。用胸部CT、放射性核素骨扫描、双侧分期骨髓穿刺及环钻活检来判断疾病分期，其他部位未发现肿瘤。

　　按照横纹肌肉瘤研究协作组（IRS）制定的标准，该患者定为术后Ⅱ期横纹肌肉瘤。在RMS-2005临床试验人群分组中属于高危人群组。因此，患者签署知情同意书后被随机分组，立刻给予异环磷酰胺、长春新碱和放线菌素D联合方案（IVA）化疗。3个周期后的MRI影像评估显示肿瘤有所缩小，但仍有11mm×14mm大小，其他部位未发现肿瘤。之后患者又进行了左侧半上颌骨切除术，切缘干净，无肿瘤细胞。术后行放射治疗，每次41Gy，共23次。

　　患者持续完成6周期的术后辅助IVA方案化疗，毒副作用很小。之后被随机分到口服环磷酰胺和每周长春瑞滨6个月的维持化疗组。全部化疗完成后每两年进行一次随访检查。7年后患者大学毕业时病情仍然稳定没有复发，从密切关注组转到持续追踪疗效组。

📖 关注热点

1.什么是小圆蓝细胞癌？

2.横纹肌肉瘤的特征是什么？

3.患者的典型疾病表现有哪些？该病如何及早发现并治疗？

4.分子分型如何辅助疾病治疗策略的选择？

5.哪个领域需要更深入的研究？

1.什么是小圆蓝细胞癌？

小圆蓝细胞癌是一类恶性肿瘤的统称，其特征是细胞又小又圆且相对未分化。此类肿瘤包括尤因肉瘤、外周性神经外胚层肿瘤、横纹肌肉瘤、滑膜肉瘤、非霍奇金淋巴瘤、视网膜母细胞瘤、神经母细胞瘤、肝母细胞瘤和肾母细胞瘤。而其中小细胞骨肉瘤、未成熟肝母细胞瘤、粒细胞肉瘤很难通过传统组织病理和免疫组化来准确判断。然而，这种精准分型又是治疗方案选择的基础，因此检查细胞水平的基因异位就成为重要的诊断手段。表2-13-1列出了肉瘤各亚型已知的相关常见基因异位。腹内发育不良的小圆细胞肿瘤为进一步分化的类型。

表2-13-1 已知的肉瘤各亚型易位一览表

肿瘤类型	易位点	涉及基因
尤因肉瘤	t（11；22）（q24；q12）	*EWSR1-PLI1*
	t（21；22）（q22；q12）	*EWSR1-ERG*
	t（7；22）（q22；q12）	*EWSR1-ETV1*
	t（17；22）（q21；q12）	*EWSR1-ETV4*
	t（2；22）（q33；q12）	*EWSR1-FEV*
透明细胞肉瘤	t（12；22）（q13；q12）	*EWSR1-ATF1*
腹部结缔组织增生性小圆细胞肿瘤	t（11；22）（p13；q12）	*EWSR1-WT1*
黏液样软骨肉瘤	t（9；22）（q22-31；q11-12）	*EWSR1-NR4A3*
黏液样脂肪肉瘤	t（12；16）（q13；p11）	*FUS-DDIT3*
	t（12；22）（q13；q12）	*EWSR1-DDIT3*
肺泡横纹肌肉瘤	t（2；13）（q35；p14）	*PAX3-FOXO1*
	t（1；13）（p36；p14）	*PAX7-FOXO1*
滑膜肉瘤	t（X；18）（p11；q11）	*SYT1-SSX2*
隆凸性皮肤纤维肉瘤	t（17；22）（q22；q13）	*COL1A1-PDGFB*
先天性纤维肉瘤	t（12；15）（p13；q25）	*ETV6-NTRK3*
肺泡软组织肉瘤	t（X；17）（p11.2；q25）	*ASPSCR1-TFE3*

2.横纹肌肉瘤的特征是什么？

横纹肌肉瘤可以发生在任何年龄，但最常见于儿童，占儿童恶性肿瘤的4%～5%。常见的原发部位包括头颈部、泌尿生殖道、四肢和脑膜对应区域，也可以发生在身体其他任何部位。其特点为高级别恶性肿瘤，具有侵袭和转移能力。

目前已明确，其中最重要的3种组织学亚型可以通过细胞形态学和基因异位的情况来加以区分。

（1）胚胎型肉瘤：占儿童横纹肌肉瘤的60%～70%，其中包括葡萄状和纺锤体细胞亚型，预后较好。

（2）腺泡状肉瘤：约占儿童横纹肌肉瘤的20%，在青少年中尤其常见。

（3）多形性肉瘤（未分化型）：主要发生在30～50岁的成年人，儿童很少发生。

3.患者的典型疾病表现有哪些？该病如何及早发现并治疗？

该病的临床表现根据肿瘤起源部位及是否转移而异，但伴随新肿块的出现或特征变化，往往提示是继发于整体或局部压力的侵袭性肿瘤。影像学、组织学和分子诊断方法的联合应用可确定分期及预后评估，并据此进行分层以选择合适的治疗方案。

（1）放射性诊断和分期：以下影像学手段可用于可疑病灶的检查及评估。

①一般X线检查。

②胸部CT诊断有无肺转移。

③磁共振MRI用于评估原发灶。

④放射性核素骨扫描用于评估骨转移情况。目前PET平扫在骨转移评估中越来越重要。

⑤骨髓活检。

⑥腰椎穿刺。

（2）病理诊断：最合适的活检方法应由有经验的外科医师或放射科医师来选择。活检穿刺轨道的附近组织也应该切除，以避免局部复发，因此活检的方法应由肿瘤多学科会诊（MDT）决定。可选的方法包括芯针穿刺、影像引导下的切除或切开。不推荐使用细针穿刺活检，因为这种方法所获取的组织样本量通常是不够的。经典的组织学诊断一般是用显微镜观察肿瘤细胞状态来判断肿瘤类型，但一些分化较差的肿瘤中则很难准确判断，需要结合其分子表征诊断。

（3）分子分型：分子生物学技术［免疫组化、细胞基因遗传学、RT-PCR和免疫荧光原位杂交（FISH）］已被广泛应用于鉴别诊断肉瘤的各种亚型。

在横纹肌肉瘤中，分子分型主要用来区分胚胎状肉瘤和腺泡状肉瘤。

①腺泡状肉瘤：在70%～80%的腺泡状肉瘤中，可以发生13号染色体上的 *FOXO1* 基因的染色体易位。其与2号染色体上的 *PAX3* 基因t（2；13）（q35；q14）或1号染色体上的 *PAX7* 基因（1；13）（p36；q14）发生染色体融合。

与 *PAX7* 基因相关的横纹肌肉瘤约占19%。这些患者往往比具有 *PAX1* 突变的患者更年轻，并且可能具有更长的无进展生存期。在约59%的病例中观察到 *PAX3* 基因的融合。这些患者一般年龄较大，更有可能发生肿瘤的侵袭和转移。

②胚胎状肉瘤：胚胎状横纹肌肉瘤与染色体11p15上发生的杂合子缺失和染色体8上的杂合子增加有关。

4.分子分型如何辅助疾病治疗策略的选择？

横纹肌肉瘤的罕见性、生物学和临床异质性导致该病数据量少，进行相关的研究比较困难。为了克服这个难点，国际IRS协作组已经进行了组间合作试验来寻求改善横纹肌肉瘤患者疗效的方法。最近的IRS试验确定了重要的预后特征，包括病理、部位、大小、术后分期、结节转移分期及患者的年龄。这些判断已被用于确定患者的预后及风险分层评估，也开始采用包括化疗、放疗和手术等的多手段组合治疗方案。现最广泛使用的风险分层系统需要治疗前的肿瘤分期系统及术后IRS分组系统共同评估。表2-13-2为详细的预后分层系统。分子检测在诊断中至关重要，但当前尚未常规使用在预后判断中。

采用这种预后分层系统来决定后续治疗的方法选择使得横纹肌肉瘤的总生存期从20世纪70年代的55%提高到了20世纪90年代的71%。此外，北美IRS-V和欧洲RMS-2005的相关研究还正在进行之中。

欧洲癌症研究与治疗组织已经开发出了一个欧洲网站，称为SPECTA（为患者进行有

表2-13-2 骨肉瘤的预后分层

危险分组	危险亚组	病理[a]	术后阶段（IRS组）[b]部	位点[c]	结节分级[d]	大小和年龄[e]
低危	A	有利	I	任何	N_0	有利
普通危险	B	有利	I	任何	N_0	无利
	C	有利	II、III	有利	N_0	任何
	D	有利	II、III	无利	N_0	有利
高危	E	有利	II、III	无利	N_0	无利
	F	有利	II、III	任何	N_1	任何
	G	无利	I、II、III	任何	N_0	任何
极高危	H	无利	I、II、III	任何	N_1	任何

a有利，指所有胚胎、梭形细胞和葡萄状横纹肌肉瘤；不利，指所有肺泡横纹肌肉瘤

b I组，一期完全切除（R_0）；II组，显微镜下有残余（R_1）或一期完全切除但N_1；III组，宏观上有残余（R_2）

c有利，包括眼眶、泌尿生殖道，不包括膀胱和前列腺（即睾丸旁和阴道/子宫）及头和颈；不利，包括所有其他部位，如副神经节、四肢、膀胱和前列腺

d N_0，无临床或病理淋巴结受累；N_1，有临床或病理淋巴结受累

e有利，肿瘤大小（最大尺寸）＜5cm，年龄＜10岁；不利，肿瘤大小≥5cm或年龄10岁以上

效临床试验筛查）。目的是为具有特定分子特征的罕见病患者提供更多参加临床试验的机会和途径，以便使患者可以获得精准医学的最新治疗。横纹肌肉瘤将被纳入SPECTArare平台。

5.哪个领域需要更深入的研究？

尽管取得了这些成就，但仍有部分患者，特别是在青少年和年轻的成年人群体中预后很差。Sultan等发现，该病的成年人5年总生存率只有26.6%，而儿童却为60.5%。他们认为可能是由于成年人组更有可能出现不良预后特征的缘故，如非胚胎型亚型或预后差的原发部位。然而，比较了同亚型肿瘤仍能发现成年人预后更差这一现象，这意味着其他因素，如接受不同的治疗方案等也可能影响其预后。不过成年人患者一般不太会被纳入临床试验，同时由于他们患病更为罕见，因此对其实行不同治疗方案后进行比较的经验也更少。青少年和年轻人相关疾病的治疗则需要更加仔细地进行专家协作及组织特殊MDT会诊。

结论与学习要点

- 分子特征在小圆蓝细胞肿瘤患者的最终确诊中起着至关重要的作用。
- 该分子特征信息可以使患者能够基于预后分层的治疗策略进行治疗，提高了总生存率。
- 为了改善预后，需要对青少年及年轻成年人的治疗进行更多的研究。
- 新的泛欧研究可以打破地域限制，为所有确诊的这种罕见疾病的患者提供参加新的治疗方案临床试验的机会，从而为治疗有效性的研究和新的突破提供可能。

（杜 蓉 译 朱 旭 审校）

参 考 文 献

［1］Barr FG，Smith LM，Lynch JC，*et al*. Examination of gene fusion status in archival samples of alveolar rhabdomyosarcoma entered on the Intergroup Rhabdomyosarcoma Study-III trial：a report from the Children's Oncology Group. *J Mol Diagn* 2006；8：202-208.

［2］Crist WM，Anderson JR，Meza JL，*et al*. Intergroup Rhabdomyosarcoma Study-IV：results for patients with nonmetastatic disease. *J Clin Oncol* 2001；19：3091-3102.

［3］Crist WM, Gehan EA, Ragab AH, *et al*. The Third Intergroup Rhabdomyosarcoma Study. *J Clin Oncol* 1995; 13: 610-630.

［4］European Paediatric Soft Tissue Sarcoma Study Group（2015）. A protocol for nonmetastatic rhabdomyosarcoma（RMS-2005）. Available from：https：//clinicaltrials.gov/ct2/show/NCT00379457?term=rms2005&rank=1（accessed 23 March 2016）.

［5］Helman LJ，Meltzer P. Mechanisms of sarcoma development. *Nat Rev Cancer* 2003；3：685-94. 3 Crist WM，Gehan EA，Ragab AH，*et al*. The Third Intergroup Rhabdomyosarcoma Study. *J Clin Oncol* 1995；13：610-630.

［6］Kelly KM，Womer RB，Sorensen PH，*et al*. Common and variant gene fusions predict distinct clinical phenotypes in rhabdomyosarcoma. *J Clin Oncol* 1997；15：1831-1836.

［7］Maurer HM，Beltangady M，Gehan EA，*et al*. The Intergroup Rhabdomyosarcoma Study-I. A final report. *Cancer* 1988；61：209-220.

［8］Maurer HM，Gehan EA，Beltangady M，*et al*. The Intergroup Rhabdomyosarcoma Study-II. *Cancer* 1993；71：1904-1922.

［9］Merlino G，Helman LJ. Rhabdomyosarcoma-working out the pathways. *Oncogene* 1999；18：5340-5348.

［10］Parham DM，Ellison DA. Rhabdomyosarcomas in adults and children：an update. *Arch Pathol Lab Med* 2006；130：1454-1465.

［11］Sultan I，Qaddoumi I，Yaser S，*et al*. Comparing adult and pediatric rhabdomyosarcoma in the surveillance，epidemiology and end results program，1973 to 2005：an analysis of 2，600 patients. *J Clin Oncol* 2009；21：3391-3397.

扩展阅读

［1］European Organisation for Research and Treatment of Cancer. SPECTA. Screening patients for efficient clinical trial access. Recent developments of the EORTC collaborative program towards precision medicine. Available from：www.eortc.org/wp-content/uploads/2015/08/ SPECTA-flyer-2015.pdf（accessed 14 March 2016）.

病例分享14 髓母细胞瘤的临床预后因素与分子特征分析

Julia Cockle，Susan Short

病例回顾

男孩，4岁，头痛4~6周，活动能力下降，行走不稳。患病前身体状况良好，病情发展历程无特殊。在他的个人史、社会史或家族史上没有发现什么值得注意的地方。其父母最初以为男孩是病毒性感染，但两周前的病情恶化引起了家长的担心。

最初的检查结果发现患儿颅后窝大面积占位，MRI扫描左小脑半球出现早期脑积水。儿科肿瘤学经多学科小组商讨后，为男孩做了手术切除肿瘤。没有在脑外发现病灶。手术后检测脑脊液恶性细胞为阴性。

手术组织病理学检查结果是髓母细胞瘤，为典型突变。术后48h进行MRI检查提示病灶无残留。

肿瘤切除18d后，患儿的父母带患儿到肿瘤科讨论下一轮的治疗方案。这次咨询中发现，患儿的病情仍然不稳定，但与手术前的情况相比，患儿的神经学表现比较稳定，伤口愈合好且未发现新的小脑症状。

患儿接受了术后放疗和长春新碱化疗。从术后28d开始放疗，脊椎和大脑接受23.4Gy的总剂量，对原发灶的放疗剂量增加到30.6Gy。化疗为长春新碱、洛莫司汀和顺铂联合的8个疗程的方案。放疗6周后MRI复查未有疾病活动的证据，随后每6个月进行1次定期MRI检测病情。

关注热点

1.对此患儿癌症治疗的目的是什么？

2.决定该患儿预后最重要的因素是什么，这些因素对后续治疗方案有何影响？

3.如何用肿瘤分子病理学来决策治疗方案？

4.这个患儿治疗的证据依据是什么？

5.患儿家属需要了解该治疗的长期影响是什么？

1.对此患儿癌症治疗的目的是什么？

这个案例中癌症治疗的目的是治愈。髓母细胞瘤是儿童中可治愈的恶性肿瘤。研究报道5年中位生存率为50%~60%。5年生存率能达到80%；如果患者生存到5年，那么以后的长期生存将成为常态。在此背景下，减少治疗的长期影响是一个重要的次要目标，因为治疗的毒副作用可能会对患者产生终身的影响。因此，在治疗方案的选择中，应进行个体化评估，选择既能提高治愈率又能减少毒副作用的适当方案。

2. 决定该患儿预后最重要的因素是什么，这些因素对后续治疗方案有何影响？

患儿、肿瘤和治疗方法三者对髓母细胞瘤的预后都很重要。年龄是一个重要因素：5岁以下的孩子预后较差。因为该肿瘤经常通过脑脊液传播，很少释放到血液当中去，所以要对中枢神经系统进行MRI和脑脊液的检查。术后残留＞1.5cm^{2}是预后不良的因素，会使开始放疗的时间延迟。因此，要建议患儿尽可能早完成减瘤术，最好术后28～40d开始放疗。疾病依据表2-14-1进行分期（该表在Chang分期系统的基础上进行改进）。

表2-14-1　改进后的Chang分期

	T 分期		M 分期
T_1	直径＜3cm	M_0	无蛛网膜下腔转移或血液转移
T_2	直径≥3cm	M_1	脑脊液中可查到肿瘤细胞
T_{3a}	直径＞3cm且延伸到导管或钩椎关节	M_2	越过原发灶在颅内广泛种植
T_{3b}	直径＞3cm且充满整个空间	M_3	脊髓、蛛网膜下腔、脑干广泛转移
T_4	直径＞3cm且延伸至枕骨大孔或越过导管	M_4	脑脊髓轴外转移

综合相关临床因素对患者进行危险度分层如下，危险度分层用于指导治疗方案，而且是临床研究中的分层依据。

标准风险：＞3岁，残余肿瘤＜1.5cm^2，MRI检查头部或颈椎无转移，腰椎脑脊髓液阴性。

高风险：＜3岁，残余肿瘤＞1.5cm^2，脑膜转移，位置在颅后窝外。

根据WHO 2007分类依据，常规病理组织学根据显微镜下观察到的结果将髓母细胞瘤分为5个亚组：①经典型；②促纤维增生型；③伴大量结节形成型；④间变型；⑤大细胞型。前三种亚型是标准风险，后两种是高风险。最近对该疾病的治疗方法正在发生改变，基于突变谱、基因表达、甲基化状态进行肿瘤分子分型，这可能会使预后分组的准确性得到提高，同时也表明了疾病与靶向药物的相关性。

3. 如何用肿瘤分子病理学来决策治疗方案？

近期的数据表明分子分型可以用来完善分期和明确预后分组。髓母细胞瘤的细胞常见变异包括MYC扩增、染色体17p丢失、TP53突变和染色体6q缺失。在2010年的国际共识会议上，对通过基因组分析确定的4个主要亚组区分进行了界定，分别是wingless/Int-1通路激活的肿瘤（Wnt亚型）：预后良好；音猬因子激活的肿瘤（SHH亚型）：预后一般；另外两个组分别命名为3组亚型和4组亚型，其主要驱动信号通路暂不明确。3组亚型的预后最差，转移风险最高。上述这些亚型往往通过其他的分子特征，如MYC扩增或过表达来进一步修饰。目前亚型仍然在不断地完善、细化。某些亚型还可以预示特异性的治疗效果，特别是SHH亚型患者，使用抑制SHH信号传导途径的Smoothened拮抗剂比较好。这种分型方式的目的主要是基于临床研究的设计并为患者选择合适的靶药，如指导3组亚型的治疗强度；或反过来对预后好的亚型降低治疗强度，包括Wnt亚型。在即将开展的研究PNET-5（ClinicalTrials.gov NCT02066220）中，会基于Wnt途径的激活状态，对目前被定义为标准风险的患者重新分组，将患者再分配到生物学风险类别中加以研究。该研究中低风险组将接受放化疗，后续降低化疗强度。

4. 这个患儿治疗的证据依据是什么？

髓母细胞瘤的治疗一直是一系列跨国随机临床研究的主题，其结果成为目前治疗建议的基础。目前的标准治疗是最大限度的肿瘤切除手术，然后对整个脑神经轴线实施放疗，并在原发灶（通常是颅后窝）部位增强放疗。放射治疗颅骨轴线的剂量取决于CNS复发的风险，高风险患者需要更高剂量（36Gy），标准风险则可选择较低的剂量（23.4Gy）。在没有联合化疗的标准风险患者中，颅脊椎照射剂量进一步减少的相关研究已证实这样做会引起局部控制率降低。另外，一项儿童癌症组进行的研究结果发现，低剂量颅咽喉放疗后，联合长春新碱进行后续辅助化疗可以保持与大剂量放疗相当的局部控制结果。PNET-3研究也证明了通过在标准风险疾病中加入辅助化疗可以改善无进展生存率。

5. 患儿家属需要了解该治疗的长期影响是什么？

由于放射治疗的局部作用，如对骨骼和下丘脑-垂体轴的影响，可能会对患儿生长产生影响。这部分患儿可能需要补充生长激素，并密切监控青春期的生长发育，因为他们可能还需要在青春期补充性激素并长期处于低生育的风险中。此外，同样需要引起重视的是患儿的认知能力。通常幸存的患儿一般在语言、IQ、记忆力和注意力等方面相较于同龄孩子的平均值更低。具体的器官损伤主要是耳毒性，感音神经性听力损失将长期影响其在社会和学业上的表现。这很可能起于耳蜗对放疗辐射剂量和铂类化疗药物联合方案的反应。如果接受颅后窝手术也可能出现步态异常、眼球震颤和协调异常等现象。还有颅后窝综合征，也称为小脑性缄默，可导致严重的语言、运动、情绪和行为方面的后遗症。

结论与学习要点

- 髓母细胞瘤是15岁以下儿童常见的脑部肿瘤，通过早期适当的治疗应当是一种可治愈的恶性肿瘤。
- 对所有增强性疾病进行宏观切除并及时进行放疗和辅助化疗是标准的治疗方法。
- 根据患者的分期和分子病理分型决定治疗方案。
- 髓母细胞瘤亚型可以响应特定的分子靶向药物。
- 年轻的患者在儿童期接受这种治疗会带来了很高的治疗负担——治疗引发后遗症的风险，而采取个体化治疗、风险适应性治疗的目的就是减少这种风险。

（贾伏丽 译 曹 洁 审校）

参 考 文 献

［1］Bailey CC，Gnekow A，Wellek S，*et al*. Prospective randomised trial of chemotherapy given before radiotherapy in childhood medulloblastoma. International Society of Paediatric Oncology（SIOP）and the （German）Society of Paediatric Oncology（GPO）：SIOP II. *Med Pediatr Oncol* 1995；25：166-178.

［2］Camara-Costa H，Resch A，Kieffer V，*et al*. Neuropsychological outcome of children treated for standard risk medulloblastoma in the PNET4 European Randomized Controlled Trial of Hyperfractionated versus Standard Radiation Therapy and Maintenance Chemotherapy. *Int J Radiat Oncol Biol Phys* 2015；92：978-985.

［3］Frandsen JE，Wagner A，Bollo RJ，*et al*. Long-term life expectancy for children with ependymoma and medulloblastoma. *Pediatr Blood Cancer* 2015；62：1986-1991.

［4］Louis DN，Ohgaki H，Wiestler OD，Cavenee WK，eds. *WHO classification of tumours of the central nervous system*. 4th ed. Geneva：WHO，2007.

［5］Packer RJ，Goldwein J，Nicholson HS，*et al*. Treatment of children with medulloblastomas with reduced-dose craniospinal radiation therapy and adjuvant chemotherapy：a Children's Cancer Group Study. *J Clin Oncol* 1999；17：2127-2136.

［6］Robinson GW，Orr BA，Wu G，*et al*. Vismodegib exerts targeted efficacy against recurrent sonic hedgehog-subgroup medulloblastoma：results from phase II Pediatric Brain Tumor Consortium Studies PBTC-025B and PBTC-032. *J Clin Oncol* 2015；33：2646-2654.

［7］Taylor MD，Northcott PA，Korshunov A，*et al*. Molecular subgroups of medulloblastoma：the current consensus. *Acta Neuropathol* 2012；123：465-472.

［8］Taylor RE，Bailey CC，Robinson K，*et al*. Results of a randomized study of preradiation chemotherapy versus radiotherapy alone for nonmetastatic medulloblastoma：the International Society of Paediatric Oncology/United Kingdom Children's Cancer Study Group PNET-3 Study. *J Clin Oncol* 2003；21：1581-1591.

［9］Thompson EM，Hielscher T，Bouffet E，*et al*. Prognostic value of medulloblastoma extent of resection after accounting for molecular subgroup：a retrospective integrated clinical and molecular analysis. *Lancet Oncol* 2016；17：484-495.

［10］Vieira WA，Weltman E，Chen MJ，*et al*. Ototoxicity evaluation in medulloblastoma patients treated with involved field boost using intensity-modulated radiation therapy（IMRT）：a retrospective review. *Radiat Oncol* 2014；9：158.

扩展阅读

［1］Clifford SC，Lannering B，Schwalbe EC，*et al*.；SIOP-Europe PNET Group. Biomarker-driven stratification of disease-risk in non-metastatic medulloblastoma：results from the multicenter HIT-SIOP-PNET4 clinical trial. *Oncotarget* 2015；6：38827-38839.

［2］Ramaswamy V，Remke M，Bouffet E，*et al*. Risk stratification of childhood medulloblastoma in the molecular era：the current consensus. *Acta Neuropathol* 2016；131：821-831.

病例分享15 局部晚期人类乳头状瘤-阳性口咽鳞状细胞癌患者的治疗

Joseph J. Sacco，Kapil Java，Andrew G. Schache

📖 病例回顾

　　患者，男性，60岁，患有咽喉左侧肿块和同侧的耳痛。除此之外患者身体健康，不吸烟也不喝酒，在美国东部肿瘤协作组（Eastern Cooperative Oncology Group，ECOG）的评分为0。临床检查显示左侧扁桃体肿大且颈部左侧淋巴结可触及肿块。分期成像证实了非对称左侧扁桃体肿大，有2个Ⅱ级和Ⅲ级病理增大的淋巴结（图2-15-1），但没有远处转移的证据。

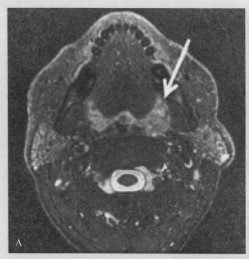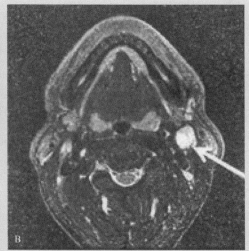

图2-15-1　T_2轴位MRI：左扁桃体不对称肿大（A），淋巴结Ⅱ级囊性变性（B）

　　基于临床和影像学，患者被分期为$T_2N_{2b}M_0$左侧扁桃体肿瘤。在全身麻醉情况下，患者接受了广视野内镜检查和活检，证实是非角质化、中度分化鳞状细胞癌。免疫组化有强烈的p16免疫反应；对高危人乳头瘤状病毒（HPV）DNA原位杂交（ISH）的检测结果呈阳性。结合p16和ISH结果，肿瘤被定义为HPV阳性。

　　该案例在头颈部多学科团队中进行了讨论。患者实施左侧扁桃体肿瘤激光切除术并行左侧淋巴结清扫术（Ⅰ～Ⅳ级）之前，符合入组资格并同意参与HPV阳性肿瘤术后辅助治疗（PATHOS）试验。肿瘤大体上被完全切除，显微镜下观察到切缘（<1mm，阴性边缘活检），病理分期为pT_2N_{2b}。确定两个淋巴结转移均是Ⅱa期，没有囊外扩散的证据。

　　患者的危险度分层为高危，随机接受辅助放化疗（第1天和第22天，60Gy，30次，顺铂100mg/m²）。患者按照方案完成化疗，然而放化疗导致了重度黏膜炎（3级），患者摄入量减少、体重减轻、严重疼痛，住院1周以上症状才得到缓解。

关注热点

　　1.该患者还可以选择什么其他治疗方法？指导选择的依据是什么？

　　2.患者治疗潜在的长期毒性反应是什么？

　　3.HPV对预后有何影响？

　　4.HPV状态是怎样影响治疗选择的？

1.该患者还可以选择什么其他治疗方法？指导选择的依据是什么？

　　局部晚期口咽鳞状细胞癌（OPSCC）的治疗通常可以采用多种治疗方式。常用的主要方法有两种：一种是依据术后病理学在原发灶切除术后即行放疗/化疗，另一种是如果需要再进行挽救性手术和放化疗。注意放疗可以与西妥昔单抗结合，而不仅以化疗为主要治疗方案。本案例中的患者采用的是以手术作为PATHOS试验的一部分，但以化疗为主，这是目前普遍采用的一种可行性方案。迄今为止，尚没有任何随机证据表明一种方案优于另一种，临床结果大都相似。治疗方案的选择一般取决于当地医疗人员的专业知识、患者的并发症（如患者肾功能损害会限制顺铂化疗药物的使用）、肿瘤位置及可能对器官功能的影响等，还有就是患者自己的选择，也是最重要的。值得注意的是，在晚期疾病中放疗是主要的治疗手段，但化疗方案的丰富已显示出存活率提高的趋势。当OPSCC治疗时只考虑HPV阳性这个单一因素时，这种额外的受益是否仍然保留目前尚不清楚。

2.患者治疗潜在的长期毒性反应是什么？

　　针对这个口咽癌患者的治疗是有疗效的。如下文所述，患者这种情况的预后较好。然而，除了早期的毒性反应，患者可能更多会受到永久性毒性的远期影响，这将严重影响生活质量。这些影响包括口腔干燥、软组织纤维化、黏膜改变和放射性骨坏死，而且无论是单个症状还是全部症状，均导致严重的吞咽功能性障碍。尤其在一部分患者中需要永久使用鼻饲管的情况下，吞咽功能性障碍是决定患者治疗后生活质量的重要因素。

3.HPV对预后有何影响？

　　在过去的30年里，OPSCC的发病率迅速上升，与所有其他头颈部癌症的发病率不同，这种增长在发达国家尤为明显。这一变化几乎完全是由于HPV的影响。

　　很明显，OPSCC患者中HPV阳性与HPV阴性疾病相比，有明显不同的临床病理和预后特征，后者主要与吸烟和饮酒有关。重要的是，HPV阳性患者平均年龄更年轻，而且一般预后较好。例如，Ang等在试验中对HPV阳性和阴性患者的生存状况进行了回顾性分析，比较了加速分次放疗和标准分次放疗。结果显示，HPV阳性组中死亡率更低（HR为0.42；

95% CI为0.27 ～ 0.66)。

导致结果差异的生物学原因尚不完全清楚，但很可能是多因素引起的。HPV阳性的患者往往比较年轻，而且并发症较少。与吸烟相关型疾病相比，HPV型的肿瘤生物学特征有所不同，基因突变的负荷更低，HPV阴性患者耐药性也更高，发生在口咽免疫隔离部位的肿瘤亚型也对预后有影响。

4. HPV状态是怎样影响治疗选择的?

目前，基于HPV的治疗选择还显得证据不足；通常将HPV的状态作为一个预后因素而不是一个疗效预测标志物。这是因为我们目前还不知道在HPV阳性患者中观察到的良好结果是否可以用其他的替代治疗方案来得到。然而，待目前正在招募患者或正在进行随访的一些研究完成后，这种情况可能会有所改观。总之，这些研究的设计者正在研究可以达到逐步降低治疗强度的目的，同时又维持毒性不断降低的新的治疗方案。

这些研究中包括该患者入组登记的PATHOS试验。这是一项针对Ⅱ/Ⅲ期患者的随机试验，目的是研究进行经口手术的患者辅助治疗的危险度分层和降低治疗强度的方法。目前在英国正在招募第2个试验（De-ESCALaTE）——在HPV和OPSCC中对西妥昔单抗和顺铂早期与晚期毒性相关事件的观察判定，目前该试验正在HPV阳性的OPSCC患者中比较顺铂放疗和西妥昔单抗放疗方案的疗效。英国还有其他一些研究也在设立或运行，所有这些研究都旨在确定这部分患者的最佳治疗方案。

结论与学习要点

- 局部晚期口咽癌的多模式治疗已在提高总生存率方面取得了良好的效果。然而，这种结果往往以长期毒性为代价，会降低患者的生活质量。HPV阳性口咽癌患者一般预后较好，与HPV阴性患者相比，其部分原因是阳性患者对治疗的反应更好。因此，目前几个试验的主题是探索是否可以在减少毒性负担的同时维持生存结果。不过截至目前，HPV的状态尚不会对治疗方案的选择产生重大影响。

（贾伏丽 译 曹 洁 审校）

参 考 文 献

[1] Ang KK, Harris J, Wheeler R, et al. Human papillomavirus and survival of patients with oropharyngeal cancer. N Engl J Med 2010; 363: 24-35.

[2] Chaturvedi AK, Engels EA, Pfeiffer RM, et al. Human papillomavirus and rising oropharyngeal cancer incidence in the United States. J Clin Oncol 2011; 29: 4294-4301.

[3] D'Souza G, Kreimer AR, Viscidi R, et al. Case-control study of human papillomavirus and oropharyngeal cancer. N Engl J Med 2007; 356: 1944-1956.

[4] D'Souza G, Zhang HH, D'Souza WD, et al. Moderate predictive value of demographic and behavioral characteristics for a diagnosis of HPV16-positive and HPV16-negative head and neck cancer. Oral Oncol 2010; 46: 100-104.

［5］Fakhry C, Gillison ML. Clinical implications of human papillomavirus in head and neck cancers. *J Clin Oncol* 2006; 24: 2606-2611.

［6］Machtay M, Moughan J, Trotti A, *et al*. Factors associated with severe late toxicity after concurrent chemoradiation for locally advanced head and neck cancer: an RTOG analysis. *J Clin Oncol* 2008; 26: 3582-3589.

［7］Marur S, D'Souza G, Westra WH, Forastiere AA. HPV-associated head and neck cancer: a virus-related cancer epidemic. *Lancet Oncol* 2010; 11: 781-789.

［8］Mehanna H, Franklin N, Compton N, *et al*. Geographic variation in human papillomavirusrelated oropharyngeal cancer: data from 4 multinational randomized trials. *Head Neck* 2016; 38 (suppl 1): E1863-1869.

［9］Pignon JP, le Maitre A, Maillard E, Bourhis J. Meta-analysis of chemotherapy in head and neck cancer (MACH-NC): an update on 93 randomised trials and 17, 346 patients. *Radiother Oncol* 2009; 92: 4-14.

［10］Terrell JE, Ronis DL, Fowler KE, *et al*. Clinical predictors of quality of life in patients with head and neck cancer. *Arch Otolaryngol Head Neck Surg* 2004; 130: 401-408.

病例分享 16 一例结直肠癌患者的治疗

Colin Barrie，Lesley Dawson

病例回顾

患者，男性，72岁，直肠指检阳性后，进行了结肠镜检查。发现了距肛门边缘25cm处有一狭窄病变，随后通过活检确认是中度分化性腺癌。经过胸、腹和盆腔的分期CT证实此处为原发肿瘤，并且肝部和腹膜有多发的转移。

因为乙状结肠非常狭窄，肠镜不能通过，所以给患者进行了前端的肠切除手术。病理学显示腹膜表面转移，大网膜侵袭，淋巴结（2/12）阳性及外侧静脉有侵袭。病理学分期为 $T_{4b}N_1M_1$。另外，进行了 RAS 突变的检测，证实是野生型。

患者的既往病史中包括2003年的前列腺癌，通过化疗已被治愈。

术后常规血液检测令人满意：肝肾功能正常，并且CEA基线是29mg/L（他在初期诊断时为300mg/L）。

患者初期进行了8个周期的伊立替康改进de Gramont方案，联合西妥昔单抗。CT扫描显示病情得到了控制。随后他注册加入了结直肠癌的分子选择治疗：一项分子分层随机分组的临床试验项目（FOCUS4；focus4trial.org）。

关注热点

1.这例患者的治疗目的是什么？

2.该患者治疗选择的证据基础是什么？

3.RAS基因的功能及它在结直肠癌人群中有什么样的意义？

4.该患者可以根据什么进行其他分子分层来帮助改善治疗，请提供给患者一个维持治疗的个体化方案。

1.这例患者的治疗目的是什么？

对于已发生转移的结直肠癌患者，应该通过多学科（MDT）讨论来制订合适的治疗方案，应综合考虑患者转移疾病的位置和程度、身体状况（PS）、器官功能和并发症。

依据2011年的NICE指南，这例患者应该给予姑息治疗。系统性的抗癌疗法应该以改善患者的生活质量（QOL）和生存率为目标。公认的伴有肝转移的结直肠癌患者在多学科讨论中应该引进肝胆外科小组，讨论进行病灶切除的可能性。据有关报道，肝转移后所入组患者的5年生存率在37%～58%。Fong等描述了一种给患者分层打分的系统，该系统主要利用以下的独立因素，如淋巴结转移、切缘、肝转移的数量、最大肿瘤（>5cm）的尺寸和术前的CEA水平共同来计算获得一个总得分，得分越高预后越好。值得注意的是，Fong等也描述了腹膜疾病的存在是肝切除的禁忌证，因此将其作为影响预后的一个独立因素。

一些患者可能会被建议在原发肿瘤部位置入支架，而不是切除，尤其是当肿瘤有较大的转移病变时。但放置支架并非没有并发症，考虑到引起肠穿孔和肠道功能的障碍，这些都将会增加化疗的管理难度。但考虑到服用泻药引起的腹泻和治疗的不良反应，化疗的同时在狭窄部位放置支架也是可以的，但是这例患者并不适用。

2.该患者治疗选择的证据基础是什么？

加入奥沙利铂和伊立替康的联合化疗，已经在几项临床试验中被证实效果要优于氟尿嘧啶的单药治疗。

GERCOR研究小组进行了一项三期临床试验，比较了5-FU＋亚叶酸联合伊立替康（FOLFIRI）/5-FU＋亚叶酸联合奥沙利铂（FOLFOX6）和FOLFOX6＋FOLFIRI的治疗效果。试验证实两者的中位生存期并没有显著差异（21.5个月 vs 20.6个月；$P = 0.99$）。然而其中位生存期要比之前报道的长。GERCOR和其他类似的研究同时表明，在对患者的治疗过程中，这些药物添加的顺序和组成相比较于使用所有药物没那么重要。

3.RAS基因的功能及它在结直肠癌人群中有什么样的意义？

表皮生长因子受体（EGFR）的信号通路目前已经成为针对多种癌症开发靶向药物的热点通路。配体激活的EGFR经下游通路激活胞内信号通路，包括RAS-RAF-BRAF-MAPK和PI3K-Akt信号通路。这些通路最终控制了细胞的增殖、分化和存活。通过利用EGFR的单克隆抗体结合到其胞外区域，可以阻止EGFR的激活，从而终止胞内信号通路。其中，RAS通路特别引人关注，尤其是KRAS和NRAS原癌基因，因为它是信号从受体到核内不可或缺的连接部分。如果KRAS和NRAS基因发生突变，则将会出现不依赖于EGFR的持续性型通路激活。KRAS基因的突变状态与使用西妥昔单抗进行治疗的晚期结直肠癌患者的总生存期相关，因为有研究表明一些患者的KRAS突变标志对治疗反应是消极的，但这种情况并不在所有KRAS突变患者中均表现。

西妥昔单抗联合伊立替康用于一线治疗转移性结直肠癌治疗的临床试验（CRYSTAL），利用第一个终点的无进展生存期，比较了单独FOLFIRI及FOLFIRI联合西妥昔单抗的治疗效果。试验中研究KRAS突变状态对于治疗效果的影响时发现，西妥昔单抗联合FOLFIRI能够降低15%的疾病进展风险（HR 0.85，$P = 0.048$）。更重要的是，西妥昔单抗的加入增加了将近10%的缓解率。没有发现总生存期的差异，但提示KRAS的突变状态和肿瘤缓解密切相关（$P = 0.003$），且KRAS野生型的患者缓解率更高。

一项三期临床试验（COIN）比较了持续化疗或间断化疗联合西妥昔单抗用于转移性结直肠癌一线治疗，与包含奥沙利铂和氟尿嘧啶的标准姑息联合化疗的差异。发现西妥昔单抗增加了缓解率，但是没有证据表明，当它联合使用奥沙利铂和卡培他滨，或者联合5-FU、亚叶酸和奥沙利铂时能够改善无进展生存期与总生存期。

另一项研究（FIRE-3）比较了FOLFIRI联合西妥昔单抗或联合贝伐单抗用于一线治疗结直肠癌的情况，发现使用西妥昔单抗的转移性结直肠癌患者出现了最长的中位生存期。

更多的*RAS*基因检测证明，*KRAS*和*NRAS*发生突变的患者具有较差的总缓解率。ASCO和NCCN建议所有的转移性结直肠癌患者在使用EGFR抗体治疗前，都应该进行*KRAS*基因突变的检测。

参照FIRE-3的数据，这例患者增加了*RAS*基因的检测，并且采用了伊立替康改进De Gramont方案并联合西妥昔单抗进行了治疗。

4.该患者可以根据什么进行其他分子分层来帮助改善治疗，请提供给患者一个维持治疗的个体化方案。

所谓辅助进行个体化治疗的分层应该从开始诊断的时刻就进行，且治疗方案的选择应该综合考虑到转移疾病的位置和程度、患者的身体状况、器官功能和并发症等。分子检测可以最大化地增加疗效，同时避免无效治疗方案带来的没必要忍受的毒副作用，为患者提供一种更好的治疗前景。

这例患者已有腹膜转移和淋巴结转移，这就已经将他排除在根治性手术之外了。然而分子检测患者的*RAS*基因是野生型则提示利用靶向药物治疗时效果会比较好，因此据此选择的方案可以确保患者的癌症得到最有效、最合理的治疗。

保证患者的生存质量和延长其生存期都很重要，但持续的治疗很可能会对前者有非常大的负面影响。但是，现已在多个临床试验，即最常被提及的GERCOR研究的OPTIMOX试验中证实，不连续的化疗与连续化疗显现的效果一样，同时允许在治疗的间隙内最小化毒性积累（尤其是奥沙利铂带来的神经毒性）来改善生存质量。特别是在OPTIMOX2试验中显示，非手术治疗组的总生存期似乎更长（23.8个月 vs 19.5个月），但是差异并没有显著性（$P = 0.42$）。

COIN研究也比较了不连续的和连续的化疗方案的治疗结果，显示每个入组的人群（$n = 978$）中连续化疗组的中位生存期是19.6个月，而不连续化疗组是18个月（HR为1.087；80% CI为0.986～1.198），上限刚刚超过1.162的预定义非劣效临界值。COIN对于亚组的分析表明具有正常血小板基线的患者更能从不连续化疗中获益，这些人群可以在不缩短生存期的情况下用更少的化疗改善生存质量且毒副作用较少。这项简单的试验可以进一步用于个体化治疗。

与化疗相反，单克隆抗体药物由于作用机制不同，经常需要持续性的治疗，除非疾病进展或者无法耐受其副作用。所进行的临床试验正在研究，通过在化疗的间隙内使用靶向治疗作为维持疗法，以尽可能地缩小与化疗相关的毒副作用。其中，FOCUS4试验已经建立用来改善结直肠癌的个体化治疗，但该试验得到验证的仅仅是标志物RAS的状态对于使用EGFR抑制剂的影响。而对于结直肠癌患者经16周的化疗后接下来采取什么新的治疗选择，正在进行进一步的分层研究，在这项研究里会根据标志物来决定患者分到哪个化疗组。

在FOCUS4的试验研究中，每位患者在一线治疗后必须出现疾病缓解或维持疾病稳定才能入选。图2-16-1展示了这一分组和治疗选择。FOCUS4中N组包含了不适于随机分到任何分子靶向治疗组的患者，这个组的患者会被随机分配使用卡培他滨或者不采取任何维持治疗，并以无进展生存期作为第一个终点。尽管对于评估一项新的治疗这样做不一定很明智，但这个试验为帮助比较靶向治疗和传统的氟尿嘧啶治疗提供了基准HR。这一基

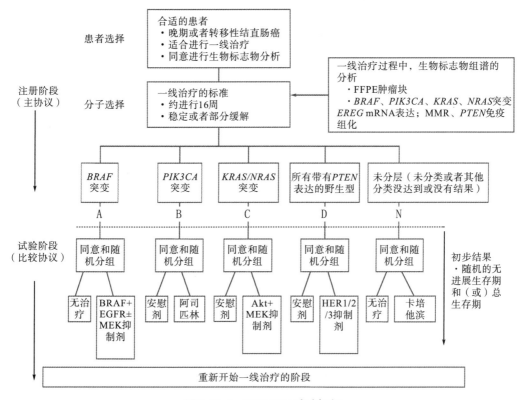

图2-16-1 FOCUS4试验框架

展示了选择和随机进入治疗组的过程（得到R.Kaplan教授的同意后复制）。分子阵列按照从左到右的模型排列。如果发现患者有超过1种突变，那么将会利用这个模型进行再分组。在写本文时A组和C组已经在试验进行当中了，B组和N组正在开放招募，D组在2016年3月停止了招募。FFPE，福尔马林固定石蜡包埋；HER，人类表皮生长因子受体；MEK，有丝分裂原激活的蛋白激酶的激酶；MMR，错配修复

准未来的治疗选择可以包括其他信号转导通路的抑制剂及针对错配修复缺陷肿瘤的免疫治疗。

随着对疾病伴有分子改变的理解增加，大范围的靶向治疗有了进展。这些进展都因为成本巨大需要进入相关的临床试验及方法选择来证明其疗效，否则无法负担治疗的成本。FOCUS4试验就是为回答这些新型疗法的效果和安全性问题而提供了条件，同时也为患者采取靶向治疗和更多个体化治疗提供生物标志物的评价。

结论与学习要点

- 肝外转移的存在通常是进行肝转移外科切除的禁忌。
- 个体化治疗应该从诊断的时刻就开始，应综合考虑到疾病转移的位置和程度、患者的身体状况、器官功能和并发症。并且可以通过预后得分和分子标志物来进一步评估。
- 分子病理检测可以帮助指导治疗选择，如用RAS基因检测来预测是否可以从靶向EGFR的单克隆抗体治疗中获益。

- 不连续的化疗可以提供给患者更好的生存质量，并且对于生存期没有明显的损失。维持靶向治疗的作用尚不清楚。
- 随着靶向治疗的持续进展，像FOCUS4试验那样对患者的肿瘤进行分子分层，对于未来临床试验的设计将成为必需的。

（王俊坡　译　付振明　郑飞猛　庄　妍　审校）

参 考 文 献

［1］Adams RA，Meade AM，Seymour MT，*et al*. Intermittent versus continuous oxaliplatin and fluoropyrimidine combination chemotherapy for first-line treatment of advanced colorectal cancer：results of the randomised phase 3 MRC COIN trial. *Lancet Oncol* 2011；12：642-653.

［2］Al-Shamsi HO，Alhazzani W，Wolff RA，*et al*. Extended *RAS* testing in metastatic colorectal cancer-refining the predictive molecular biomarkers. *J Gastrointest Oncol* 2015；6：314-321.

［3］Chibaudel B，Maindrault-Goebel F，Lledo G，*et al*. Can chemotherapy be discontinued in unresectable metastatic colorectal cancer? The GERCOR OPTIMOX2 study. *J Clin Oncol* 2006；24：5727-5733.

［4］Fong Y，Fortner J，Sun RL，*et al*. Clinical score for predicting recurrence after hepatic resection for metastatic colorectal cancer；analysis of 1001 consecutive cases. *Ann Surg* 1999；230：309-318.

［5］Glimelius B，Hoffman K，Graf W，*et al*. Quality of life during chemotherapy in patients with symptomatic advanced colorectal cancer. The Nordic Gastrointestinal Tumour Adjuvant Therapy Group. *Cancer* 1994；73：556-562.

［6］Heinemann V，von Weikersthal LF，Decker T，*et al*. FOLFIRI plus cetuximab versus FOLFIRI plus bevacizumab as first-line treatment for patients with metastatic colorectal cancer（FIRE-3）：a randomised，open-label，phase 3 trial. *Lancet Oncol* 2014；15：1065-1075.

［7］Kaplan R，Maughan T，Crook A，*et al*. Evaluating many treatments and biomarkers in oncology：a new design. *J Clin Oncol* 2013；31：4562-4568.

［8］Karapetis CS，Khambata-Ford S，Jonker DJ，*et al*. *K-ras* mutations and benefit from cetuximab in advanced colorectal cancer. *N Engl J Med* 2008；359：1757-1765.

［9］Maughan TS，Adams RA，Smith CG，*et al*. Addition of cetuximab to oxaliplatin-based firstline combination chemotherapy for treatment of advanced colorectal cancer；results of the randomised phase 3 MRC COIN trial. *Lancet* 2011；377：2103-2114.

［10］Mohammad WM，Martel G，Mimeault R，*et al*. Evaluating agreement regarding the resectability of colorectal liver metastases：a national case-based survey of hepatic surgeons. *HPB*（*Oxford*）2012；14：291-297.

［11］National Institute for Health and Care Excellence（2011）. *Colorectal cancer：diagnosis and management. NICE clinical guideline 131*. Available from：www.nice.org.uk/guidance/cg131（accessed 12 February 2016）.

［12］Tournigand C，André T，Achille E，*et al*. FOLFIRI followed by FOLFOX6 or the reverse sequence in advanced colorectal cancer：a randomized GERCOR study. *J Clin Oncol* 2004；22：229-237.

［13］Van Cutsem E，Köhne CH，Hitre E，*et al*. Cetuximab and chemotherapy as initial treatment for metastatic colorectal cancer. *N Engl J Med* 2009；360：1408-1417.

Malcolm A.West，Timothy J. Underwood

病例回顾

> 患者为64岁的老人，有过短暂的进行性吞咽困难和体重减轻史，既往病史包括高血压、肥胖和慢性阻塞性肺气肿。有吸烟史。内镜、CT、PET和内镜超声检查发现胃和食管结合部（GOJ）有腺癌，分期$T_3N_1M_0$。患者进行了心肺功能运动试验（CPET），目的是为实施外科手术做风险评估。患者的预估乳酸阈值（一个从CPET中得出的公认的术后预测变量）内氧吸收量是7.8ml/（kg·min）；锻炼中最高的氧吸收量是13ml/（kg·min）。由此评定患者的围术期死亡率和并发症属于高风险。上消化道多学科讨论建议进行新辅助放化疗（NACRT）和一系列的康复前训练，并且将手术时间推迟到NACRT结束后10周。
>
> 在肿瘤会诊初期，根据食管癌外科研究（CROSS）进行Dutch放化疗，患者被转到戒烟诊所进行NACRT，随后因考虑到患者的身体状况不佳，更改了所使用的卡铂和紫杉醇的剂量，值得庆幸没有出现不良反应。然后为患者量身定制了一项院内监督的训练项目，旨在改善患者的身体状况，随后又返回家中进行深度训练，直到进行手术。手术前进行的CPET发现患者的客观测量身体指标显著改善：患者的预估乳酸阈值内氧吸收量升到11ml/（kg·min），锻炼最高值为16.2ml/（kg·min）。治疗后扫描检查显示患者病情稳定。于是给予患者行腹腔镜下的二期Ivor Lewis食管切除术，术后行加强康复式的护理。患者在外科加强监护病房（HDU）住了2d后被转移到普通病房，并于第9天出院。

关注热点

1.对于晚期原位胃和食管癌，还有什么新辅助化疗设计可以选择？

2.CPET作为术前危险分层工具的理论依据是什么？

3.客观测量的身体状况与新辅助化疗有什么关系？

4.癌症手术前进行康复训练的理论依据是什么？

1.对于晚期原位胃和食管癌，还有什么新辅助化疗设计可以选择？

NACRT在食管癌治疗中的作用已经被讨论了数十年。来自多个临床试验的汇总数据表明NACRT对提高生存率有明确的作用，尽管可能会付出增加术后死亡率和并发症的代价。一项最近的荟萃分析报道，接受术前NACRT的患者具有更长的总生存期（HR为0.74），更高的镜下手术完全切除率（R_0），可能更高的病理完全缓解，更低的淋巴结转移和术后肿瘤复发率。围术期的死亡率没有明显差异。最有说服力的证据来自CROSS试验，该试验比较了NACRT＋手术和直接手术的差异。

在CROSS试验中，相比于直接手术组，NACRT＋手术组的总生存期明显更长（中位生存分别是49.4个月 vs 24.0个月；HR为0.66）；29%接受NACRT的患者获得了病理上的完全缓解。其中，观察到收益更高的是鳞癌患者人群，而腺癌患者总生存期的改善数据刚刚具有统计的显著性（$P = 0.049$）。

发表于2015年的CROSS试验远期结果显示，NACRT＋手术组的中位总生存期是48.6个月，而直接手术组的为24个月（HR为0.68）。关于在NACRT和病理完全缓解后多久进行手术的问题，手术结果及食管癌患者的生存率还需要进一步的研究。Shapior等报道，NACRT后45d或者更久之后进行手术的患者，获得病理的完全缓解的机会更多（每增加一周优势比为1.35），尽管会同时略微增加术后并发症的风险（优势比为1.20）。然后进行手术对于总生存期和无病生存期没有影响。这就显著提升了患者在NACRT后进行治疗优化的可能性，可以安全地把手术时间的间隔从4～6周增加到至少12周。

新辅助化疗（NAC）长期以来已被作为晚期原位可切除的胃腺癌、GOJ和低位食管癌的标准治疗方法。一项Cochrane综述评价了可切除腺癌在围术期的治疗相比于初步手术治疗的效果，研究包含了2422例患者，他们随机分配到14个控制试验（RCT）中。手术前化疗与显著延长的OS（HR为0.81）密切相关，能够提高19%的相对生存率和9%的5年绝对生存率。多变量分析显示，肿瘤部位、身体状况和年龄对于患者生存都有独立且显著的影响。一项荟萃分析显示，术前化疗增加了7%的2年OS，这点也在有关食管腺癌的另一项荟萃分析中得到了证实。NAC降低了转移癌的复发率（42%相比较于单独手术组的56%），但是原位癌的复发率基本相同，都在25%左右。这些发现是在几项大的RCT研究基础上获得的。

食管癌的医疗研究委员会在手术切除前用不用化疗的一项临床试验（OEO2）中，调查了802例患者的NAC（2个周期的5-FU和顺铂）效果，66%的患者是GOJ癌。术前化疗组的R_0切除率明显高于直接手术组（60%相比较于54%，$P < 0.001$）。同时在中位生存期（16.8个月相比较于13.3个月，$P = 0.03$）中也观察到了长期受益，化疗组增加了6%的5年OS，但是围术期死亡率和术后并发症的发生率没有差异。这也就促成NAC在英国被作为了标准的治疗手段。

医疗研究委员会的新辅助胃癌注入治疗（MAGIC）试验对患有显著胃腺癌的503例患者进行6个周期NAC（顺铂，5-FU和表柔比星；术前和术后3个周期）和直接手术组的治疗效果做了比较。相比于直接手术组，联合化疗组患者的治愈性切除比例要更高（79%相比较于69%，$P = 0.018$），同时OS（分别是36%相比较于23%，$P = 0.009$）和无病生存期（分别是30%相比较于17%，$P < 0.001$）都有明显提高。

联合化疗用于治疗食管癌患者的临床试验（OEO5）是一项多中心的Ⅲ期RCT，该试验调查了在食管切除和双区淋巴结切除后，是否更多的化疗［4个周期的表柔比星、顺铂和卡培他滨（ECX）相比较于2个周期的顺铂和5-FU］能够改善OS。初步研究结果显示似乎更多的化疗并没有明显的优势。顺铂/5-FU组的3/4级毒副作用更低（30%相比较于47%，

$P < 0.001$）。进行手术切除的患者中，顺铂/5-FU组的 R_0 切除率是60%，ECX组的是66%；顺铂/5-FU组的Mandard≤3等级是15%，ECX组的是32%；完全缓解率分别是3%和11%。术后的并发症和30～90d的死亡率相似。

法国有一项FNLCC ACCORD07-FFCD 9703试验（是一项比较术前是否使用顺铂/5-FU对于胃腺癌和低位食管癌效果的随机试验）包含了胃腺癌的224例患者（75%的GOJ），将患者随机分配到单独手术组和术前化疗组（术前2～3个周期的顺铂/5-FU，术后1～4个周期的化疗）。结果显示术前化疗组的 R_0 切除率更高（87%相比较于74%，$P = 0.04$）。术前化疗组的5年OS是38%，而单独手术组的是24%（$P = 0.021$）。

[生物制剂]

近些年来驱动肿瘤增殖、迁移、血管生成、凋亡和存活的重要信号通路相继被发现，且这种发现还在继续深入。例如，人表皮生长因子受体2（HER2）、表皮生长因子受体和血管内皮生长因子（VEGF）在20%～90%的胃癌和食管癌中有过表达，并且证实其与NAC不敏感和较差的生存期有关。关于HER2阳性的晚期胃癌患者是否使用曲妥珠单抗联合化疗（ToGA），初治的晚期胃癌患者是否使用西妥昔单抗联合卡培他滨和顺铂（EXPAND），初治的晚期食管癌患者是否使用帕尼单抗联合EOX（REAL3）的治疗等问题，研究显示这些治疗的效果是能够稍微改善PFS和OS但可能会伴随着更高的毒副作用。ToGA试验发现，相对于单独使用化疗，如联合使用曲妥珠单抗能够提高病理上的完全缓解率和中位PFS、OS。因此，曲妥珠单抗现在为针对晚期原位转移性HER2阳性胃癌和GOJ癌患者的一线标准治疗药物。

2.CPET作为术前危险分层工具的理论依据是什么？

虽然其他癌症治疗方法有了很大的进展，但至今外科手术治疗仍然是治疗食管癌最重要的方法。但手术治疗效果取决于多种可变因素，如围术期的护理、手术技术及之前并不认为是影响因素的患者对手术外伤的耐受能力。集中护理和围术期的优化都显著提高了手术效果，然而通过精确、客观的术前风险评估和锻炼干预仍能对手术效果有实质性的提升。

目前，对于手术风险预测有很多种评分和测试方法，但没有一项比有经验的医师介入更有效。最近，不良身体状态（通过CPET客观测量；见图2-17-1）

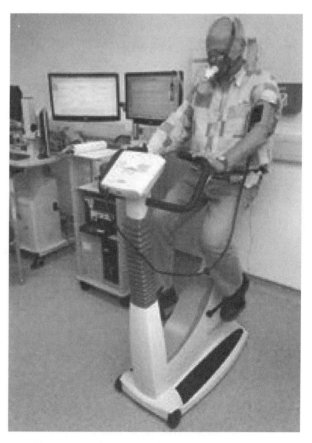

图2-17-1　一位正在蹬车测力器上进行心肺功能运动试验（CPET）的患者

在大量的手术治疗组中被证明会增加术后的死亡率。而CPET提供了一种客观测量压力下身体状态的方法，它还可以部分模仿外科手术带来的压力。更重要的是，该方法能够帮助分析当运动能力降低时，运动不耐受发生的原因，同时为调节不耐受增加治疗效果（适合进行手术）提供更多的方式和机会。

到目前为止，37项临床研究（包含超过7800例患者）已经报道了术前由CPET测得的变量与术后效果间的关系。这些数据在数项系统综述中被整合在一起并归纳起来，显示了身体状态和术后效果之间显著的正相关联。West等在正在进行的结直肠癌手术中已经明确了这点；不过在胃食管癌手术中身体状态和术后效果之间的关系还有待阐明。

3.客观测量的身体状况与新辅助化疗有什么关系？

我们仅仅看到两项研究分析了手术前新辅助化疗对于身体状态的影响。第一项研究评价NAC对于原位晚期胃食管癌患者的影响，发现NAC后患者客观测量的身体指标有了临床上和数据上很明显的降低（图2-17-2）。较差的身体状态基线显著增加了那些进行NAC和手术患者的1年死亡率（图2-17-3）。随后的一项研究采用了类似的方法，分析了晚期原位直肠癌患者进行NACRT的影响。这项研究同样报道了伴随着NACRT的进行，患者在临床上和数据上的身体指标急剧下降了将近25%（图2-17-4）。值得注意的是，作者报道的这一情况增加了患者在医院内心肺并发症出现的可能性，但新辅助化疗对于身体指标降低的生物学机制尚不清楚。

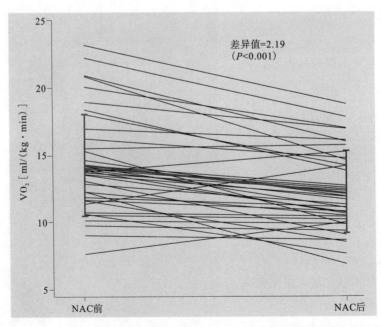

图2-17-2　展示39例患者在新辅助化疗（NAC）后的预估乳酸阈值内氧吸收量的梯形图，其中39例患者均完成了所有的NAC和NAC-CPET

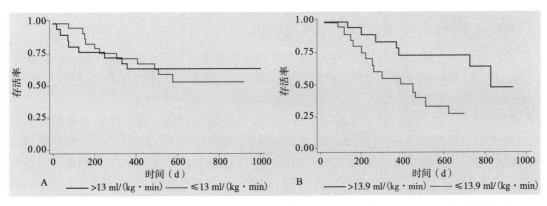

图2-17-3　Kaplan-Meier图展示手术前未进行新辅助化疗的89例患者（A）和完成了所有的NAC和NAC-CPET的39例患者（B）对于最高与最低的预估乳酸阈值内氧吸收量的生存状态

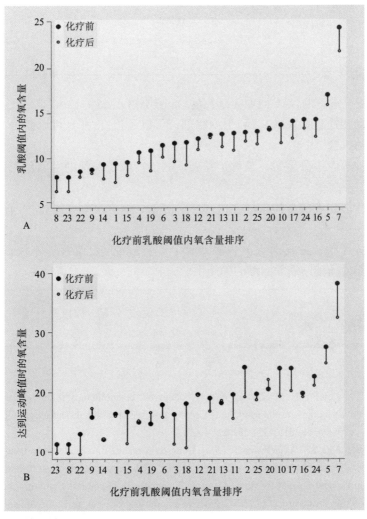

图2-17-4　25例患者在NACRT前后的预估乳酸阈值内（A）和运动中最高（B）氧吸收量对照

4.癌症手术前进行康复训练的理论依据是什么？

为改善术后恢复所做的干预经常以手术中和围术期作为目标，但这对于高风险患者来说就太晚了。较差的身体状况与较差的术后效果相关已是共识，所以在手术前进行术前优化和干预应是优先考虑的事情。

康复训练被定义为一项"增强个体功能来确保自身抵抗住压力事件的全过程"的事情。应在手术前选择符合进行身体功能训练标准的患者。经证明术前的锻炼干预是灵活和安全的，且能够显著改善患者的身体功能和生存质量。West等进行了一项晚期原位直肠癌患者采用NACRT和手术的单盲、干预、平行组研究，发现在NACRT完成后立即进行6周定制、监督性的康复训练能够显著提高客观测量的身体指标，而且身体训练在限制癌症发展途径里从时间上讲是安全的和灵活的。另一项验证性的RCT正在实施（clinicalTrial.gov NCT01914068）。这些初期的研究都提示康复训练与癌症治疗效果相关，包括可能对OS的影响。当前需要更大的研究来证实这些初步的发现，同时阐明锻炼为什么会影响肿瘤的生物学机制。

👉结论与学习要点

- 对于胃食管癌进行的NAC与明显延长的OS密切相关。
- 联合新辅助化疗包括NACRT和生物制剂，可以延长OS并且可以获得更大的病理上完全缓解的机会。
- 鉴别高风险患者十分重要，这对于发展新的治疗策略来帮助术前预测和减轻风险是很关键的。
- 新辅助化疗后患者的身体指标会出现显著降低，这点必须在进行术前风险评估时就充分考虑到。
- 术前的锻炼干预（康复训练）非常灵活、安全，并且会改善身体状态和生活质量。它们可以作为新辅助癌症治疗的辅助手段。

（王俊坡　译　付振明　曹　洁　审校）

参 考 文 献

［1］Alderson D, Langley R, Nankivell M, et al. Neoadjuvant chemotherapy for resectable oesophageal and junctional adenocarcinoma: results from the UK Medical Research Council randomised OEO5 trial(ISRCTN 01852072). J Clin Oncol 2015; 33: abstract 4002.

［2］Allum WH, Stenning SP, Bancewicz J, et al. Long-term results of a randomized trial of surgery with or without preoperative chemotherapy in esophageal cancer. J Clin Oncol 2009; 27: 5062-5067.

［3］Bang YJ, Van Cutsem E, Feyereislova A, et al. Trastuzumab in combination with chemotherapy versus chemotherapy alone for treatment of HER2-positive advanced gastric or gastro-oesophageal junction cancer（ToGA）: a phase 3, open-label, randomised controlled trial. Lancet 2010; 376: 687-697.

［4］Belkhiri A, El-Rifai W. Advances in targeted therapies and new promising targets in esophageal cancer.

Oncotarget 2015；6：1348-1358.

［5］Boige V，Pignon J，Saint-Aubert B，*et al*. Final results of a randomized trial comparing preoperative 5-fluorouracil（F）/cisplatin（P）to surgery alone in adenocarcinoma of stomach and lower esophagus（ASLE）: FNLCC ACCORD07-FFCD 9703 trial. *J Clin Oncol* 2007；25（18 suppl）：4510.

［6］Chadwick G，Groene O，Cromwell D，*et al*.（2015）. *National oesophago-gastric cancer audit*. Available from：www.hscic.gov.uk/og（accessed 10 April 2016）.

［7］Cunningham D，Allum W，Stennig S，*et al*. Perioperative chemotherapy versus surgery alone for resectable gastroesophageal cancer. *N Engl J Med* 2006；355：11-20.

［8］Doherty AFO，West MA，Jack S，Grocott MPW. Preoperative aerobic exercise training in elective intra-cavity surgery：a systematic review. *Br J Anaesth* 2013；110：679-689.

［9］Dronkers JJ，Lamberts H，Reutelingsperger IM，*et al*. Preoperative therapeutic programme for elderly patients scheduled for elective abdominal oncological surgery：a randomized controlled pilot study. *Clin Rehabil* 2010；24：614-622.

［10］Fu T，Bu Z-D，Li Z-Y，*et al*. Neoadjuvant chemoradiation therapy for resectable esophagogastric adenocarcinoma：a meta-analysis of randomized clinical trials. *BMC Cancer* 2015；15：322.

［11］Gebski V，Burmeister B，Smithers BM，*et al*. Survival benefits from neoadjuvant chemoradiotherapy or chemotherapy in oesophageal carcinoma：a meta-analysis. *Lancet Oncol* 2007；8：226-234.

［12］Greenaway K（2015）. *National bowel cancer audit annual report*. Available from：www.hscic.gov.uk/bowel（accessed 10 April 2016）.

［13］Hennis PJ，Meale PM，Grocott MPW. Cardiopulmonary exercise testing for the evaluation of perioperative risk in non-cardiopulmonary surgery. *Postgr Med J* 2011；87：550-557.

［14］Jack S，West MA，Raw D，*et al*. The effect of neoadjuvant chemotherapy on physical fitness and survival in patients undergoing oesophagogastric cancer surgery. *Eur J Surg Oncol* 2014；40：1313-1320.

［15］Kidane B，Coughlin S，Vogt K，Malthaner R. Preoperative chemotherapy for resectable thoracic esophageal cancer. *Cochrane Database Syst Rev* 2006；3：CD001556.

［16］Kim DJ，Mayo NE，Carli F，*et al*. Responsive measures to prehabilitation in patients undergoing bowel resection surgery. *Tohoku J Exp Med* 2009；217：109-115.

［17］Lordick F，Kang Y-K，Chung H-C，*et al*. Capecitabine and Cisplatin with or without Cetuximab for Patients with Previously Untreated Advanced Gastric Cancer（EXPAND）：a randomised, open-label phase 3 trial. *Lancet Oncol* 2013；14：490-499.

［18］Medical Research Council Oesophageal Cancer Working Party. Surgical resection with or without preoperative chemotherapy in oesophageal cancer：a randomised controlled trial. *Lancet* 2002；359：1727-1733.

［19］Moran J，Wilson F，Guinan E，*et al*. Role of cardiopulmonary exercise testing as a riskassessment method in patients undergoing intra-abdominal surgery：a systematic review. *Br J Anaesth* 2016；116：177-191.

［20］Ronellenfitsch U，Schwarzbach M，Hofheinz R，*et al*. Perioperative chemo（radio）therapy versus primary surgery for resectable adenocarcinoma of the stomach, gastroesophageal junction, and lower esophagus. *Cochrane Database Syst Rev* 2013；5：CD008107.

［21］Shapiro J，van Hagen P，Lingsma HF，*et al*. Prolonged time to surgery after neoadjuvant chemoradiotherapy increases histopathological response without affecting survival in patients with esophageal or junctional cancer. *Ann Surg* 2014；260：804-807.

［22］Shapiro J，van Lanschot JJB，Hulshof MCCM，*et al*. Neoadjuvant chemoradiotherapy plus surgery versus surgery alone for oesophageal or junctional cancer（CROSS）：long-term results of a randomised controlled trial. *Lancet Oncol* 2015；16：1090-1098.

［23］Singh F，Newton R，Galvao D，*et al*. A systematic review of pre-surgical exercise intervention studies with cancer patients. *Surg Oncol* 2013；22：92-104.

［24］Smith TB，Stonell C，Purkayastha S，Paraskevas P. Cardiopulmonary exercise testing as a risk assessment method in non cardio-pulmonary surgery：a systematic review. *Anaesthesia* 2009；64：883-893.

［25］Urba SG，Orringer MB，Turrisi A，*et al*. Randomized trial of preoperative chemoradiation versus surgery alone in patients with locoregional esophageal carcinoma. *J Clin Oncol* 2001；19：305-313.

［26］van Hagen P，Hulshof MC，van Lanschot JJ，*et al*. Preoperative chemoradiotherapy for esophageal or junctional cancer. *N Engl J Med* 2012；366：2074-2084.

［27］Waddell T，Chau I，Cunningham D，*et al*. Epirubicin，oxaliplatin，and capecitabine with or without panitumumab for patients with previously untreated advanced oesophagogastric cancer（REAL3）：a randomised，open-label phase 3 trial. *Lancet Oncol* 2013；14：481-489.

［28］West M，Jack S，Grocott MPW. Perioperative cardiopulmonary exercise testing in the elderly. *Best Pract Res Clin Anaesthesiol* 2011；25：427-437.

［29］West M，Parry M，Lythgoe D，*et al*. Cardiopulmonary exercise testing for the prediction of morbidity risk after rectal cancer surgery. *Br J Surg* 2014；101：1166-1172.

［30］West MA，Loughney L，Barben CP，*et al*. The effects of neoadjuvant chemoradiotherapy on physical fitness and morbidity in rectal cancer surgery patients. *Eur J Surg Oncol* 2014；40：1421-1428.

［31］West MA，Loughney L，Lythgoe D，*et al*. Effect of prehabilitation on objectively measured physical fitness after neoadjuvant treatment in preoperative rectal cancer patients：a blinded interventional pilot study. *Br J Anaesth* 2015；114：244-251.

［32］West MA，Lythgoe D，Barben CP，*et al*. Cardiopulmonary exercise variables are associated with postoperative morbidity after major colonic surgery：a prospective blinded observational study. *Br J Anaesth* 2014；112：665-671.

病例分享 18　局限性前列腺癌患者的治疗

Sebastian Trainor，Naveen Vasudev，William Cross

病例回顾

52岁白种人，男性，在其父亲因转移性前列腺癌去世后到当地一家全科医师（GP）诊所就诊，希望能够进行前列腺癌的筛查。该患者否认曾患有任何泌尿系统疾病，也没有任何其他病史和药物史。该患者已婚，是一位个体经营的建筑工程师。经过与医师讨论后，患者要求进行进一步的前列腺特异性抗原（PSA）检测和直肠指检（DRE），DRE结果正常，但是PSA水平却上升至10ng/ml。由于相关癌症通路存在可疑变化，该患者被充分告知病情后，最终被转诊到泌尿科。

在患者于泌尿科治疗之初，医师将前列腺活检的潜在风险和获益充分告知患者，在征得患者同意后进行活检。磁共振成像（MRI）结果显示，患者的病情处于T_{2a}期，且没有出现明显的盆腔淋巴结肿大。活检结果显示该患者患格里森评分为3＋4的腺癌，2/5来源于前列腺的左叶，受累最重的活检组织肿瘤细胞可达20%。根据D'Amico风险标准，该患者被划分到中度风险组。医师和患者对接下来的每一项治疗方案的潜在风险和获益都进行了充分讨论后，提出如下的治疗方案供患者选择：积极的病情监测、低剂量的近距离放疗、根治性前列腺切除术及根治性放疗结合6个月雄性激素化学去势治疗的方案。

虽然该患者意识到了其病情进展的可能性，但是其依然选择了积极监测病情作为自己的主要治疗方案，并列举出了做出这一决定的依据，患者认为其他的治疗方案会对自己的职业、财政及性生活产生影响。具体的监测计划是每3个月进行一次PSA检测，根据最新的NICE指南，如果患者的PSA增加速度超过每年1ng/ml，或者患者1年后重新活检时肿瘤体积或者等级有所增加，则需要重新考虑更为积极的干预手段。

关注热点

1.为什么危险度分层很重要，我们在诊断时如何对局限性患者进行分层？

2.由积极监测转变为积极治疗的患者比例是多少？

3.如果目前治疗方案难以确定，是否有更为精准的"工具"可以帮助患者做出临床决策？

4.潜在的治疗方式有哪些？

1.为什么危险度分层很重要，我们在诊断时如何对局限性患者进行分层？

局限性前列腺癌包括一系列疾病亚型，其中某些更具侵袭的肿瘤类型可能会直接导致患者的死亡，但是更多的肿瘤属于不活跃状态的类型，可能永远不会对患者造成伤害。根据最新的NICE指南，在英国据统计有65%的患者在Ⅰ～Ⅱ期时病情就被发现了，但在临床中真正具有挑战意义的是如何准确判断哪一类人的临床症状明显需要立即干预，哪一类人病情处于不活跃状态应防止过度治疗，所以对于无症状男性患者高频率地进行PSA检测变得尤为重要。

目前，有很多种已经推广的用于患者治疗前风险评估的方法，其中包括了一些临床病理特征，主要是对前列腺癌患者的进展风险和死亡风险进行预测。在英国，医师一般结合患者的临床分期、格里森评分及治疗前PSA水平等因素将局限性前列腺癌患者划分为3个组别。尽管这种临床病理学分类可以提供很多有用的信息帮助我们区分出绝大多数患者属于活跃型还是不活跃型，但仍有一部分低危患者的病情最终会出现转化并危及生命。因此，在综合考虑治疗方案时，必须考虑到更多的其他因素，如患者自身的意愿或合并症的情况。还有许多因素，如对生活质量潜在的影响、根治性治疗的并发症、对于不活跃状态患者的过度治疗及低级别前列腺癌的良好预后等都会致使一部分患者选择积极的监测，以便在其病情进展后可以改用更积极的干预方式。这种方法是最新的NICE指南关于低危和中危患者推荐的治疗方式之一（表2-18-1）。

表2-18-1　局限性前列腺癌患者的治疗前危险度分层方法（来源自NICE指南CG175）

危险度等级	临床分期		PSA（ng/ml）		格里森评分
低危	$T_1 \sim T_{2a}$	和	< 10	和	≤ 6
中危	T_{2b}	或	10 ～ 20	或	7
高危	≥ T_{2c}	≥ T_{2c}	> 20	或	8 ～ 10

2.由积极监测转变为积极治疗的患者比例是多少？

一个大系统的回顾显示，患者5年、10年终止主动监测的比例分别为33%和55%，主要原因包括前列腺活检、格里森评分上升、前列腺肿瘤负荷增加及PSA升高等。有多达9%的患者要求更改为更为积极的治疗方案，表明了这类患者对主动监测方法的潜在不确定感到心理焦虑。据报道，接受积极监测的低危和中危前列腺癌患者的10年生存率为96%～100%，与行根治性前列腺切除术的患者相比，这些人可以获得更好的生活质量，因此可以在特定人群中推行这种治疗方案。

3.如果目前治疗方案难以确定，是否有更为精准的"工具"可以帮助患者做出临床决策？

随着对前列腺癌分子水平变化认识的不断加深，分子检测已经成为新的精准治疗的工具。虽然这些方法都还没有通过国家医疗服务系统（NHS）的临床试验，但它们有可能改变局限性前列腺的传统治疗模式。这些分子检测包括对基因、RNA或者蛋白的表达特征进行检测，还包括对从多种生物学通路中分析得到的细胞周期进展的相关标志物进行检测。

（1）Oncotype DX基因检测：Oncotype DX是前列腺癌的一个测试产品，是以活检组织为检测样本、基于17个基因表达水平检测的产品，目前已证实该检测可以有效预测前列腺癌患者的死亡率及不良病理情况，这些基因代表4个不同的分子信号通路，分别为间质反应、雄性激素信号通路、细胞组织及细胞增殖通路。这一检测结果可以进行一种前列腺基因组评分，从0～100分，分值越高，表示患者的病情越严重。有两大验证性研究正在进行，分别纳入了395例和382例适合进行积极监测的患者（D'Amico风险标准判断为低危或高危），这些患者本来被诊断前列腺癌后准备在6个月内接受根治术。该研究表明了将前列腺基因组评分和以前使用的临床风险分级评价体系结合起来有助于更好地分析患者的状态，从而避免更为激进的治疗。

（2）Prolaris：是前列腺癌预后分析的相关检测，以前列腺活检组织为检测标本，主要检测31个与细胞周期相关基因和15个管家基因的相对表达量。该检测对细胞周期进程进行评估，主要是将细胞增殖指数与之前使用的临床风险评分模型相结合，通过对患者疾病的侵袭性和前列腺癌特异性死亡率做出评估，进而对患者进行进一步的分层。目前，已经有一些研究证明了这个评分系统对前列腺癌特异性死亡率的预测价值。基因组检测的开放性注册试验是评估对前列腺癌治疗影响的一项研究（PROCEDE-1000试验），其评估了这个工具对新确诊的前列腺癌患者治疗决策的影响。在总共1206例患者中，有接近一半的患者（47.8%）最终根据细胞周期进展评分改变了治疗方案，其中72.1%的患者降低了治疗强度，27.9%的患者增加了治疗强度。

（3）ProMark：是一项针对早期前列腺癌患者的基于蛋白质组学的预后分析方法。该方法共检测8种蛋白学生物标志物，用来预测病变处于较好病理状态还是较差状态，并且使用276例患者的前列腺切除标本进行了验证。研究表明相比于现有的评分系统，ProMark可以增加预测的准确度及其对预后的价值。不管活检组织是从前列腺的高级别区域还是低级别区域获得，这项检测都可以对患者的相关结果进行预测。

4. 潜在的治疗方式有哪些？

如图2-18-1的治疗流程所示，在每一个治疗环节中都必须充分考虑到患者的意愿及对治疗的适宜性。

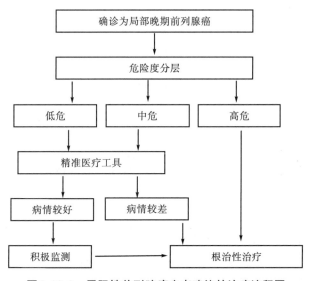

图2-18-1 局限性前列腺癌患者建议的治疗流程图

结论与学习要点

● 本病例展示了关于前列腺癌的前沿研究，这些研究促进了前列腺癌精准医疗工具的发展，从而可以进一步帮助专业医疗人员及患者，并指导他们更好地进行临床管理。虽然这些工具还没有获得NHS的认可，但是在未来的进一步研究中可能会获得准许。通过进一步优化危险度分层，可以在两方面为临床带来巨大的希望。一方面可以有效识别病情处于不活跃状态的患者，从而减少这部分患者接受根治性手术的数量；另一方面则可以准确寻找急需治疗的病情处于活跃状态的患者。这些措施既会提升患者的满意度，也会对当前医疗系统的经济效益产生积极的影响。

（张 强 译 朱 旭 审校）

参 考 文 献

[1] Blume-Jensen P，Berman DM，Rimm DL，*et al.* Development and clinical validation of an *in situ* biopsy-based multimarker assay for risk stratification in prostate cancer. *Clin Cancer Res* 2015；21：2591-2600.

[2] Cooperberg MR，Carroll PR，Klotz L. Active surveillance for prostate cancer：progress and promise. *J Clin Oncol* 2011；29：3669-3676.

[3] Cullen J，Rosner IL，Brand TC，*et al.* A biopsy-based 17-gene genomic prostate score predicts recurrence after radical prostatectomy and adverse surgical pathology in a racially diverse population of men with clinically low-and intermediate-risk prostate cancer. *Eur Urol* 2015；68：123-131.

[4] Cuzick J，Stone S，Fisher G，*et al.* Validation of an RNA cell cycle progression score for predicting death from prostate cancer in a conservatively managed needle biopsy cohort. *Br J Cancer* 2015；113：382-389.

[5] D'Amico AV，Whittington R，Malkowicz SB，*et al.* Pretreatment nomogram for prostatespecific antigen recurrence after radical prostatectomy or external-beam radiation therapy for clinically localized prostate cancer. *J Clin Oncol* 1999；17：168-172.

[6] Dong F，Kattan MW，Steyerberg EW，*et al.* Validation of pretreatment nomograms for predicting indolent prostate cancer：efficacy in contemporary urological practice. *J Urol* 2008；180：150-4；discussion 4.

[7] Klein EA，Cooperberg MR，Magi-Galluzzi C，*et al.* A 17-gene assay to predict prostate cancer aggressiveness in the context of Gleason grade heterogeneity，tumor multifocality，and biopsy undersampling. *Eur Urol* 2014；66：550-560.

[8] Moore AL，Dimitropoulou P，Lane A，*et al.* Population-based prostate-specific antigen testing in the UK leads to a stage migration of prostate cancer. *BJU Int* 2009；104：1592-1598.

[9] National Institute for Health and Care Excellence. *Prostate cancer：diagnosis and management. Clinical guideline（CG175）.* London：NICE，2014.

[10] Shore ND，Kella N，Moran B，*et al.* Impact of the cell cycle progression test on physician and patient treatment selection for localized prostate cancer. *J Urol* 2016；195：612-681.

[11] Strope SA，Andriole GL. Prostate cancer screening：current status and future perspectives. *Nat Rev Urol* 2010；7：487-493.

[12] Thomsen FB，Brasso K，Klotz LH，*et al.* Active surveillance for clinically localized prostate cancer-a systematic review. *J Surg Oncol* 2014；109：830-835.

[13] Xia J，Trock BJ，Cooperberg MR，*et al.* Prostate cancer mortality following active surveillance versus immediate radical prostatectomy. *Clin Cancer Res* 2012；18：5471-5478.

病例分享19　*BRCA* 突变的卵巢癌患者

Barbara Stanley，Charlie Gourley

病例回顾

患者，女性，45岁，最初表现为右侧髂窝疼痛。患者的既往病史包括慢性盆腔疼痛，为缓解病情曾行经腹全子宫切除术、左侧输卵管卵巢切除术。患者就诊时身体状况良好，功能状态评分（PS）为0分。她的姐姐和母亲都在50多岁时被确诊为乳腺癌，父亲则在50多岁时确诊为前列腺癌。患者的盆腔超声及胸部、腹部、骨盆CT结果显示其右侧卵巢存在一个5cm肿块，但是没有证据显示存在局部扩散或远端转移的情况。患者的CA125结果为77kU/L。她最终接受了剖腹探查术和右侧输卵管卵巢切除，附着于盆腔壁的卵巢肿块也被完全切除。病理结果显示：大网膜活检阴性，但盆腔冲洗液检测到恶性肿瘤细胞，最终该患者被诊断为ⅡC期高级别浆液性卵巢癌（HGSOC）。术后患者的CA125恢复到正常值，为17kU/L。

患者随后接受了6个周期的卡铂和紫杉醇辅助治疗方案且耐受性良好。接着被推荐进行基因检测，检测到*BRCA1*基因携带一种有害的突变，于1年后行双侧乳房切除术以降低复发风险。

诊断后20个月，虽然患者没有出现症状，但是CA125的检测由17kU/L上升到37kU/L。CT扫描结果显示其小肠系膜位置出现2个软组织肿块（分别为8mm和12mm），接着医师对患者的2个肿块实施了切除术，术后无任何残留性疾病，最终的病理结果证实肿块为复发的HGSOC。于是她又接受了6个周期的卡铂和紫杉醇的治疗，治疗后的CA125恢复到正常值，为16kU/L。

然而21个月之后，该患者的CA125结果再次上升至58kU/L。CT扫描结果显示为微量的腹膜复发，于是患者接受了第三次减瘤手术，但手术过程中发现腹部病灶不能够被完全切除，因此手术被停止了。

患者此时的PS评分为0分，第三次接受了6个周期的卡铂和紫杉醇联合治疗，在第二个疗程中患者出现了卡铂的相关毒副作用，于是将方案调整为每周3次用顺铂治疗，患者接受度良好。CA125（由454kU/L降低至18kU/L）和CT结果都显示病情出现好转。患者随后开始使用奥拉帕尼进行治疗并取得了持续的临床缓解。

关注热点

1.这位患者病情不同阶段选择治疗方案的依据是什么？

2.进行基因检测前，携带*BRCA1/BRCA2*有害突变的人群有何治疗机会？这名患者给我们带来的提示是什么？

3. 对卵巢癌患者进行再次手术的依据是什么？

4. 在铂类药物敏感型患者的治疗中奥拉帕尼起到什么作用？

1. 这位患者病情不同阶段选择治疗方案的依据是什么？

（1）化疗方案的调整：本病例中患者为 ⅡC 期 HGSOC（ⅡB 期，国际妇产科联合会，2014），完全切除后接受辅助化疗方案。在早期卵巢癌的治疗中现已开展了两个关于化疗方案的关键试验，分别为国际合作卵巢肿瘤（ICON）1 试验和卵巢癌辅助化疗（ACTION）试验（前者包括 ⅡC 期患者）。两项试验单独的结果和联合的结果均显示，患者进行辅助化疗后，无论是无复发生存率（76% vs 65%，$P = 0.001$）还是 5 年总生存率（82% vs 74%，$P = 0.008$）均有所改善。ICON1 试验由于其入组标准比较宽泛而受到质疑，包括很多预后良好的患者及不处于最适分期的患者。而 ACTION 试验的一个分析亚组仅发现那些未处于最适分期的患者（处于隐匿性 Ⅲ 期的患者）可以在生存期统计中获益。这两项试验均没有考虑到 5 种组织学不同的卵巢癌亚型（高级别浆液性卵巢癌、低级别浆液性卵巢癌、子宫内膜样癌、透明细胞癌和黏液性癌），但正是这些不同亚型卵巢癌的基础生物学特点、药物敏感性可能决定患者有不同的预后。

患者患有 ⅡC 期 HGSOC，这是一种对化疗高度敏感的亚型疾病，患者很有可能从化疗中获益。因此，在治疗方案中尽管铂类联合紫杉醇的疗效是否比单独使用铂类疗效更好并不确定，但鉴于该方案在复发性疾病治疗中的优越性，还是应该考虑作为患者的合理选择。

（2）第一次和第二次铂类药物敏感状态下的复发：本案例患者在接受铂类药物化疗 20 个月后首次复发（复发时间 > 6 个月，为铂类药物敏感型），再次进行肿瘤细胞减灭术且无病灶残留，现在还没有任何前瞻性试验证实在第二次减瘤术后进行化疗的价值，传统的做法往往只是监控管理。

该患者在第二次铂类药物敏感状态下的复发发生在上次治疗的 21 个月之后，治疗响应率与无铂类药物治疗时间成反比，证明此患者的响应率可能 > 50%。ICON4 试验证明在铂类药物化疗方案中联用紫杉醇可以增加患者的响应率、无进展生存期（PFS）和总生存期（OS）。但是很不幸，在患者进行第三次减瘤手术失败后，再次使用铂类药物进行治疗时对卡铂产生了过敏反应，医师用顺铂取代了卡铂继续治疗，虽然使用剂量为治疗所需的最小剂量，然而却与疗效量接近。因为相比于 *BRCA* 野生型患者，*BRCA* 突变型患者对铂类药物有更高的响应率，所以持续使用铂类药物治疗对这名患者十分重要。

2. 进行基因检测前，携带 *BRCA1/BRCA2* 有害突变的人群有何治疗机会？这名患者给我们带来的提示是什么？

病理诊断为 HGSOC 的患者，无论其有无家族史，均有 10% ～ 15% 的 *BRCA* 基因突变频率，本病例中患者有乳腺癌的家族史，使得患者携带 *BRCA* 基因有害突变的概率更高。

除了家族史外，携带 *BRCA1* 基因胚系突变对患者的病情预测、预后评估及治疗方案选择均有重大意义。

BRCA 基因突变情况可以预测乳腺癌终身发生率为 60% ～ 80%，因此该患者选择了双

侧乳房切除后接受辅助化疗。

　　BRCA 基因突变的卵巢癌患者对铂类药物更敏感，一般使用铂类药物治疗的响应率更高，辅助化疗后的无病间隔时间更长，复发后也有更长的无铂药物间隔时间。这个患者就有很长的无铂类药物间隔时间，在第二次复发时仍保持了对铂类药物的敏感性。与野生型患者相比，*BRCA1/BRCA2* 突变型患者有更高的5年总生存率。但10年总生存率的相关研究展示，*BRCA1* 基因突变型患者已不再具有该生存期的优势，而 *BRCA2* 突变型患者依然保持该优势。

　　BRCA 突变型患者对一些新的治疗药物也体现出了很高的敏感性，如聚二磷酸腺苷核糖聚合酶（PARP）抑制剂，也就是本案例中患者维持治疗中所采用的奥拉帕尼方案。

3. 对卵巢癌患者进行再次手术的依据是什么？

　　肿瘤细胞减灭术的完成度目前仍然是卵巢癌患者最重要的预后指标。在肿瘤细胞生长过程中通过手术减小肿瘤体积，增加化疗药物浓度，可以减少耐药克隆的产生。虽然对一些精心挑选过的患者来说，已有一些证据支持肿瘤复发时行再次手术，但现在对复发性患者进行再次手术所起的作用还不明确。

　　（1）DESKTOP Ⅰ：对于复发性卵巢癌患者进行术前可操作性选择标准的评估研究（DESKTOP）Ⅰ回顾性分析了267例经过二次肿瘤细胞减灭术后出现再次复发的卵巢癌患者，这些患者之前所接受的治疗都表现出对铂类药物的敏感性。与术后存有病灶残余的情况相比，完全切除是唯一可以显著增加患者总生存期的影响因素（45.2个月 vs 19.7个月；HR 为 3.71；$P < 0.000\ 1$）。在选择完全切除之前，在德国妇科肿瘤工作组（AGO）中，好的 PS 评分和没有腹水这两大因素评分是重要的参数，用来预测患者能否接受完全切除手术。

　　（2）DESKTOP Ⅱ：该试验前瞻性的研究验证了 AGO 评分且成功地预测了评分阳性患者中有 2/3 的病灶具有可切除性，同时也评估了铂类药物敏感型患者复发后手术的安全性和可行性。

　　（3）DESKTOP Ⅲ：这是一个大规模的Ⅲ期随机临床试验，以铂类药物敏感的复发性卵巢癌患者为研究对象，比较了手术后铂类化疗与单纯化疗的疗效。在美国，有一项关于复发性卵巢上皮癌、原发性腹膜腔癌及输卵管癌患者术后采用卡铂、紫杉醇和盐酸吉西他滨（联合或不联合贝伐单抗）治疗（GOG-0213）的研究，该试验同时还进行了对二次肿瘤细胞减灭术作用的随机探索。目前，两个试验都在进行中。

　　本病例中患者有很长的无铂类药物间隔期，根据 AGO 评分，患者非常适合接受二次肿瘤细胞减灭术。DESKTOP Ⅲ 和 GOG-0213 的结果对于评价铂类药物敏感的复发性卵巢癌患者接受二次肿瘤细胞减灭术后的总生存期获益将是十分重要的。

4. 在铂类药物敏感型患者的治疗中奥拉帕尼起到什么作用？

　　奥拉帕尼是一种强有力的 PARP 抑制剂，在 *BRCA1/BRCA2* 突变的卵巢癌患者治疗中具有良好效果。其作用机制如图 2-19-1 所示。

　　在一项对铂类药物敏感的复发性卵巢癌患者使用奥拉帕尼维持治疗的Ⅱ期研究（研究19）中，将前期治疗中对化疗有响应的复发性 HGSOC 患者随机分为两组，分别使用奥

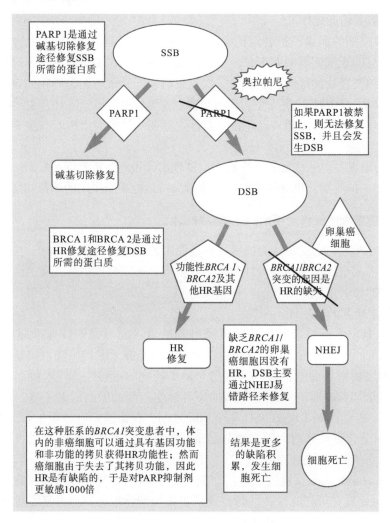

图 2-19-1　PARP抑制剂作用机制

BRCA1，乳腺癌易感基因1；BRCA2，乳腺癌易感基因2；DSB，双股脱氧核糖核酸断裂；HR，同源重组；NHEJ，非同源端接；SSB，单链DNA断裂

拉帕尼和安慰剂。奥拉帕尼组的中位无进展生存期由4.8个月延长至8.4个月（HR 0.35，$P < 0.001$），这个数据是根据所有亚组的数据统计得出的。*BRCA*基因突变的患者使用奥拉帕尼组相比于安慰剂组的中位无进展生存期也有了明显的延长，由4.3个月延长至11.2个月（HR 0.18，$P < 0.0001$）。

对*BRCA*基因突变型卵巢癌患者进行了两项研究，即一线铂类药物治疗后使用奥拉帕尼单药治疗的研究（SOLO-1）及对铂类药物化疗中完全或部分使用奥拉帕尼治疗的研究（SOLO-2），它们分别研究了在*BRCA*基因突变型卵巢癌患者的一线、二线治疗中奥拉帕尼的作用，每一个试验都可以用来确定奥拉帕尼能否改善患者的无进展生存期和总生存期。

本病例中患者在第二次复发后，在对化疗药物有很好响应的情况下，患者从使用奥拉帕尼继续维持的治疗中获益。

☞ 结论与学习要点

- 以铂类药物为基础的化疗方案可以改善早期卵巢癌患者的总生存期。
- 原发性肿瘤细胞减灭术的完成度与患者的总生存期密切相关。
- 在复发性卵巢癌中，铂类药物敏感性与无铂类药物治疗的时间成正比。HGSOC 类卵巢癌患者的 *BRCA1/BRCA2* 基因突变频率为 10% ～ 15%。
- 相比于没有 *BRCA* 突变的患者，*BRCA* 突变型的卵巢癌患者对铂类药物有更好的响应，同时可以获得更长的无铂类药物治疗间隔时期。
- 二次肿瘤细胞减灭术只能在被认为手术预后较好的人群中使用，其对于患者总生存期的影响目前正处在前瞻性研究中。PARP 抑制剂可以显著提高 *BRCA* 突变型卵巢癌患者的无进展生存期，目前该药物在改善患者总生存期中的作用也正在研究中。

（张 强 译 朱 旭 审校）

参 考 文 献

[1] Alsop K，Fereday S，Meldrum C，*et al*. *BRCA* mutation frequency and patterns of treatment response in *BRCA* mutation-positive women with ovarian cancer：a report from the Australian Ovarian Cancer Study Group. *J Clin Oncol* 2012；30：2654-2663.

[2] Bolton LK，Chenevix-Trench G，Goh C，*et al*. Association between *BRCA1* and *BRCA2* mutations and survival in women with invasive epithelial ovarian cancer. *JAMA* 2012；307：382-389.

[3] Boyd J，Sonoda Y，Federici MG，Bogomoiniy F. Clinicopathologic features of *BRCA*-linked and sporadic ovarian cancer. *JAMA* 2000；283：2260-2265.

[4] Candido dos Reis FJ，Song H，Goode EL，*et al*. Germline mutation in *BRCA1* or *BRCA2* and ten-year survival for women diagnosed with epithelial ovarian cancer. *Clin Cancer Res* 2015；21：652-657.

[5] Farmer H，McCabe N，Lord CJ，*et al*. Targeting the DNA repair defect in *BRCA* mutant cells as a therapeutic strategy. *Nature* 2005；434：917-921.

[6] Harter P，Sehouli J，Reuss A，*et al*. Prospective validation study of a predictive score for operability of recurrent ovarian cancer：the multicenter intergroup study DESKTOP II. A project of the AGO Kommission OVAR，AGO Study Group，NOGGO，AGO-Austria，and MITO. *Int J Gynecol Cancer* 2011；21：289-295.

[7] King MC，Marks JH，Mandell JB. Breast and ovarian cancer risks due to inherited mutations in *BRCA1* and *BRCA2*. *Science* 2003；302：643-646.

[8] Ledermann J，Harter P，Gourley C，*et al*. Olaparib maintenance therapy in platinum-sensitive relapsed ovarian cancer. *N Engl J Med* 2012；366：1382-1392.

[9] Ledermann J，Harter P，Gourley C，*et al*. Olaparib maintenance therapy in patients with platinum-sensitive relapsed serous ovarian cancer：a preplanned retrospective analysis of outcomes by *BRCA* status in a randomised phase 2 trial. *Lancet Oncol* 2015；15：852-861.

[10] Parmar MK，Ledermann JA，Colombo N，*et al*. Paclitaxel plus platinum-based chemotherapy versus conventional platinum-based chemotherapy in women with relapsed ovarian cancer：the ICON4/AGO-OVAR-2.2 trial. *Lancet* 2003；361：2099-2106.

[11] Philipp H，du Bois A，Hahmann M，*et al*. Surgery in recurrent ovarian cancer：the Arbeitsgemeinschaft Gynaekologische Onkologie（AGO）DESKTOP OVAR Trial. *Ann Surg Oncol* 2006；13：1702-1710.

［12］ Trimbos JB，Parmar M，Vergote I，*et al*. International Collaborative Ovarian Neoplasm trial 1 and Adjuvant Chemotherapy in Ovarian Neoplasm trial：two parallel randomized phase III trials of adjuvant chemotherapy in patients with early-stage ovarian carcinoma. *J Natl Cancer Inst* 2003；95：105-112.

［13］ Trimbos JB，Timmers P，Pecorelli S，*et al*. Surgical staging and treatment of early ovarian cancer：long term analysis from a randomized trial. *J Natl Cancer Inst* 2010；102：982-987.

［14］ Vaughan S，Coward JI，Bast RC Jr，*et al*. Rethinking ovarian cancer：recommendations for improving outcomes. *Nat Rev Cancer* 2011；11：719-725.

［15］ Young RC. Early-stage ovarian cancer：to treat or not to treat. *J Natl Cancer Inst* 2003；95：94-95.

病例分享20　基于微小残留病灶检测结果的高T型急性淋巴白血病的分层治疗

Amy Mitchell，Juliet Gray

病例回顾

　　患儿，男性，2岁。因嗜睡、挫伤、鼻出血就诊，4个月来有间歇性鼻炎及腹部水肿。母亲正常分娩。到目前为止患儿一直接受正常免疫接种且发育正常。无药物过敏史。患儿是家中唯一的孩子，每周去幼儿园2d。

　　体检结果：患儿无发热，看上去昏昏欲睡、脸色苍白、痛苦面容，身体多处发现瘀斑。脐下、颈部、枕骨淋巴结肿大伴肝脾增大。无局灶性神经系统体征，发音正常，跖屈。

　　血常规检测结果：血红蛋白为30g/L，白细胞计数为1093×10⁹/L；血小板计数为9×10⁹/L；血涂片可见74%的原始淋巴细胞，提示急性淋巴细胞白血病。通过外周血免疫表型分析证实存在大量原始细胞，如CD3、CD4、CD7、CD34、CD2、末端转脱氧核苷酰酶、部分CD5、部分CD117和CD13细胞表达；确诊为T-ALL（T细胞急性淋巴细胞白血病）。外周血的细胞遗传学检测提示存在6q缺失的两种异常克隆。6q缺失是淋巴瘤的分子标志物，常见于T细胞疾病；其对疾病的预后无显著影响。

　　患儿被转入重症监护室，初始治疗包括补充水分、血液滴定、换血疗法和地塞米松；但未发现肿瘤细胞有减少情况。征得父母同意后让患儿参加了一项英国儿童和青少年急性淋巴细胞白血病和淋巴瘤临床试验（UKALL2011, United Kingdom Trial for Children and Young Adults with Acute Lymphoblastic Leukaemia and Lymphoma 2011）。患儿被诊断为T-ALL且开始接受B化疗方案治疗，并且随机接受短疗程的地塞米松诱导方案。

　　治疗第29天，诱导疗程结束时，骨髓穿刺显示骨髓细胞减少，红系细胞再生，原始细胞为4%，提示形态学缓解。再用PCR进行微小残留病变（minimal resdiual disease，MRD），结果为"风险"（白血病细胞≥0.005%）。因此，依据临床试验流程又改用C化疗方案治疗。患儿治疗的第14周再次行骨髓穿刺，微小残留病变结果为"中风险"（白血病细胞≤0.5%），于是继续使用该治疗方案治疗。

关注热点

1.白细胞黏附的症状及信号是什么？初始治疗的方案是什么？

2. 肿瘤细胞溶解综合征是什么？如何降低高白细胞白血病患者的肿瘤细胞溶解风险？

3. 贯穿 UKALL 2011 临床试验的原则是什么？

4. MRD 检测结果如何与儿童急性淋巴细胞白血病（ALL）的治疗相结合？

5. 这个儿童和家庭需注意哪些后期的影响？

1. 白细胞黏附的症状及信号是什么？初始治疗的方案是什么？

10% ~ 20% 的 ALL 患者会发生白细胞过多。当白细胞计数超过 $100×10^9$/L 时，即高度怀疑为急性淋巴细胞白血病（ALL）和急性粒细胞白血病（AML），病情发展迅速，死亡率高。患者会出现高白细胞血症且伴随大量白细胞淤滞肺毛细血管的情况，致使有效呼吸面积减少，引发呼吸窘迫及神经系统损害；此时即可诊断为白细胞黏附。临床上需采取紧急措施，若不紧急救治，死亡率可达 20% ~ 40%。该病的中枢神经系统损伤早期表现包括头痛、视网膜出血及视神经盘水肿、精神萎靡、局部神经异常症状、痉挛及颅内出血等。呼吸系统的早期症状包括呼吸困难、进行性气短直至弥散性双肺浸润及呼吸衰竭。有时还会发生凝血病。

该患儿的白细胞黏附治疗方案主要是水化：按 3L/（$m^2 \cdot d$）进行静脉补液，密切观察并根据儿科肿瘤治疗原则进行输血、补充血小板，选择紧急化疗的治疗方案等。少数情况下，可选用单采白细胞术或换血疗法以尽快减少血液中的白细胞。

2. 肿瘤细胞溶解综合征是什么？如何降低高白细胞白血病患者的肿瘤细胞溶解风险？

肿瘤细胞溶解综合征（tumour lysis syndrome）是一类由肿瘤细胞死亡溶解所引起的代谢综合征，若无正确的干预和治疗会危及生命。肿瘤细胞死亡、溶解会释放出钾、磷酸盐及尿酸等物质。而高钾血症会导致心律失常和心肌梗死；而高尿酸血症及肾脏中磷酸钙盐的沉积则会导致低钙血症和急性肾衰竭。

肿瘤细胞溶解综合征的主要治疗方法也是通过水化，以 2.5 ~ 3.0 L/（$m^2 \cdot d$）的速率补充无钾液来维持水平衡，保持尿量高于 3 ml/kg（必要时可使用呋塞米），定期检测血清钾、磷、钙的水平及肾功能，也可考虑通过药物预防尿酸的增加。别嘌醇是一种黄嘌呤氧化酶抑制剂，在肿瘤细胞溶解症风险较低时可有效阻止尿酸的形成。拉布立酶（rasburicase）是一种基因重组尿酸氧化酶，可分解尿酸，可在肿瘤细胞溶解症高风险时使用。在严重的肿瘤细胞溶解综合征患者中，使用拉布立酶可显著降低尿酸的含量。

3. 贯穿 UKALL 2011 临床试验的原则是什么？

UKALL 2011 是一个多中心的临床Ⅲ期随机对照试验，其面向英国全部儿科肿瘤诊治中心（ISRCTN 64515327）。该临床试验体现了精准医疗的原则，即通过最新的分子检测技术提示患儿的复发风险并帮助选择辅助治疗方案。试验的首要目的是评估如何基于 MRD 检测更精准、更细致地进行危险度分层，改善患儿生存状况并降低总体医疗负担。纳入的对象包括确诊为急性淋巴细胞白血病（ALL），T 细胞淋巴母细胞淋巴瘤及膜表面免疫球蛋白阳性的前体 B 细胞非霍奇金淋巴瘤的儿童。UKALL 临床试验结果证实这样做以后确有生存期的逐步提高。1972 年，试验开始时 5 年的无病生存率（EFS）仅为 35%，至 2010 年，5年的无病生存率已延长至 87%。UKALL 2011 临床试验建立在包含 UKALL 2003 等之前的

UKALL研究结果基础上。除临床风险指标（如年龄、白细胞计数等）之外，随着细胞遗传学对预后风险影响因素的明确，分层治疗已变得越来越成熟。该研究将这些风险因素与初始治疗后MRD的分子定量结果整合进行综合分层治疗。从UKALL 2003已发表的研究结果可以看出，儿童或青少年ALL患儿在诱导化疗结束后，如果MRD检测结果显示微小残留病灶已清除，减少治疗是可行的，因为这些患儿后期复发风险较低。UKALL 2003还有一个重要的发现就是治疗相关的死亡率与相关并发症率（包括类固醇相关的缺血性坏死等晚期效应）都是3.2%。在5年无病生存率（EFS）为87.7%及5年总生存率（OS）为91.3%的数据面前，显然治疗相关死亡率及并发症率为3.2%的数值还是难以接受的。UKALL 2003研究提示后期强化治疗的次数可以减少（从2次减到1次），这样做对于后期复发情况没有影响。

试验的第二个目的是将早期骨髓复发（诊断18个月内复发）的儿童（该部分患者仅占2.7%）总生存期提升20%。通过MRD检测（将第14周时微小残留0.5%作为阈值）对持续阳性的患者考虑采取抢救治疗，如异基因移植。这项试验的第三个目的是提高预防中枢神经系统并发症的有效性并减轻医疗负担。具体方法为除已经确诊为中枢神经系统并发症（CNS）的患儿外，所有人均通过长期鞘内化疗代替头颅放疗进行中枢神经系统并发症的预防。

诱导化疗方案根据美国国家癌症研究所（NCI）的危险分层标准、免疫表型及细胞遗传学结果确定。NCI标准风险（年龄＞1岁且＜10岁，白细胞计数＜50×10⁹/L）且有前体B细胞疾病的患者采用3种药物联合诱导（方案A）。NCI高危风险（白细胞计数＞50×10⁹/L，年龄＞10岁）的T细胞急性淋巴细胞白血病或淋巴瘤的患者接受4种药物的联合诱导（方案B）。有细胞遗传学高风险因素如KMT2A（也称MLL）重排、近单倍体、亚二倍体或21号染色体内部扩增、t（17；19）异常的患者使用方案C诱导。

试验的第一次随机化处理是在确诊及治疗方案确定时，对患儿随机选择采用大剂量短疗程的地塞米松诱导或低剂量长疗程的诱导方案，用以评估大剂量短疗程诱导治疗方案的不良反应是否少于低剂量长疗程的诱导方案。第二次随机化的目的是减少维持治疗的负担和改善中枢神经系统的预防效果；评估大剂量甲氨蝶呤（作为鞘内甲氨蝶呤的替代方案）及巩固治疗期间去除长春新碱的临床获益均通过析因设计进行。与UKALL 2003的结果一致，除MRD检测非低风险的患儿外，其余的患者只接受1次后期强化治疗，从而降低治疗负担。

4.MRD检测结果如何与儿童急性淋巴细胞白血病（ALL）的治疗相结合？

在儿童ALL中，MRD检测已成为一个重要的检测工具，可以更精准地指导治疗方案的选择。基于PCR和流式方法可以在10 000～100 000个正常细胞中检出1个ALL细胞，而ALL细胞可通过免疫球蛋白和T细胞受体基因的克隆性重排、融合基因的表达及与白血病相关的免疫表型来识别。这是在儿童ALL缓解期评估复发风险的敏感性与特异性最高的指标。UKALL 2003研究证实MRD的水平是提示疾病进展、复发的有效指标，同时在MRD阴性的儿童患者中，将后期强化治疗的次数由两次减少到1次是可行的。UKALL 2011的目的就是基于MRD检测水平对患儿的危险度进行进一步的分层，诊断的时候即行确定微小残留检测的靶标。

第一次基于骨髓样本的微小残留病变再评估时间点为第29天。截至2015年12月，患儿在第29天时的微小残留病变检测值 ≥ 0.005%（10^4 中至少有一个靶标分子），该结果被视为微小残留检测阳性，存在风险，患儿因此根据柏林法兰克福慕尼黑协议接受加强治疗（方案C）。联合治疗结束时，也就是第14周，再次进行微小残留病变（MRD）检测。患儿的MRD检测结果 < 0.5%，提示中风险，并因此继续方案C治疗。若患儿第14周时MRD检测水平 ≥ 0.5%，则认为高风险。针对高风险的建议是终止临床试验，并且考虑采用其他的治疗方案，如异基因造血干细胞移植。截至2015年12月，临床试验中近乎50%的儿童在第29天的MRD检测水平显示为风险。此时，可以通过进一步加强治疗的调整方案来降低MRD检测水平，从而对需增大治疗强度的患儿实现精准识别，避免增加整体治疗的不良反应。

5.这个儿童和家庭需注意哪些后期的影响？

虽然儿童急性淋巴细胞白血病生存期的延长是最近40年最伟大的医学成果之一，但这类病的患儿会有治疗的远期不良效应，即会增加如心血管疾病的发病风险及过早死亡的风险等。类固醇和蒽环类药物的使用还会导致心脏损害、肥胖、胰岛素抗药性、内分泌功能紊乱、缺血性坏死和心功能障碍等，从而造成肿瘤的继发性死亡。

结论与学习要点

- 初始治疗后的微小残留病变（MRD）检测是儿童急性淋巴细胞白血病（ALL）实现精准诊疗的一个关键性分子检测工具。它使儿童急性淋巴细胞白血病患者的危险度分层更加精确，从而能够更准确地识别出需要加强治疗的患儿。在增加治疗有效性的同时减少部分患者的治疗不良反应。
- UKALL 2011临床试验是建立在UKALL 2003基础上的，致力于提升治疗的远期预防效果，改善中枢神经系统并发症情况。
- 白血病中的高白细胞血症在临床上依旧是一个挑战，需要设法降低白细胞黏附和肿瘤细胞溶解综合征的风险。
- 若密切关注水化、定期监测血液电解质情况，并且使用降低尿酸的药物如拉布立酶和别嘌醇等，可以避免肿瘤细胞溶解综合征所造成的死亡。
- 儿童白血病治疗会有远期影响，包括缺血性坏死、心脏毒性及相关代谢异常综合征。

（刘洋洋 译 冯继锋 审校）

参 考 文 献

[1] Cairo MS, Coiffier B, Reiter A, Younes A. Recommendations for the evaluation of risk and prophylaxis of tumour lysis syndrome（TLS）in adults and children with malignant diseases: an expert TLS panel consensus. *Br J Haematol* 2010; 149: 578-586.

[2] Eguiguren JM, Schell MJ, Crist WM, *et al*. Complications and outcome in childhood acute lymphoblastic

leukaemia with hyperleukocytosis. *Blood* 1992；79：871-875.

［3］Jones GL，Will A，Jackson GH *et al.*，on behalf of the British Committee for Standards in Haematology （2015）. *Guidelines for the management of tumour lysis syndrome in adults and children with haematological malignancies*. Available from：www.bcshguidelines.com/documents/Tumour_Lysis.pdf （accessed 1 January 2016）.

［4］Kong SG，Seo JH，Jun SE，*et al.* Childhood acute lymphoblastic leukemia with hyperleukocytosis at presentation. *Blood Res* 2014；49：29-35.

［5］Ness KK，Armenian SH，Kadan-Lottick N，Gurney JG. Adverse effects of treatment in childhood acute lymphoblastic leukemia：general overview and implications for long-term cardiac health. *Exp Rev Hematol* 2011；4：185-197.

［6］Schiffer CA. *Hyperleukocytosis and leucostasis in hematologic malignancies*. Available from：www.uptodate.com/contents/hyperleukocytosis-and-leukostasis-in-hematologicmalignancies（accessed 15 January 2016）.

［7］Vora A，Goulden N，Wade R，*et al.* Treatment reduction for children and young adults with low-risk acute lymphoblastic leukaemia defined by minimal residual disease（UKALL 2003）：a randomised controlled trial. *Lancet Oncol* 2013；14：199-209.

病例分享21　癌症基因组学在常规检查中的应用

Janessa Laskin

病例回顾

　　患者，女性，59岁。头皮上发现疼痛性肿块持续数月。其中心部位病理组织活检诊断为原发性肺腺癌，CT扫描发现左上叶肺部有一5cm左右病灶，并伴有肝转移、骨转移。肿瘤组织ALK融合与EGFR突变均为阴性。该患者有30年的吸烟史，身体功能很好（ECOG体力状态评分为0分），体重稳定。

　　患者同意加入一个癌症基因组学的研究试验，其头皮肿瘤在个人肿瘤基因组项目（POG）机构中被重新进行了全面的基因分析。采集血液样本作为正常组织DNA对照，对照DNA测序深度为40×，肿瘤组织DNA测序深度为80×，同时对肿瘤组织进行RNA测序。基因组测序及生物信息分析需要10周的时间，在此期间，患者开始使用顺铂联合吉西他滨的标准一线化疗方案，完成了4个周期，CT成像显示部分缓解。然而在完成后6周，患者头部肿瘤的疼痛增加且生长速度加快：CT扫描发现所有疾病部位的肿瘤都在增长。

　　此时，患者POG的检测结果业已完成，发现罕见但是经常被描述的ERBB2（也称为HER2）的酪氨酸激酶结合结构域发生突变（20号外显子插入：pTyr772-Ala775dup）。该突变的发现依赖于对POG基因序列的全面分析，它通常只包含在医院或者商业公司设计的基因检测组套餐中。检测结果并没有发现KRAS体细胞突变，但发现了胸苷酸合成酶基因有6个拷贝的扩增，相应的RNA层面上有高表达，这可能与培美曲塞的耐药相关。患者的CD274基因（编码程序性死亡因子配体1，即PD-L1）有4个基因的拷贝扩增，同时RNA相应高表达（与肺癌基因图谱数据库相比，有97%的吻合率）。

　　POG研究的一个重要部分是癌症基因组肿瘤委员会要对每一个病例进行多学科讨论。讨论小组一致认为该患者的ERBB2突变是一个很好的靶标，应选用阿法替尼进行治疗，经过1周的治疗后，患者的疼痛得到很大缓解，头皮损伤也得以修复。2个月后CT扫描显示部分缓解并维持了5个月。不幸的是，患者最终还是发展成了脑膜进展性疾病，不得不停止阿法替尼而改为放疗。

关注热点

　　1.根据超适应证用药研究结果对患者进行治疗是正当的吗？这应该仅在临床试验的背

景下完成吗？

2.如果这位患者患的是乳腺癌或结肠癌，那会改变这个决定而尝试阿法替尼吗？

3.免疫治疗是否能成为一个好的治疗方案？

1. 根据超适应证用药研究结果对患者进行治疗是正当的吗？这应该仅在临床试验的背景下完成吗？

随着基因组测序技术的快速发展，许多机构已经开展了二代测序（NGS）工作，他们搭建了自己的学术实验室平台或与其他研究机构合作。此外，还有越来越多的商业公司介入，将NGS检测直接推销给患者，这些患者可以为自己的疾病诊疗提供帮助，并得到附加的信息以利于更好更精准的治疗。这些复杂的基因组大数据涌入肿瘤治疗领域意味着肿瘤学家需要准备好对这些数据进行解释和整合，将其用到常规的癌症治疗中去。大家很清楚，这个复杂的大数据需要在全球范围内共同分享，让研究人员和临床医师能够更好地理解和应用癌症的基因组学。

关于上述列举的这个特殊病例，之前已经有同行发表了几篇评议文献，描述了*ERBB2*获得性功能突变，其中一份文献包括了患者已接受表皮生长因子受体（EGFR）靶向治疗的信息。这份文献尽管没有进行Ⅱ期或Ⅲ期临床试验的报道，但增加了超适应证用药的信心。例如，近期有肺癌的研究表明，许多基因组的异常会驱动一些小概率事件的发生，对此逻辑上很难建立标准的随机试验。这种*ERBB2*突变在肺腺癌突变的概率为1%～2%。该患者在同意超适应证用药之前进行过仔细考虑，且意识到用药的试验性质。虽然不是正式临床试验的一部分，但患者的治疗及最终数据的收集和传播会有助于后续病例的治疗。

2. 如果这位患者患的是乳腺癌或结肠癌，那会改变这个决定而尝试阿法替尼吗？

由于这名患者患的是肺癌，虽然没有得到认可，但可能选择EGFR靶向治疗更为合适。不过如果是另一种原发性癌症，如乳腺癌，这个决定可能更加复杂，是否使用超适应证用药会更加难以决定。实际上，在这种突变的转移性乳腺癌病例报告中，有用另外一种不同的EGFR抑制剂来那替尼进行治疗的尝试。这一经验激发了Ⅱ期临床试验对这个机制的试用。随着有关*ERBB2*的案例中数据的不断累积，我们对治疗选择的指导变得更加明确。但应该记住的是，不同的原发性癌症尽管拥有相同的突变，如都有*BRAF* V600E突变，但仍然对治疗会有不同的反应。目前超适应证用药治疗仍处于研究阶段，应慎重对待患者的知情同意并做好临床监测工作。

3. 免疫治疗是否能成为一个好的治疗方案？

个人的基因组信息的实用性意味着每个病例都可能成为一项研究；尝试一种治疗的同时并不排斥另一种治疗，但要证明某种治疗是更好的治疗则是具有挑战性的。对该患者的治疗中，免疫疗法就像现在一样不是常规的。生物标志物与免疫代谢的关联尚未建立指标，就好比虽然该患者具有CD274基因拷贝数增加和RNA表达，但不清楚这些数据有无预测性。不过肿瘤学协会提出*ERBB2*突变是一种驱动突变，这已经是被明确认可的。

🖎 结论与学习要点

- 将NGS检测整合到常规的癌症治疗中应该是可行的，在其他活检中应用它往往有可能促进这个过程。
- 越来越多的患者现在可以使用NGS平台，肿瘤学协会需要学习接受不同的技术并学会如何对结果做出解释。
- 基因组数据正在识别相关癌症驱动基因突变在小亚种癌症群的分布情况，通常这些基因可以识别不同的肿瘤类型。
- 对于这些情况可以考虑超适应证用药的处理方式，但应在同行的肿瘤组中事先进行讨论，并在可能的情况下进行试验研究，因为有一些基因组的异常尽管看似相同，但对靶向治疗的反应是有差异的（以*BRAF*为例）。
- 最后超适应证用药治疗的经验积累可能会影响监管当局重新考虑如何让药物使用获得批准。

（余晓丽 译 朱 旭 审校）

参 考 文 献

[1] Andre F，Mardis E，Salm M，*et al*. Prioritizing targets for precision cancer medicine. *Ann Oncol* 2014；25：2295-2303.

[2] Garraway LA. Genomics-driven oncology：framework for an emerging paradigm. *J Clin Oncol* 2013；31：1806-1814.

[3] Laskin J，Jones S，Aparicio S，*et al*. Lessons learned from the application of whole-genome analysis to the treatment of patients with advanced cancers. *Cold Spring Harb Mol Case Stud* 2015；1：a000570.

[4] Mazieres J，Peters S，Lepage B，*et al*. Lung cancer that harbors an *HER2* mutation：epidemiologic characteristics and therapeutic perspectives. *J Clin Oncol* 2013；31：1997-2003.

[5] Sholl LM，Aisner DL，Varella-Garcia M，*et al*. Multi-institutional oncogenic driver mutation analysis in lung adenocarcinoma：the Lung Cancer Mutation Consortium experience. *J Thorac Oncol* 2015；10：768-777.

[6] Siu LL，Lawler M，Haussler D，*et al*. Facilitating a culture of responsible and effective sharing of cancer genome data. *Nat Med* 2016；22：464-471.

[7] Swanton C，Soria JC，Bardelli A，*et al*. Consensus on precision medicine for metastatic cancers：a report from the MAP conference. *Ann Oncol* 2016；27：1443-1448.

英文缩写词翻译列表

缩写	英文全称	中文翻译
ABC	Activated B cell	活化的B细胞
ABL	Abelson murine leukaemia viral oncogene homologue 1	阿伯尔森鼠白血病病毒致癌基因同源物1
ACTION	Adjuvant Chemotherapy in Ovarian Neoplasm	卵巢癌辅助化疗
AFP	Alpha-fetoprotein	甲胎蛋白
AGO	Arbeitsgemeinschaft Gynäkologische Onkologie〔German Gynaecological Oncology Working Group〕	德国妇科肿瘤工作组
Akt	Protein kinase B	蛋白激酶B
ALK	Anaplastic lymphoma kinase	间变性淋巴瘤激酶
ALL	Acute lymphoblastic leukaemia	急性淋巴细胞白血病
AML	Acute myeloid leukemia	急性髓性白血病
ARAF	Serine/threonine-protein kinase A-Raf	丝氨酸/苏氨酸蛋白激酶A-raf
ASCT	Autologous stem cell transplant	自体干细胞移植
ATP	Adenosine triphosphate	三磷酸腺苷
BCL	B cell lymphoma protein	B细胞淋巴瘤
BCR	Breakpoint cluster region	断点簇集区域蛋白
BEP	Bleomycin, etoposide, cisplatin	博来霉素，依托泊苷，顺铂
BiTE	Bi-specific T cell engager	双特异性T细胞衔接器
BRAF	Serine/threonine-protein kinase B-Raf	丝氨酸/苏氨酸蛋白激酶B-raf
BRCA1	Breast cancer 1	乳腺癌易感基因1
BSO	Bilateral salpingo-oophorectomy	双侧输卵管卵巢切除术
BTK	Bruton's tyrosine kinase	Bruton酪氨酸激酶
CA9	Carbonic anhydrase 9	碳酸酐酶9
CD	Cluster of differentiation	分化抗原簇
CDF	Cancer Drugs Fund	癌症药物基金
CEA	Carcinoembryonic antigen	癌胚抗原
CK-7	Cytokeratin 7	细胞角蛋白7
CMI	Caris Molecular Intelligence	Caris分子情报
CNS	Central nervous system	中枢神经系统
CODOX-M	Cyclophosphamide, vincristine, doxorubicin, methotrexate	环磷酰胺，长春新碱，多柔比星，甲氨蝶呤
CPET	Cardiopulmonary exercise test	心肺功能运动试验
CRAF	RAF proto-oncogene serine/threonine-protein kinase C-Raf	RAF原癌基因丝苏氨酸蛋白激酶C-raf
CRP	C-reactive protein	C反应蛋白
CSF	Cerebrospinal fluid	脑脊液
CSG	Cancer susceptibility gene	肿瘤易感基因
CT	Computed Tomography	电子计算机断层扫描

缩写	英文全称	中文翻译
ctDNA	Circulating tumour DNA	循环肿瘤 DNA
CTLA-4	Cytotoxic T lymphocyte-associated protein 4	细胞毒性 T 淋巴细胞相关蛋白 4
CXCL12	C-X-C motif chemokine 12	C-X-C 基序趋化因子 12
CYP	Cytochrome P450	细胞色素 P450
DCIS	Ductal carcinoma *in situ*	原位导管癌
DEC	Diagnostic Evidence Co-operative	诊断证据合作社
DESKTOP	The Descriptive Evaluation of Preoperative Selection Criteria for Operability in Recurrent Ovarian Cancer	对于复发性卵巢癌患者进行术前可操作性选择标准的评估研究
DLBCL	Diffuse large B cell lymphoma	弥漫性大 B 细胞淋巴瘤
DNA	Deoxyribonucleic acid	脱氧核糖核酸
DOG-1	Discovered on GIST-1	胃肠道间质瘤发现蛋白 1
DRE	Digital rectal examination	直肠指检
DSB	Double-strand DNA breaks	双链 DNA 断裂
ECX	Epirubicin, cisplatin, capecitabine	表柔比星，顺铂，卡培他滨
ECOG	Eastern Cooperative Oncology Group	美国东部肿瘤协作组
EFS	Event-free survival	无病生存期
EGFR	Epidermal growth factor receptor	表皮生长因子受体
ELF	Enhanced Liver Fibrosis	进展性肝纤维化
ELISA	Enzyme linked immunosorbent assay	酶联免疫吸附测定
EPCAM	Epithelial cell adhesion molecule	上皮细胞黏附因子
EPOCH-R	Rituximab, etoposide, prednisolone, vincristine, cyclophosphamide, doxorubicin	利妥昔单抗，依托泊苷，泼尼松龙，长春新碱，环磷酰胺，多柔比星
ER	Oestrogen receptor	雌激素受体
ERK	Extracellular signal-regulated kinase	胞外信号调节激酶
EWSR1	Ewing sarcoma breakpoint region 1	尤因家族肿瘤相关蛋白
EZH2	Enhancer of zeste homologue 2	Zeste 基因增强子同源物 2
FDG	Fluorodeoxyglucose	氟脱氧葡萄糖
FFPE	Formalin-fixed paraffin- embedded	福尔马林固定石蜡包埋
FISH	Fluorescence *in situ* hybridization	荧光原位杂交
FOLFIRI	Fluorouracil, folinic acid, irinotecan	氟尿嘧啶、叶酸、伊立替康
FOLFOX	Fluorouracil, folinic acid, oxaliplatin	氟尿嘧啶，叶酸，奥沙利铂
5-FU	Fluorouracil	氟尿嘧啶
GCB	Germinal centre B cell	生发中心型 B 细胞
GERCOR	Groupe Coopérateur Multidisciplinaire en Oncologie	肿瘤多学科工作组
GIST	Gastrointestinal stromal tumour	胃肠道间质瘤
GOJ	Gastro-oesophageal junction	胃食管连接部
GWAS	Genome-wide association study	全基因组关联分析
hCG	Human chorionic gonadotrophin	人绒毛膜促性腺激素
HER2	Human epidermal growth factor receptor 2	人类表皮生长因子受体 2
HGBL	High-grade B cell lymphoma	高级别 B 细胞淋巴瘤
HGSOC	High-grade serous ovarian carcinoma	高级别浆液性卵巢癌
HIF	Hypoxia-inducible factor	低氧诱导因子
HNPCC	Hereditary non-polyposis colorectal cancer	遗传性非息肉性结直肠癌
HPF	High-powered field	高倍视野

缩写	英文全称	中文翻译
HPV	Human papillomavirus	人乳头状瘤病毒
HR	Homologous recombination	同源重组
IAP	Immunosuppressive acidic protein	免疫抑制酸性蛋白
ICON	International Collaborative Ovarian Neoplasm	国际合作卵巢肿瘤
IGF-1R	Insulin-like growth factor 1 receptor	胰岛素样生长因子1受体
IGFBP	Insulin-like growth factor binding protein	胰岛素样生长因子结合蛋白
IgG	Immunoglobulin G	免疫球蛋白G
IPI	International Prognostic Index	国际预后指数
IRS	Intergroup Rhabdomyosarcoma Study Group	横纹肌肉瘤研究协作组
ISH	*In situ* hybridization	原位杂交
ISS	International Staging System	国际分期系统
IVA	Ifosfamide，vincristine，dactinomycin	异环磷酰胺、长春新碱、放线菌素D
IVAC	Ifosfamide，etoposide，cytarabine	异环磷酰胺、依托泊苷、阿糖胞苷
IVD	*In vitro* diagnostics	体外诊断
JAK2	Janus kinase 2	Janus激酶
KIM-1	Kidney injury molecule-1	肾损伤分子
KMT2A	Histone-lysine N-methyltransferase 2A	组蛋白赖氨酸 N-甲基转移酶
KRAS	KRAS proto-oncogene	KRAS促癌基因
LDH	Lactate dehydrogenase	乳酸脱氢酶
LFS	Li-Fraumeni syndrome	利-弗劳梅尼综合征
LS	Lynch syndrome	林奇综合征
MAPK	Mitogen-activated protein kinase	丝裂原活化蛋白激酶
MDT	Multidisciplinary team	多学科综合治疗团队
MEK	Mitogen-activated protein kinase kinase	丝裂原活化蛋白激酶激酶
miRNA	MicroRNA	微小RNA
MLH	MutL protein homologue	MutL蛋白同源物
MMP	Matrix metalloproteinase	基质金属蛋白酶
MMR	Mismatch repair	错配修复
MOSAIC	Multicencer International Study of Oxaliplatin/5-FU-Leeucovorin in the Adjuvant Treatment of Colon Cancer	奥沙利铂/5-FU联合叶酸钙在结直肠癌辅助治疗中国际多中心研究
mRCC	Metastatic renal cell carcinoma	转移性肾细胞癌
MRD	Minimal residual disease	微小残留病变
MRI	Magnetic resonance imaging	磁共振成像
MSH	MutS protein homologue	MutS蛋白同源物
MSI	Microsatellite instability	微卫星不稳定性
MSS	Microsatellite stability	微卫星稳定
mTOR	Mechanistic target of rapamycin	雷帕霉素作用靶点
NAC	Neoadjuvant chemotherapy	新辅助化疗
NACRT	Neoadjuvant chemoradiotherapy	新辅助放化疗
NCI	National Cancer Institute	美国国家癌症研究所
NFκB	Nuclear factor kappa B	细胞核因子-κB
NGS	Next generation sequencing	下一代测序技术
NHEJ	Non-homologous end-joining	非同源末端链接

缩写	英文全称	中文翻译
NHS	National Health Service	英国国家医疗服务体系
NICE	UK National Institute of Health and Clinical Excellence	英国国家卫生与临床优化研究所
NIHR	National Institute for Health Research	国家卫生研究所
NLR	Nucleotide-binding domain and leucine-rich repeat containing receptor	核结合域和富含亮氨酸的重复包含受体
NMP	Nuclear matrix protein	核基质蛋白
NOS	Not otherwise specified	未另作规定
NRAS	NRAS proto-oncogene	NRAS癌基因
NSCLC	Non-small-cell lung carcinoma	非小细胞肺癌
NSTGCT	Non-seminomatous testicular germ cell tumour	非半瘤性睾丸生殖细胞瘤
NT-proBNP	N-terminal prohormone of brain natriuretic peptide	脑钠肽N端激素
OPSCC	Oropharyngeal squamous cell carcinoma	口咽鳞状细胞癌
OS	Overall survival	总生存期
OSNA	One-step nucleic acid amplification	一步核酸扩增
p53	Tumour protein p53	肿瘤蛋白p53
PARP	Poly (adenosine diphosphate- ribose) polymerase	聚腺苷二磷酸核糖聚合酶
pCR	Pathological complete response	病理完全缓解
PCR	Polymerase chain reaction	聚合酶链式反应
PD-1	Programmed cell death protein 1	程序性细胞死亡蛋白1
PDGF	Platelet-derived growth factor	血小板源性生长因子
PDGFR	Platelet-derived growth factor receptor	血小板源性生长因子受体
PD-L1	Programmed death-ligand 1	程序性死亡配体1
PFS	Progression-free survival	无进展生存期
PI3K	Phosphatidylinositol 3-kinase	磷脂酰肌醇-3-激酶
PI3KCA	Phosphatidylinositol 3-kinase catalytic subunit alpha	磷脂酰肌醇-3-激酶催化亚单位α
PKC	Protein kinase C	蛋白激酶C
PMBL	Primary mediastinal B cell lymphoma	原发性纵隔B细胞淋巴瘤
PMS2	Postmeiotic segregation 1 homologue 2	后减数分裂同系物
POG	Personalized Oncogenomics	个性化癌基因组学机构
PR	Progesterone receptor	孕激素受体
PS	Performance status	体力状态
PSA	Prostate-specific antigen	前列腺特异性抗原
PTEN	Phosphatase and tensin homologue	磷酸酶和张力蛋白同系物
QALY	Quality-adjusted life year	生活质量调整年
QOL	Quality of life	生活质量
QTc	Corrected QT interval	校正的QT间期
RAF	Rapidly accelerated fibrosarcoma	迅速增加的纤维肉瘤蛋白
RAS	Rat sarcoma	大鼠肉瘤蛋白
RCC	Renal cell carcinoma	肾细胞癌
R-CHOP	Rituximab, cyclophosphamide, doxorubicin, vincristine, prednisolone	利妥西单抗，环磷酰胺，多柔比星，长春新碱，泼尼松龙
R-CODOX-M	Cyclophosphamide, vincristine, doxorubicin, methotrexate, cytarabine, rituximab	环磷酰胺，长春新碱，多柔比星，甲氨蝶呤，阿糖胞苷，利妥昔单抗
RCT	Randomized controlled trial	随机对照试验

缩写	英文全称	中文翻译
RFS	Recurrence-free survival	无复发生存率
R-IPI	Revised International Prognostic Index	修订的国际预后指数
R-IVAC	Rituximab，ifosfamide，etoposide，cytarabine	利妥昔单抗、异环磷酰胺、依托泊苷、阿糖胞苷
RTK	Receptor tyrosine kinase	受体酪氨酸激酶
RT-PCR	Reverse transcription PCR	反转录PCR
SAA	Serum amyloid A	血清淀粉样蛋白A
SCC	Squamous cell carcinoma	鳞状细胞癌
SHH	Sonic hedgehog	音猬因子
SLAMF7	Signalling lymphocytic activation molecule F7	信号淋巴细胞激活分子F7
SNP	Single nucleotide polymorphism	单核苷酸多态性
SPECTA	Screening patients for efficient clinical trial access	为患者进行有效临床试验筛查
SSB	Single-strand DNA breaks	单链DNA断裂
STAT3	Signal transducer and activator of transcription 3	信号传导子及转录激活子3
SYK	Spleen tyrosine kinase	脾酪氨酸激酶
T-ALL	T cell acute lymphoblastic leukemia	T细胞急性淋巴细胞白血病
TB	Tuberculosis	结核病
TdT	Terminal deoxynucleotidyl transferase	末端脱氧核苷酰转移酶
TGCT	Testicular germ cell tumour	睾丸生殖细胞瘤
TGF	Transforming growth factor	转化生长因子
TKI	Tyrosine kinase inhibitor	酪氨酸激酶抑制剂
TNBC	Triple-negative breast caner	三阴性乳腺癌
TNF	Tumour necrosis factor	肿瘤坏死因子
TNT	Triple-negative tumour	三阴性肿瘤
TTF-1	Thyroid transcription factor 1	甲状腺转录因子1
VAF	Variant allele frequency	多样的等位基因频率
VEGF	Vascular endothelial growth factor	血管内皮生长因子
VEGFR	Vascular endothelial growth factor receptor	血管内皮生长因子受体
VHL	von Hippel–Lindau	希佩尔·林道综合征
VUS	Variant of unknown significance	未知意义的突变
WHO	World Health Organization	世界卫生组织
Wnt	Wingless/Int-1	Wingless/Int-1信号通路